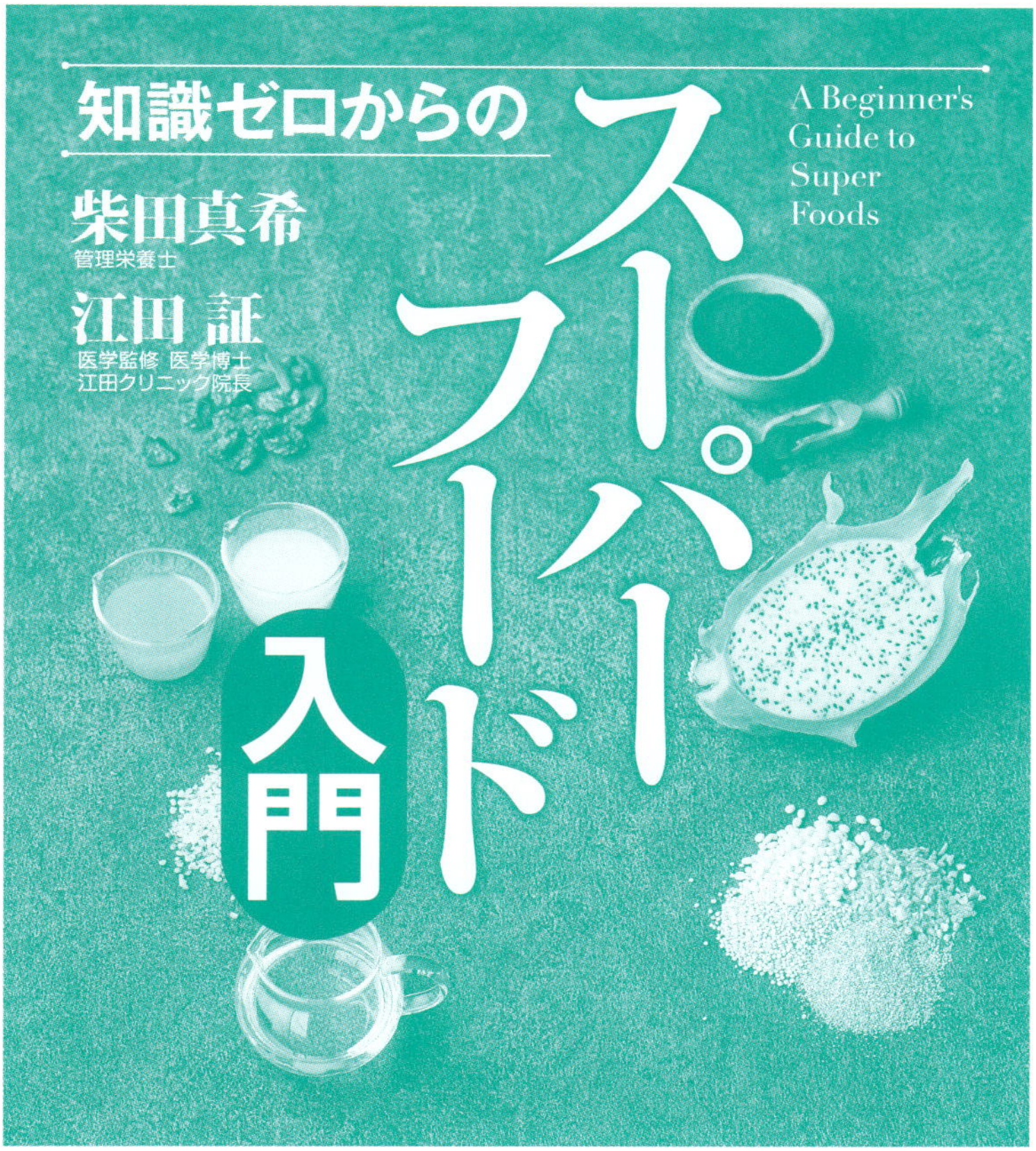

知識ゼロからの

スーパーフード入門

A Beginner's Guide to Super Foods

柴田真希
管理栄養士

江田 証
医学監修 医学博士
江田クリニック院長

Chia Seed Quinoa Açaí Goji Berry Camu Camu
Pitaya Spirulina Sacha Inchi Bee Pollen Maca

幻冬舎

はじめに

世界各地で、古くから健康や不老長寿に効くと
信じられてきた食べ物があります。
近年、これらの食べ物は、栄養価が高く、
健康や美容に効果が期待できることがわかり、
注目を集めています。
科学的にも認められた歴史ある食べ物、
それが「スーパーフード」です。
食べると健康になれる、食のパワーが詰まった
スーパーフードは、単なる栄養補給食品ではなく、
気持ちまで明るくポジティブにしてくれるものです。
本書では、スーパーフードを体調や美容の悩み別に、
美味しい食べ方とともに紹介しています。
スーパーフードは、身近なところでも買えるようになりました。
毎日の食生活に手軽にとり入れ、心身ともに、日々元気に、
生活を楽しむ一助にしていただけたらと
願っています。

管理栄養士
柴田真希

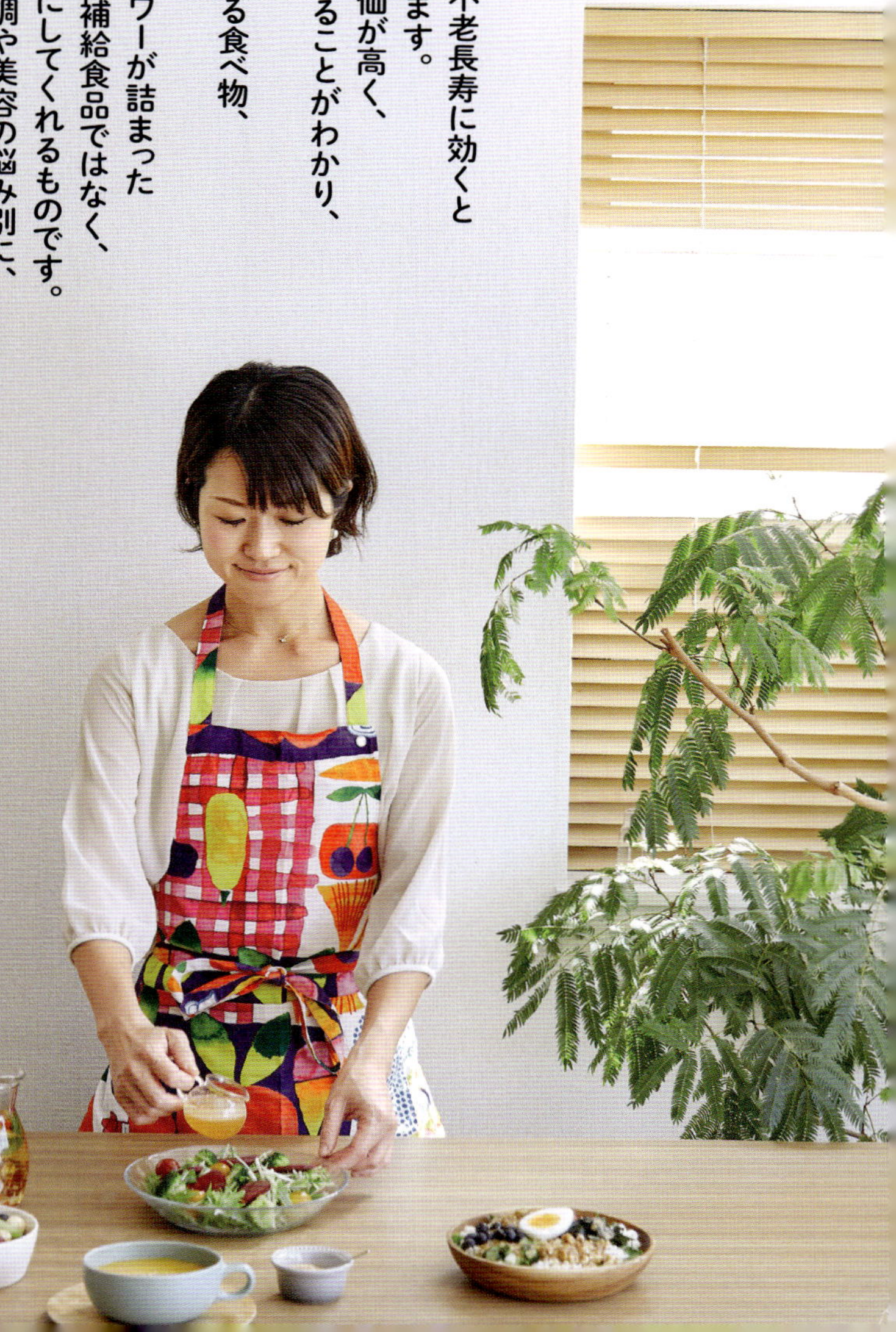

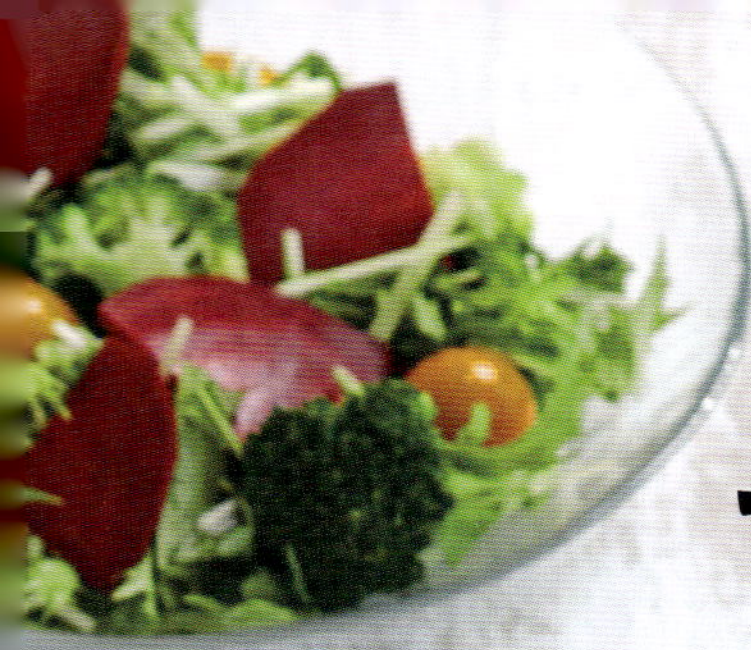

SUPER FOODS LIFE

スーパーフード ライフをはじめよう

スーパーフードは体によい栄養素が
たっぷり含まれる、ポジティブな食べ物。
毎日の食事に無理なく気軽に
スーパーフードをとり入れ、
体も心も元気に。

朝

MORNING

細胞は日中の紫外線で
酸化しやすくなります。
細胞の酸化は、老化や病気のもと。
スーパーフードをプラスした朝食で、
酸化を予防しましょう。

パウダータイプは スープやドリンクに

パウダータイプのスーパーフードをスープやドリンクなどに加えるのが、もっとも簡単なとり方です。とりたい栄養素が含まれるパウダーを、調味料のようにひとふりすれば、手軽に栄養を強化できます。

マカとかぼちゃの
ポタージュ
P99

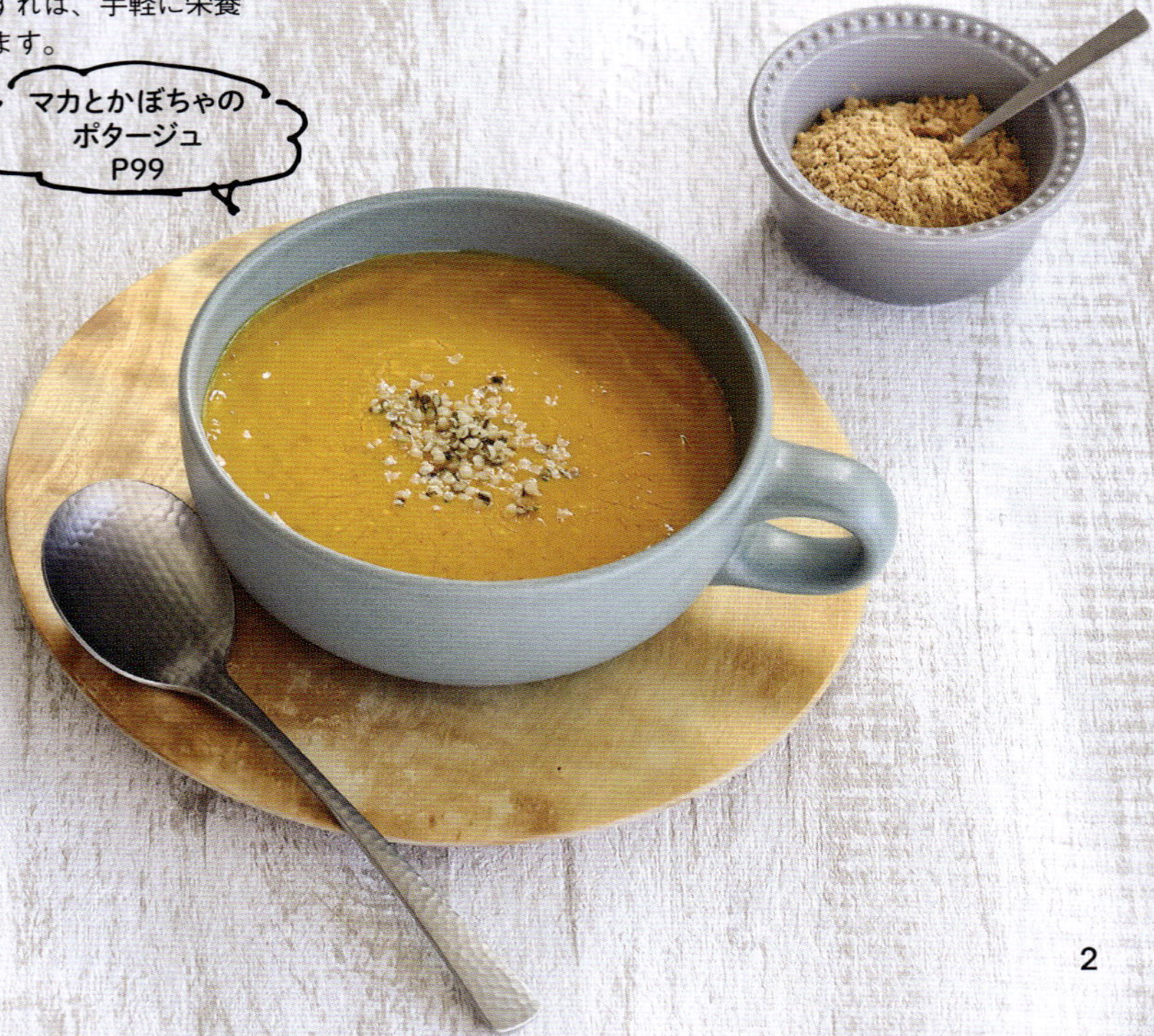

サラダのドレッシングはオイル・果汁を使って

料理にオイルタイプや果汁タイプのスーパーフードを使うのがおすすめ。たとえば、オメガ3系脂肪酸のオイルやビタミンたっぷりのフルーツ果汁を加えた手作りドレッシングなら、毎食とれます。

カムカム
ドレッシング
P107

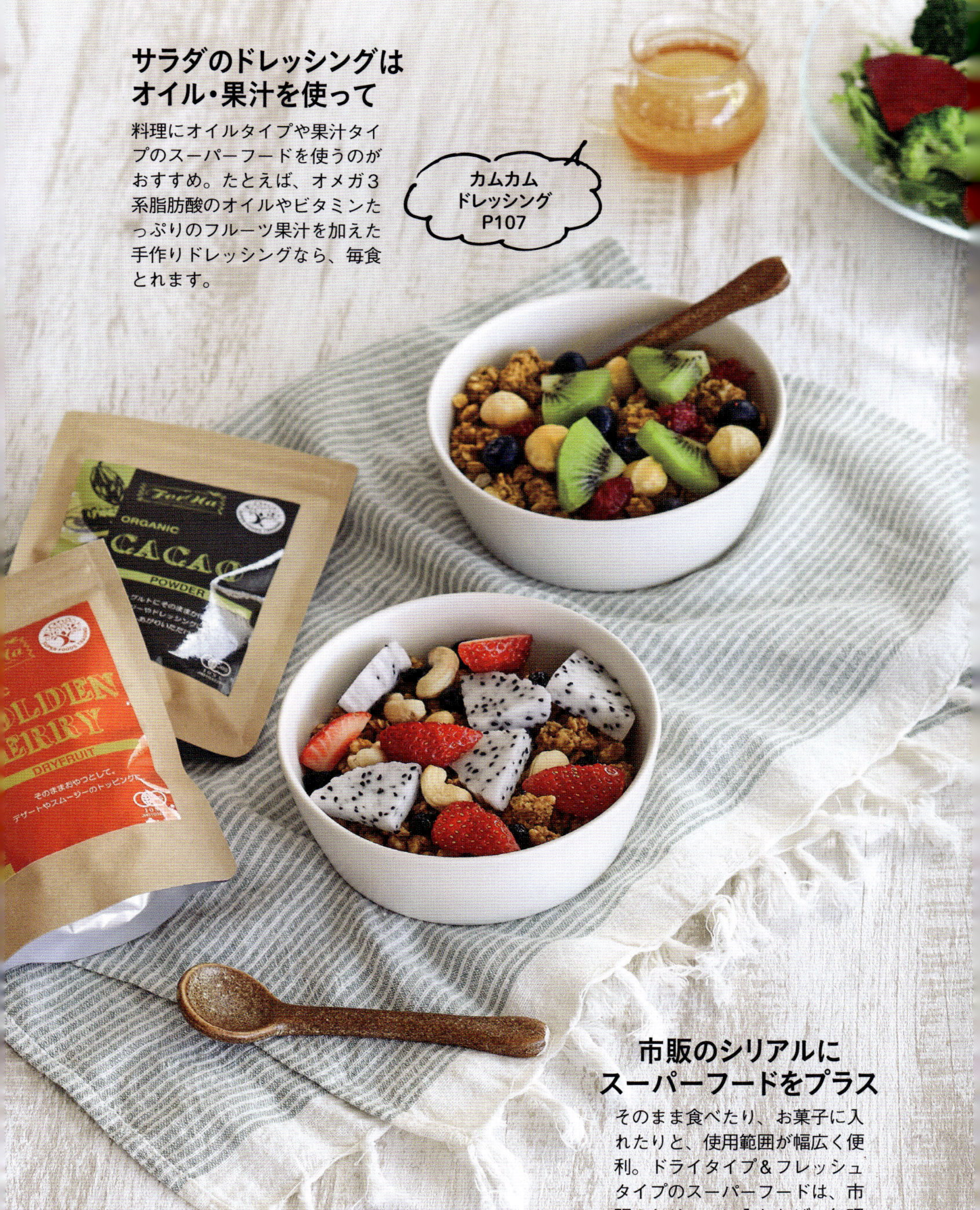

市販のシリアルにスーパーフードをプラス

そのまま食べたり、お菓子に入れたりと、使用範囲が幅広く便利。ドライタイプ＆フレッシュタイプのスーパーフードは、市販のシリアルに入れれば、無理なく毎朝の習慣にできます。

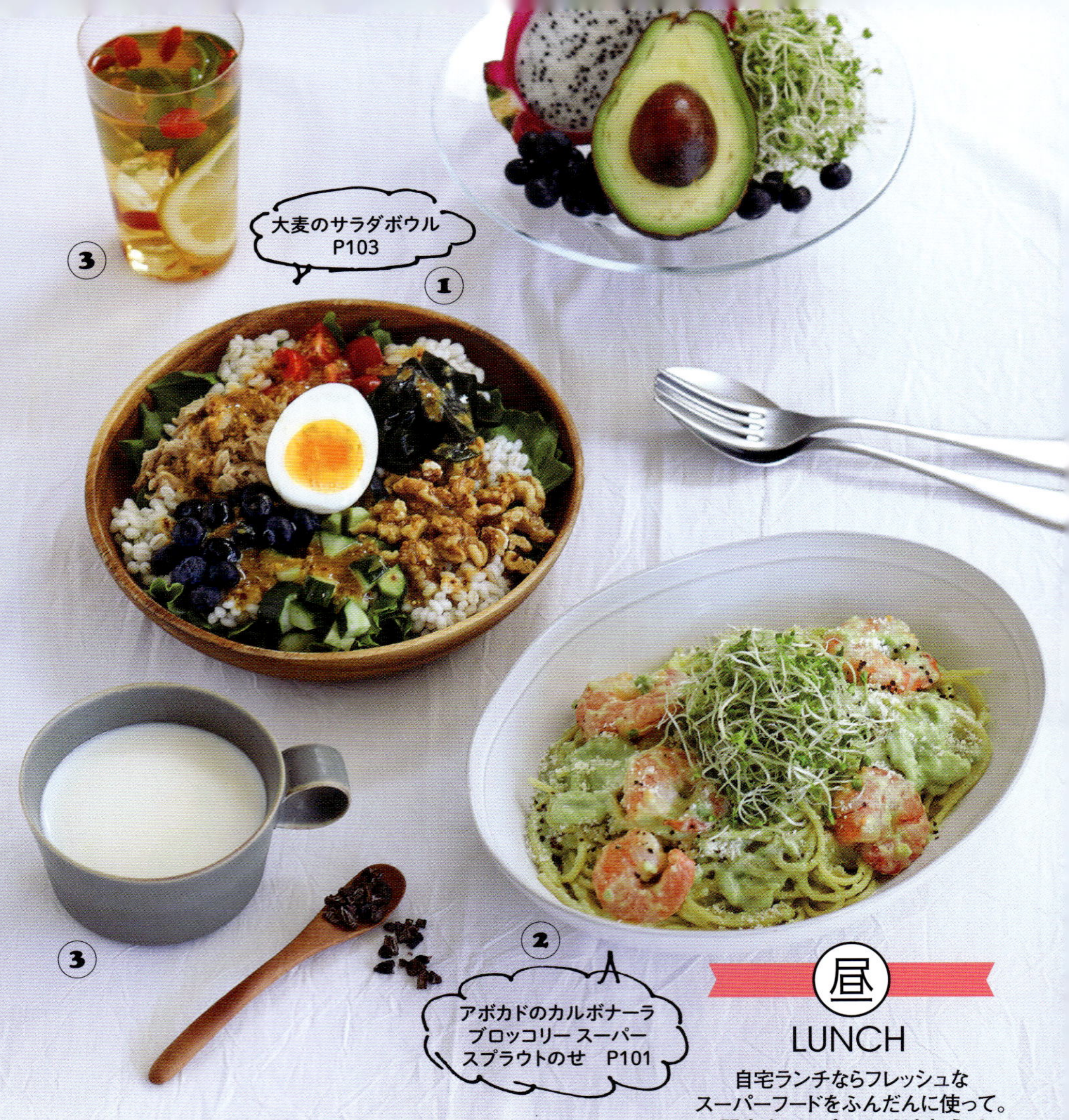
3
大麦のサラダボウル
P103
1
3
2
アボカドのカルボナーラ
ブロッコリー スーパー
スプラウトのせ　P101

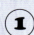

昼

LUNCH

自宅ランチならフレッシュな
スーパーフードをふんだんに使って。
間食もスーパーフードを加えて
体によいものを。
より若々しく美しくなります。

1 穀物タイプは サラダに入れても

穀物タイプのスーパーフードは、主食として食べるほか、サラダやスープの具材として使うのもおすすめ。食べごたえも十分に。

2 フレッシュなものは パスタやサラダに入れて

加熱するとビタミンや酵素が損なわれるものがあります。生のままトッピングにしたりして、加熱し過ぎないように注意して使いましょう。

3 ドリンクやデザートも スーパーフードで健康に

仕事や家事の合間にとるドリンクやおやつにも、スーパーフードを使いましょう。よい栄養素が含まれるため、間食でも美と健康につながります。

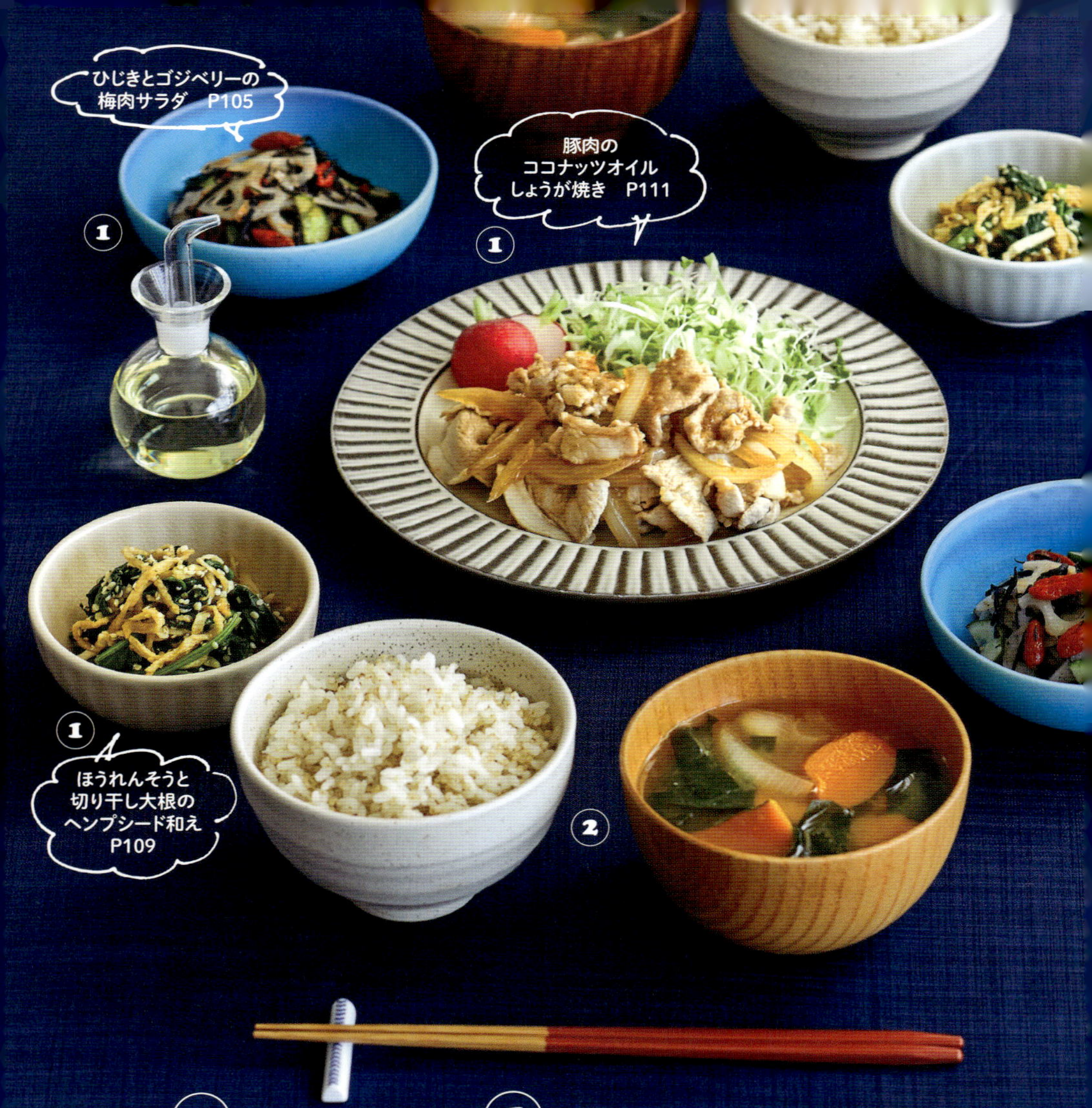
ひじきとゴジベリーの
梅肉サラダ　P105
①
豚肉の
ココナッツオイル
しょうが焼き　P111
①
①
ほうれんそうと
切り干し大根の
ヘンプシードの和え
P109
②

②
ごはんは穀物系スーパーフード、汁物にはオイルを

主食のごはんには、穀物タイプのスーパーフードを混ぜて毎日とる習慣を。
みそ汁やスープには、オメガ3系脂肪酸のオイルを加えて必須脂肪酸を補うとよいでしょう。

①
主菜や副菜はスーパーフードにチェンジ

油を使う料理なら、オイルタイプのスーパーフードを使うのがおすすめ。油物でも上手にとれば健康的に。シードタイプやドライタイプのスーパーフードは、小鉢などの具材に最適。

夜
DINNER

加熱調理に向くスーパーフードなら、
主菜や副菜にもとり入れやすく、
夕食のおかずとして食べられます。
和食に合うレシピもあります。
はじめてでも抵抗なく使えます。

スーパーフードを使い分ける

①
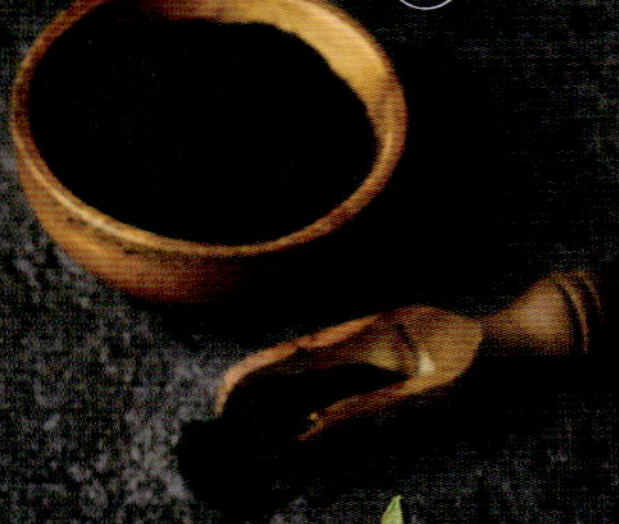

① パウダータイプ

フルーツやハーブなどを粉末にしたもの。手軽にとりやすく、体に吸収されやすい。保存性も高く便利。
フリーズドライなら、ビタミンなどの栄養素の変化が少ないので、食材そのものの栄養素が十分にとれる。

たとえば……

モリンガ、アサイー、カムカム、ルクマ、スピルリナ、サチャインチ、カカオ、ウコン、マカ、マキベリー　など

②
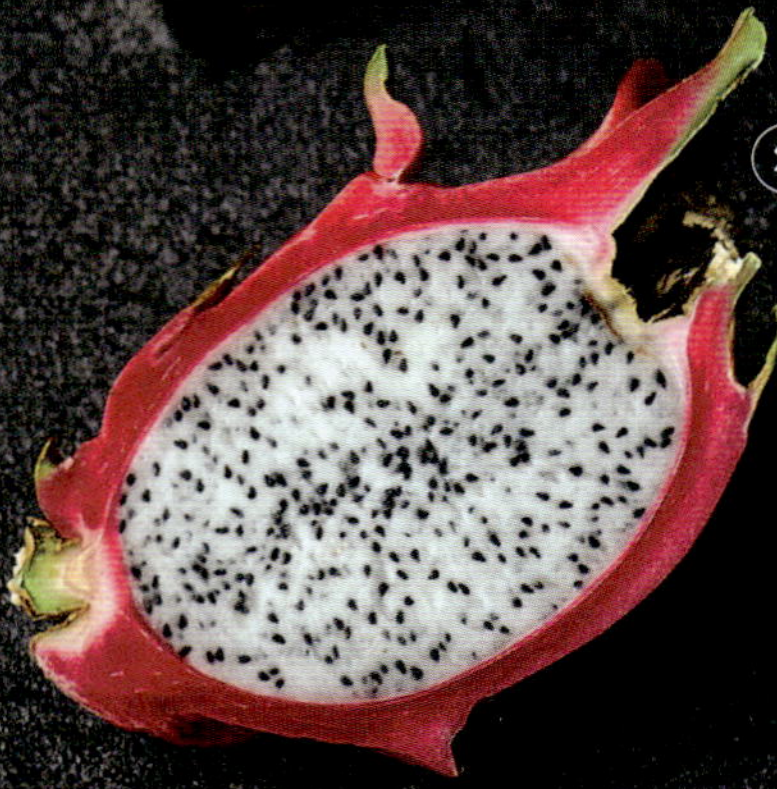

② フレッシュタイプ

新鮮なフルーツや野菜そのもの。自然な形なので、栄養素や酵素が壊れていない状態でそのままとれる。オーガニックなものがベスト。新鮮なうちに食べる。

たとえば……

クランベリー、ピタヤ、アロエベラ、ブロッコリー スーパースプラウト、ケール、ブルーベリー、カシス　など

③
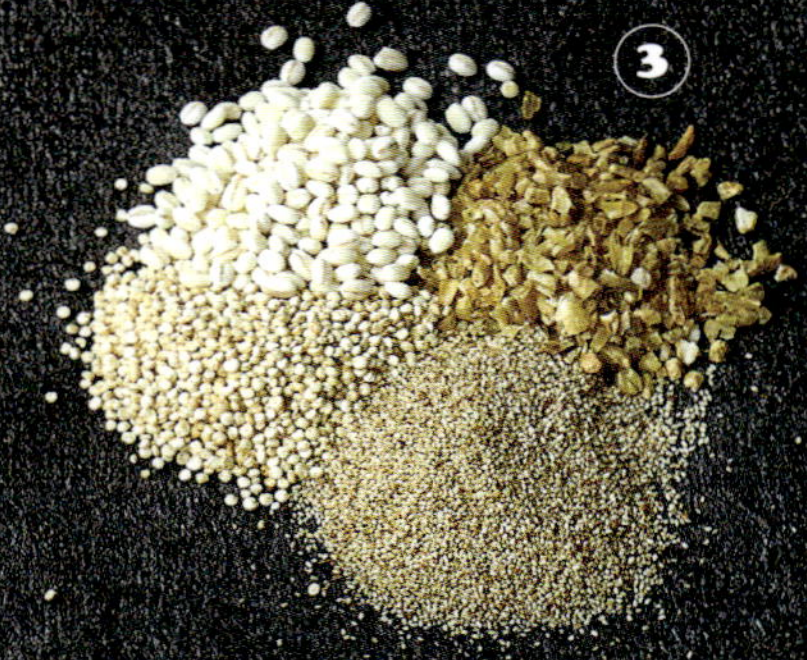

③ 穀物タイプ

麦やひえ、あわの仲間などの穀物で、栄養価が高いもの。世界各国で主食として食べられてきた歴史が長く、とり続けても安心。
ゆでたり炊いたりして、毎日の主食でとりたい。

たとえば……

キヌア、フリーカ、ホワイトソルガム、ワイルドライス、アマランサス、テフ、大麦　など

7形態の

スーパーフードには、自然の状態のものや
加工されたものがあります。
本書では7つの形態に分けて紹介します。

④ ドライタイプ

木の実や果実の水分を飛ばしたもの。水分以外の栄養素は凝縮されて残っているため、効率よく栄養素をとることができる。また、栄養豊富な皮ごと食べられるのも大きなメリット。

たとえば……

タイガーナッツ、ゴジベリー、ビーポーレン、カカオ、ゴールデンベリー、ゴツコラ、マルベリー　など

⑤ 果汁・ピューレタイプ

栄養価の高いスーパーフルーツを搾った果汁やピューレ。果物そのものの栄養素がほぼ生きたままとれる。お菓子や料理に使う。購入時は密封されているため、酸化しにくく、保存性も高い。

たとえば……

アサイー、カムカム、シークニン　など

⑥ シードタイプ

栄養価の高い種や実。発芽に向けて豊富な栄養分を蓄えているものが多い。そのまま食べる、お菓子や料理に使うなど利用範囲が広い。種類によって食べ方が異なるので、適した食べ方でとる。

たとえば……

チアシード、アーモンド他ナッツ、ヘンプシード、ブラックシード　など

⑦ オイルタイプ

不足しがちな必須脂肪酸「オメガ3系脂肪酸」、エネルギーになりやすい中鎖脂肪酸、ビタミンEなどが含まれる油。料理に使い分けたり、ひとさじ加えたりしてとる。種類ごとに適した調理法でとる。

たとえば……

ココナッツオイル、エゴマ油、アマニ油、玄米油、グレープシードオイル　など

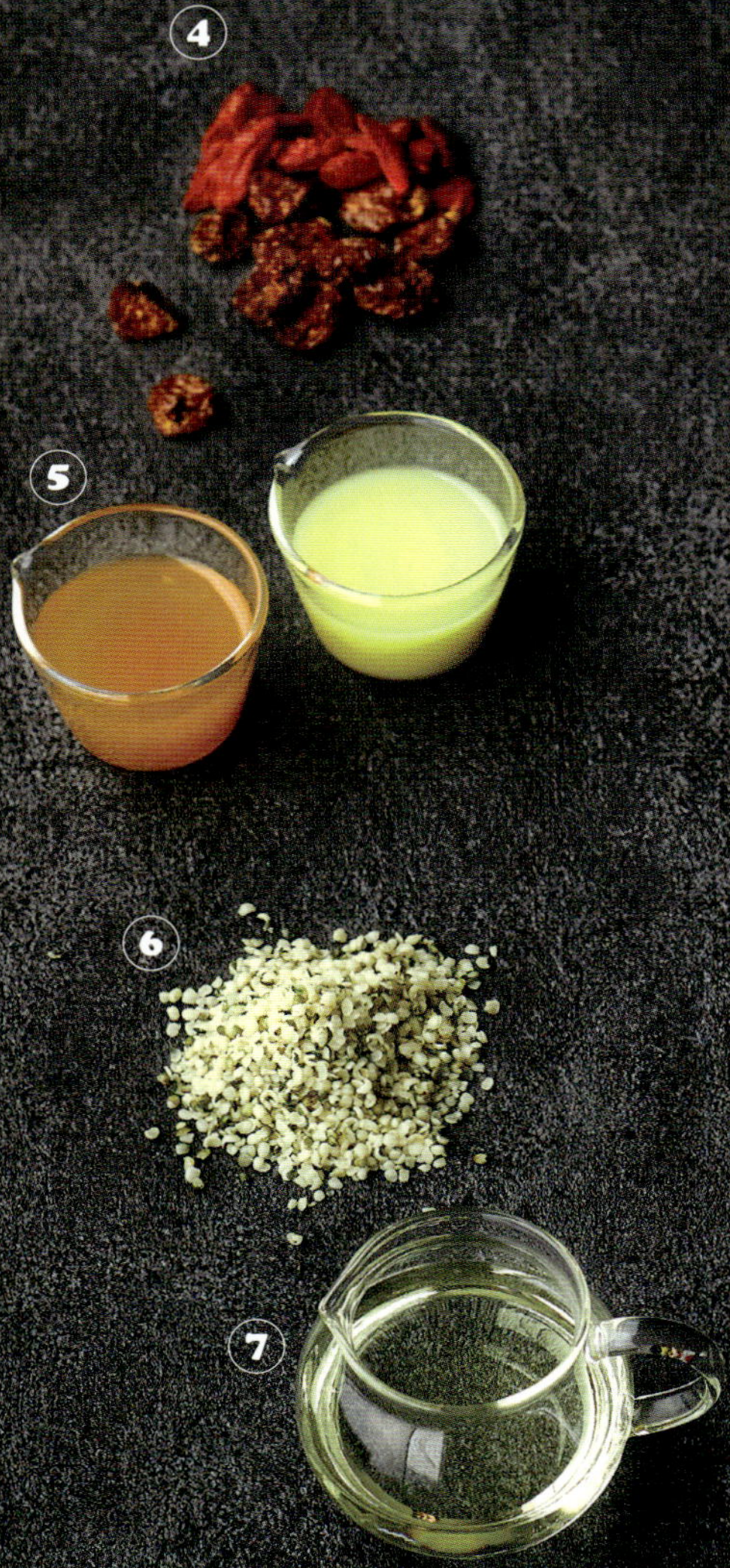

CONTENTS

知識ゼロからのスーパーフード入門

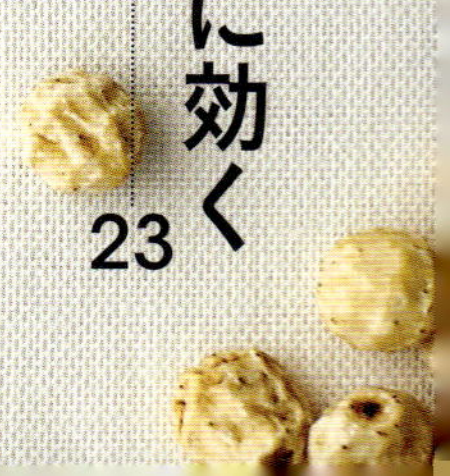

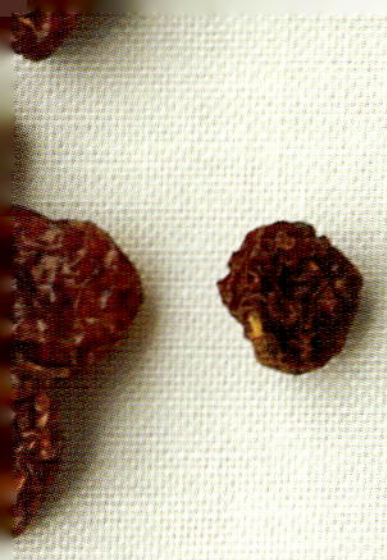

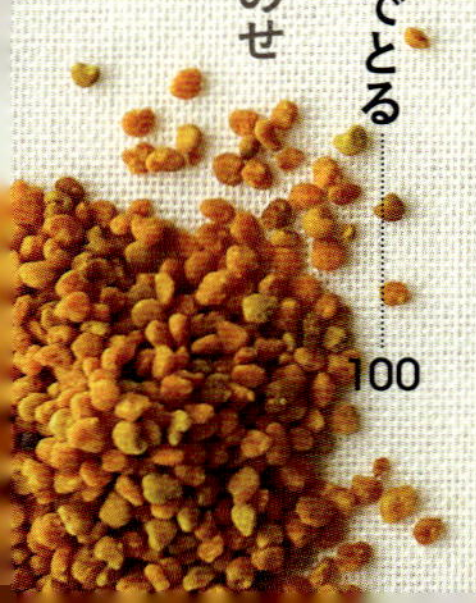

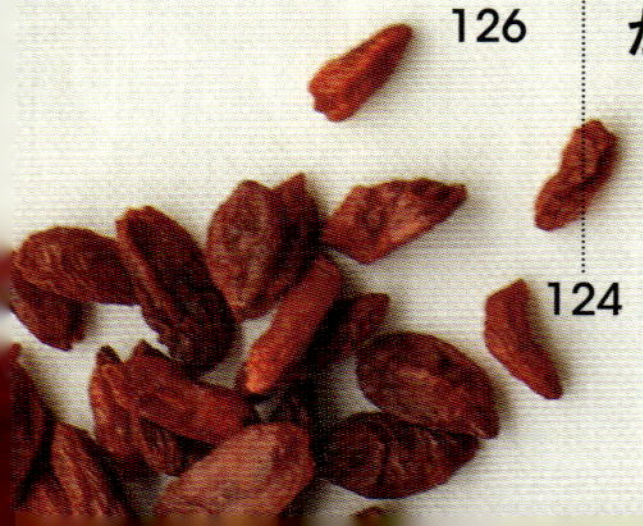

PART 1

スーパーフードって何?

世界から届く ミラクルフード

Miracle foods from the world

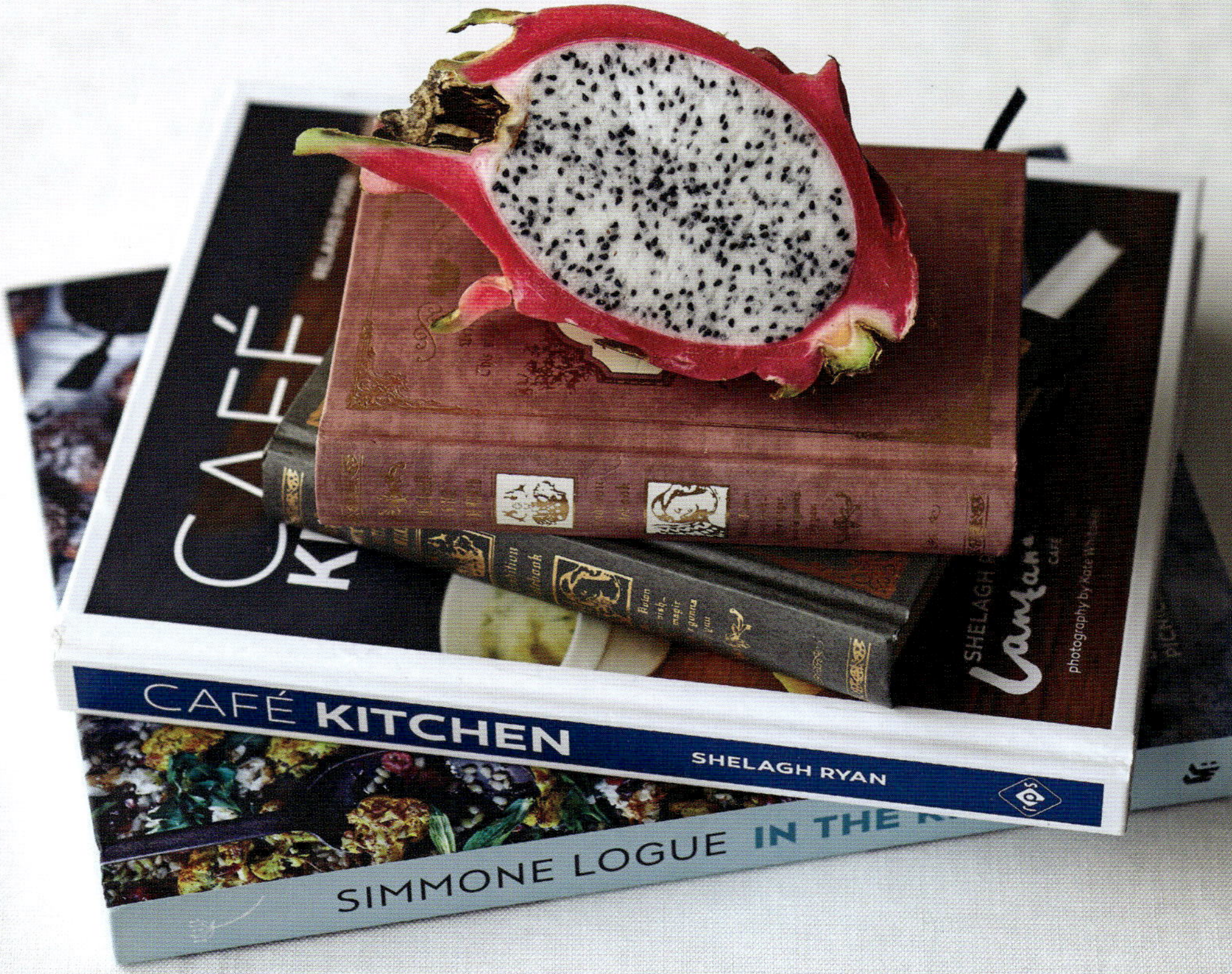

原産地で、薬や伝統食として食べられていた未知の食材

スーパーフードは世界中にある

- フリーカ P36
- ワイルドライス P50
- クランベリー P52
- スピルリナ P58
- ヘンプシード P60
- ブロッコリー スーパースプラウト P78
- ブルーベリー P93

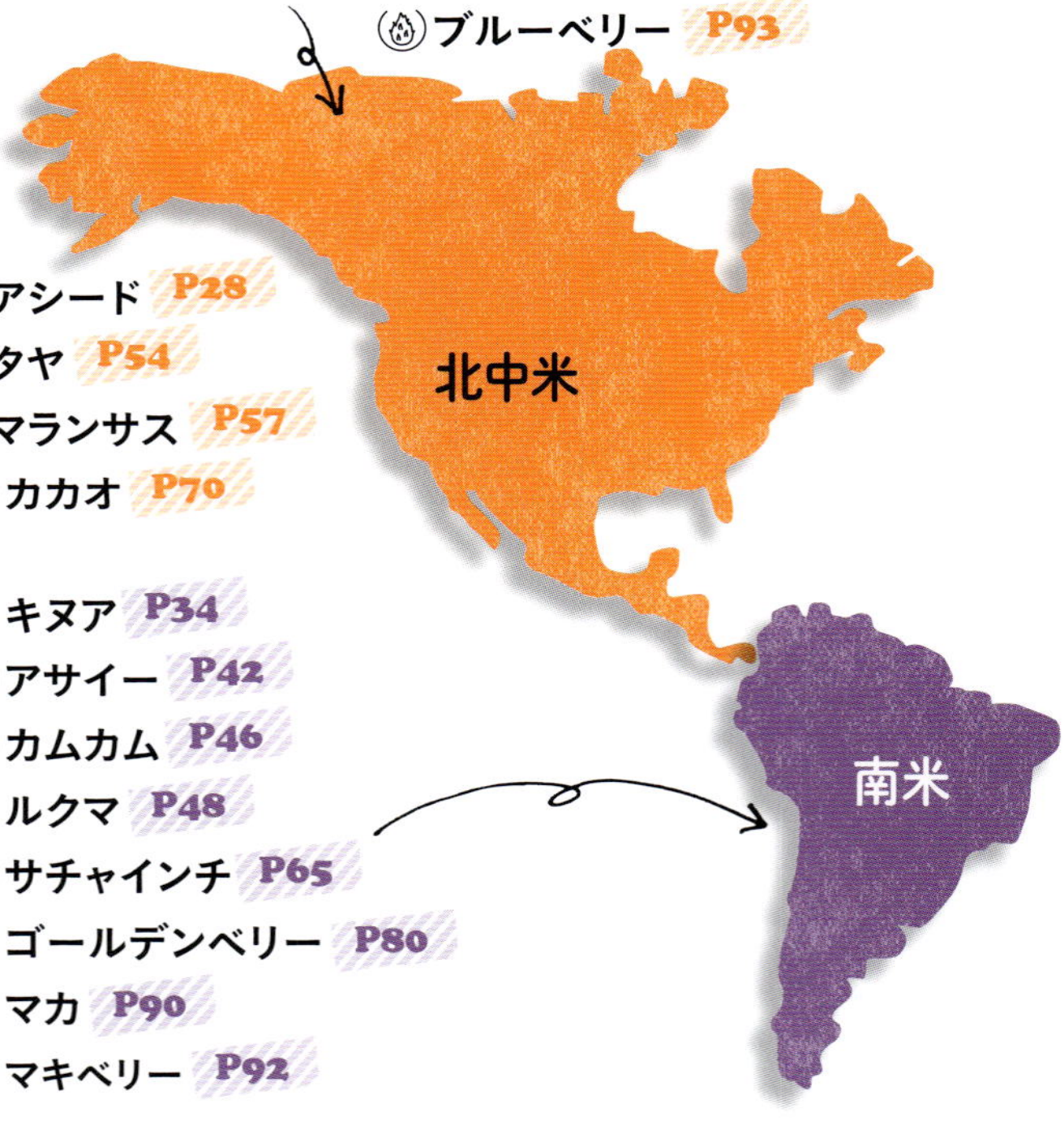

- チアシード P28
- ピタヤ P54
- アマランサス P57
- カカオ P70

- キヌア P34
- アサイー P42
- カムカム P46
- ルクマ P48
- サチャインチ P65
- ゴールデンベリー P80
- マカ P90
- マキベリー P92

世界各地で珍重された神秘的な食べ物

「スーパーフード」と呼ばれている食べ物の多くは、もともと世界各国で、食べると健康や長寿をもたらすことから、貴重な食糧として認識されていました。

中には、神聖なものとして崇められていたものや、薬として使われていたもの、貨幣として使われていたものもあります。

近年では栄養学が発達し、その栄養価の高さが科学的に解明されてきました。

食品流通が改善されたことも手伝って世界に広まり、「スーパーフード」と呼ばれ、注目を集めています。

下の地図では主な産地を表しています。スーパーフードの産地は、諸説あるものもあります。
マークの表示は、ポピュラーな形態として本書で紹介しているものです。

タイガーナッツ P32
ビーポーレン P68
ケール P82
カシス P93

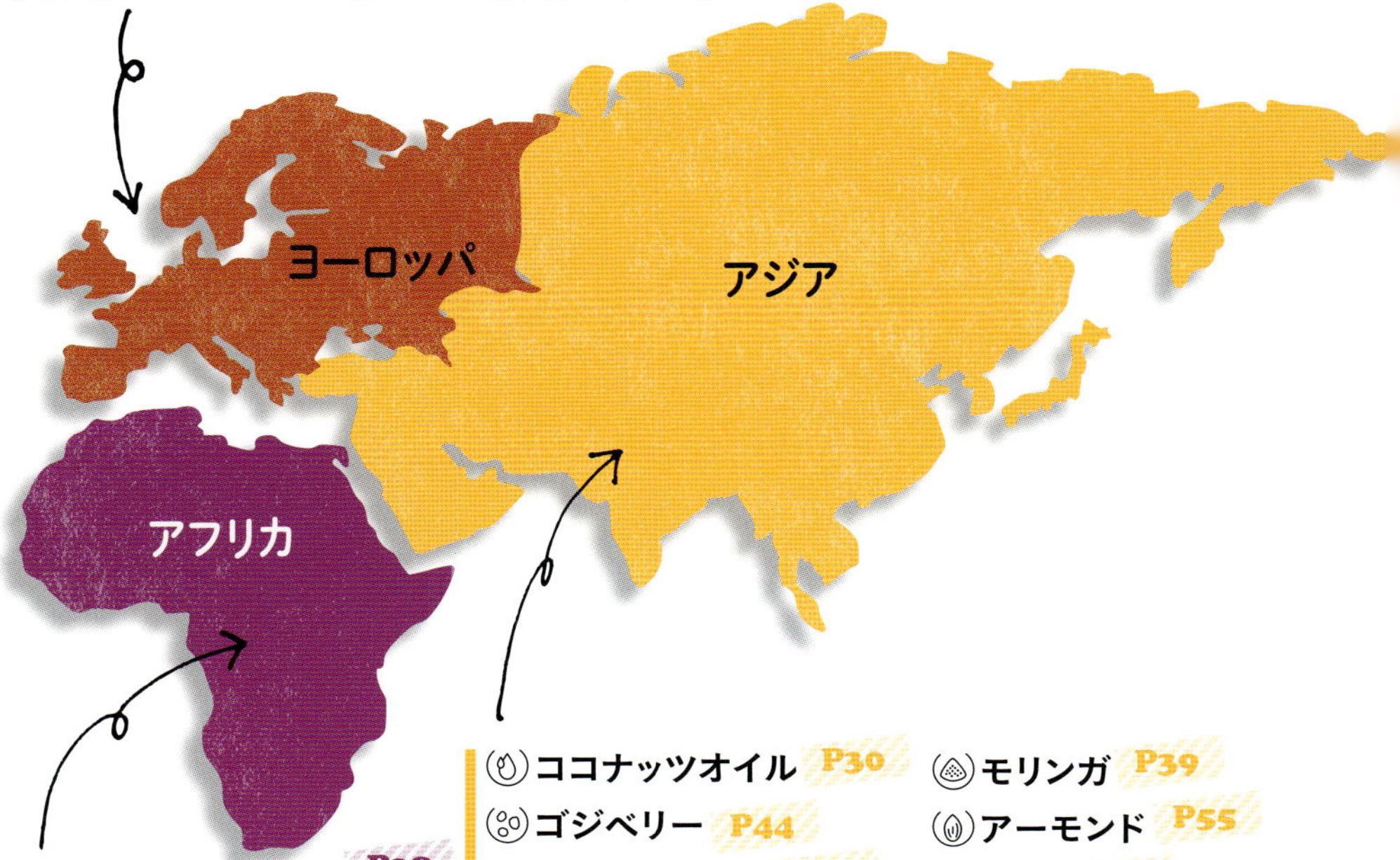

ホワイトソルガム P38
アロエベラ P77
テフ P83

ココナッツオイル P30
ゴジベリー P44
ブラックシード P66
ウコン P86
マルベリー P88
モリンガ P39
アーモンド P55
大麦 P84
ゴツコラ P86
シークニン P88

北米の医師が注目し、その後世界中で人気に

注目されるようになったきっかけは、１９８０年代にアメリカ・カナダで食事療法を研究する医師や専門家が、「スーパーフード」という言葉を使いはじめたことです。

自然な食べ物の栄養素をとることで体を改善していこうとする考え方から、特に高栄養価で体によい影響をもたらす食べ物を、スーパーフードと呼ぶようになりました。

これは、化学肥料や農薬などの人工物を控えるオーガニックや、自然に近い生のまま食べるローフード、自然食品を皮ごと食べるマクロビオティックなどの、自然食の考えに近いところがあります。

そのため、アメリカの自然食を好む人々の間で、スーパーフードが人気を集めました。そこから、さらに世界中で知られるようになりました。

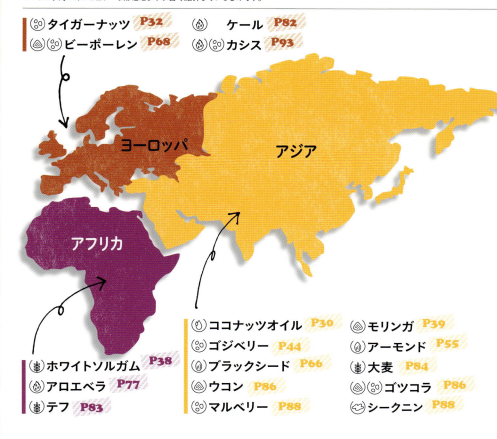

スーパーフードとは

スーパーフードは栄養価が突出して高い食品

栄養成分の量と種類が多いのが特徴

スーパーフードの特徴

1

栄養バランスに優れ、栄養価が高い

体に必要なたんぱく質やアミノ酸、ビタミン、ミネラル、食物繊維など、多数の種類の栄養素が含まれている。たとえばスピルリナなら、ふだんの食生活で不足しがちな栄養素を、スプーン一杯で補うことができる。

〈例〉スピルリナ　100gあたり

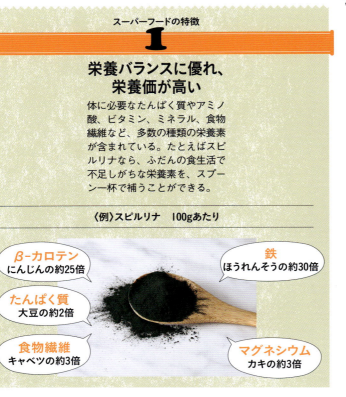

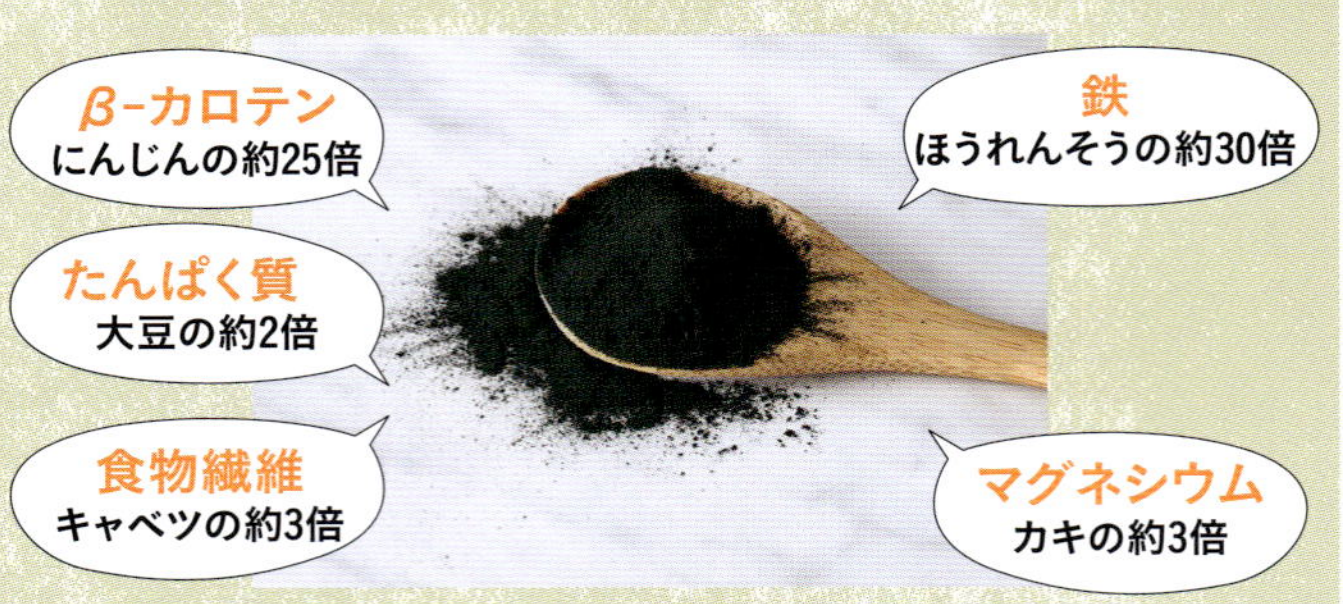
β-カロテン
にんじんの約25倍
たんぱく質
大豆の約2倍
食物繊維
キャベツの約3倍
鉄
ほうれんそうの約30倍
マグネシウム
カキの約3倍

少量でもたっぷりの栄養がとれる

スーパーフードとは、ほかの食材に比べて著しく栄養価が高い食べ物です。世界共通の定義はありませんが、日本スーパーフード協会では次のように定義づけしています。

1．栄養バランスに優れ、一般的な食品より栄養価が高い食品であること。あるいは、ある一部の栄養・健康成分が突出して多く含まれる食品であること。

2．一般的な食品とサプリメントの中間のような存在で、料理の食材としての用途と健康食品としての要素をあわせもつこと。

このため、少量で効率よく栄養素

スーパーフードの特徴

2

特定の有効成分が、突出して多く含まれる

特に積極的にとるべき栄養素が、突出して多く含まれている。たとえば、高い抗酸化作用があるビタミンCは、カムカムに豊富に含まれる。カムカムを少量プラスすると、ビタミンCの不足を補うことができる。

ビタミンCの量　100gあたり

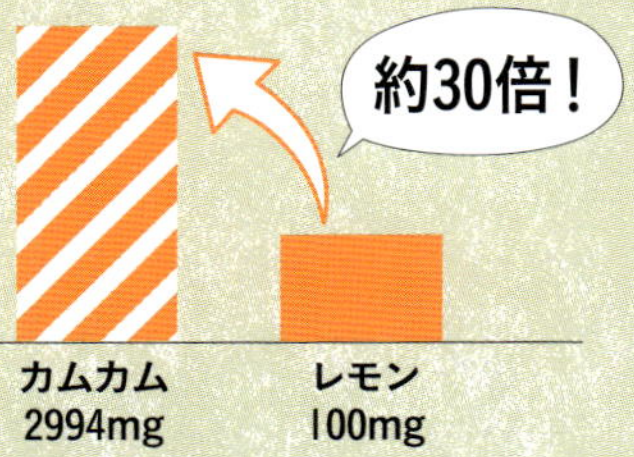

カムカムの数値はアマゾンカムカム㈱分析値。
レモンの数値は日本標準食品成分表より。

スーパーフードの特徴

3

古くから食べられていて安全性を信頼できる

何世紀も昔から原産地で食べられ、人々の健康を支えてきた歴史がある。そのため、食品としての問題点は長年の間にクリアされていると考えられ、比較的安心して食べることができる。

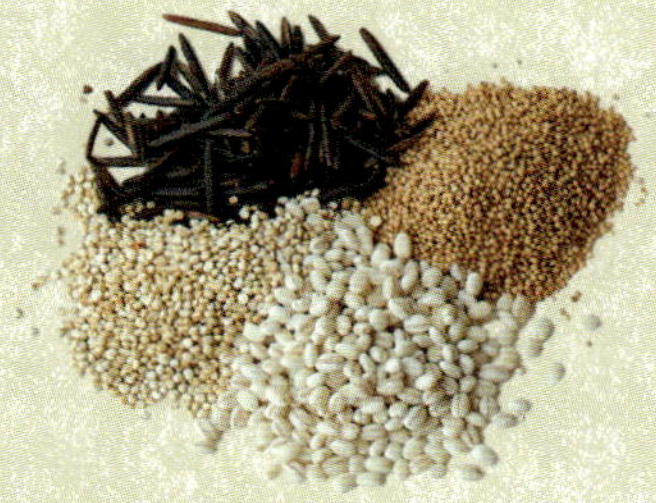

長い間、各地で主食として
食べられてきた雑穀も、
スーパーフードとされているものが多い。

を補うことができます。食品でありながら、成分が凝縮されたサプリメントのような働きもあるのです。

また、同協会のスーパーフードの考え方の一つとして、「これまで長く食べられてきた歴史があること」があげられています。食品としての安全性も考慮されてはじめて、スーパーフードと認められます。

若く健康になれる秘密は抗酸化成分

スーパーフードに含まれる栄養素はさまざまですが、多くのものに共通するのは、抗酸化物質です。代表的なものに、ビタミンC、ビタミンE、ファイトケミカル（ポリフェノールなど）があります。

抗酸化物質には、老化や病気から体を守る働きがあります（P120）。スーパーフードを食べることは、若若しく健康な体を保つことにつながります。

栄養素の基本

五大栄養素のバランスをスーパーフードで補う

「五大栄養素＋α」が体に必要

三大栄養素

〈体をつくり、体を動かすエネルギーのもとになる〉

脂質	炭水化物
脂肪酸とグリセリンなどからなる栄養素。体にとって効率のよいエネルギー源。余ると体脂肪となって体にたまる。肉や魚、ナッツ、植物油に多く含まれる。脂質の種類によっては、とり過ぎに注意。	炭素・水素・酸素からなる糖質と、食物繊維からなる。消化・吸収されやすい。体や、脳・神経のエネルギーになる。穀類やいも類に多く含まれる。とり過ぎると、体脂肪となって体にたまる。
脂溶性ビタミンの吸収を助ける	脳・神経系のエネルギーになる
細胞膜やホルモンをつくる	体をつくる
体のエネルギーになる	

栄養素は相互作用で体に働きかける

スーパーフードは、食物繊維やファイトケミカルなどの機能性成分と、ビタミンやミネラルなど、体に不足しがちな栄養素が豊富に含まれることが特徴です。スーパーフードをとることで、乱れた栄養バランスを補うことができます。

体に必要な栄養素には、体をつくり、エネルギーのもとになる三大栄養素（炭水化物・脂質・たんぱく質）と、これらの働きを助けるビタミン・ミネラルがあります。あわせて五大栄養素とも呼ばれています。

体内でこれらが相互作用をもつことで、健康な体が保たれるのです。

五大栄養素

〈体の調子を整え、健康に活動する〉

ミネラル

体内の物質の濃度を調整したり、体の調子を整えるために必要な微量な栄養素。足りないと体の機能が損なわれる。消化・吸収されにくいため、吸収率が上がる食べ物と組み合わせてとる。

体の機能を助ける

骨や血液の材料になる

ビタミン

三大栄養素や、そのほかの栄養素の代謝を高めるのに欠かせない栄養素。野菜や肉・魚などに含まれる微量な栄養成分。水に溶ける水溶性ビタミンと、脂に溶ける脂溶性ビタミンがある。

栄養素の吸収、代謝を助ける

たんぱく質

アミノ酸で構成された栄養素。肌や髪、内臓など体をつくる主成分。肉などに含まれる動物性たんぱく質と、大豆などに含まれる植物性たんぱく質がある。それぞれ偏りなくとる。

髪、肌、筋肉、臓器をつくる

酵素やホルモン、神経伝達物質をつくる

免疫力を高める

＋

第6の栄養素

機能性成分

〈体の働きを助ける〉

食物繊維

消化・吸収されず、腸内を移動しながら不要物の排出を助ける。水に溶ける水溶性食物繊維と、水に溶けない不溶性食物繊維がある。乳酸菌のエサになり、腸内環境を整える。

ファイトケミカル

ポリフェノールやカロテノイドなど、主に野菜などの植物に含まれる栄養素。多くは強い抗酸化作用がある。ビタミンCやビタミンEなど抗酸化作用があるものとあわせて抗酸化物質と呼ばれることも。

栄養素の基本

不足しがちなたんぱく質・機能性成分を積極的にとる

三大栄養素には理想的な割合がある

主に体をつくる

皮膚や髪、筋肉や臓器、ホルモン、代謝酵素、神経伝達物質などの材料になる。ふだんの食生活で不足しやすい。

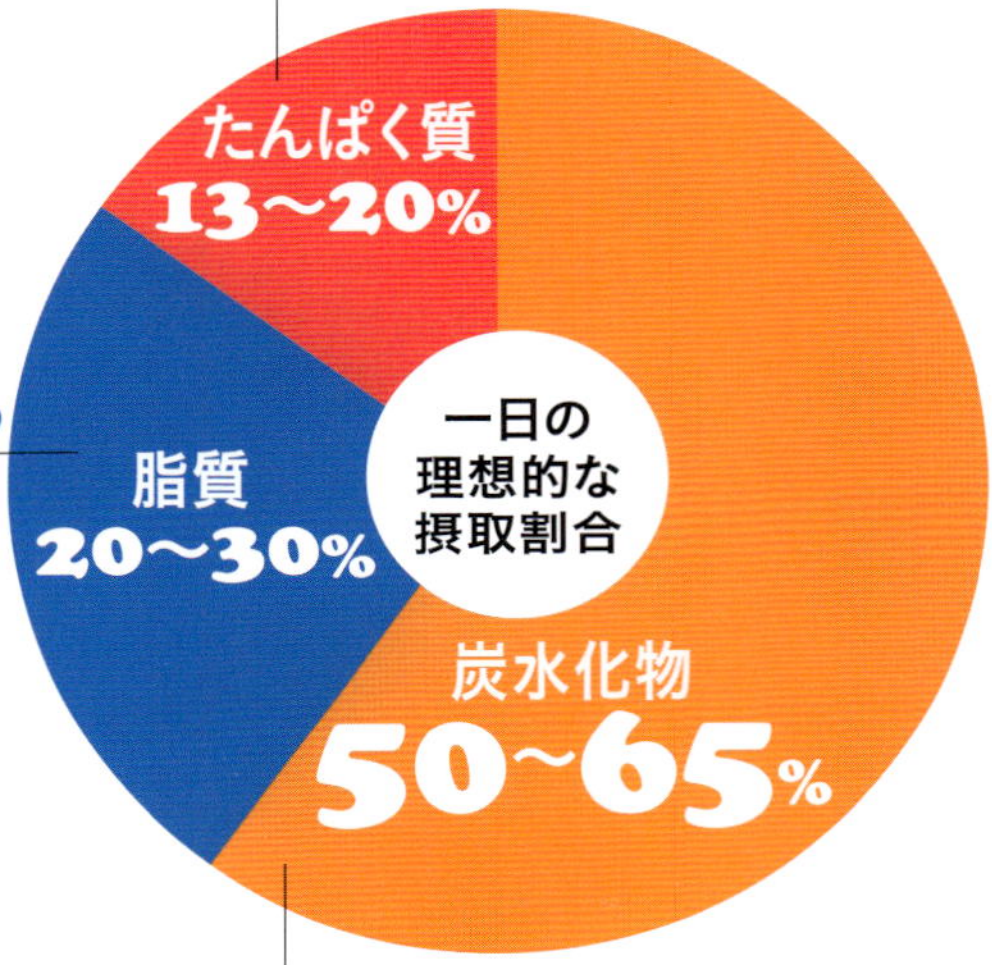
たんぱく質
13〜20%
脂質
20〜30%
一日の
理想的な
摂取割合
炭水化物
50〜65%

主に体のエネルギーになる

効率のよいエネルギー源。細胞膜や臓器の材料になり、体温を維持する。ふだんの食生活で過剰になりやすい。

主に脳や体のエネルギーになる

脳や神経の唯一のエネルギー。体を動かすエネルギーとしても使われる。

日本人の食事摂取基準2015年版（厚生労働省）

三大栄養素をバランスよくとる

体をつくり、動かすために必要なのは、炭水化物・脂質・たんぱく質の三大栄養素です。三大栄養素には、厚生労働省が提案する一日の理想的な摂取割合があります（上図）。

炭水化物と脂質は、ふだんの食生活で不足することは、あまりありません。しかし、たんぱく質は、意識してとらないと不足しがちです。また、食物繊維やファイトケミカルといった機能性成分も同様です。

スーパーフードの多くは炭水化物や脂質の質がよく、不足しがちな栄養素が豊富に含まれます。毎日の食卓に積極的にとり入れましょう。

プラスするもの、置きかえるものがある

置きかえたほうがよいもの

精製された砂糖

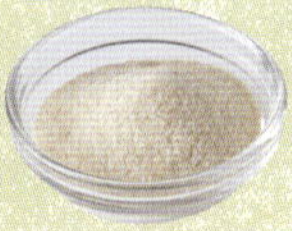

精製度合いの低い甘味料

精製された砂糖は、吸収されやすく血糖値を急上昇させる。量を控えるか、吸収されにくい精製度合いの低いものを選ぶ。

よくない油

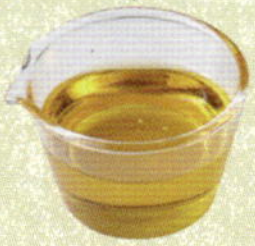

良質な油

脂質には積極的にとるべきものと、とり過ぎに注意したいものがある。脂質の種類を見極め、よい脂質に置きかえる。

プラスしてもよいもの

ふだんの食生活

＋

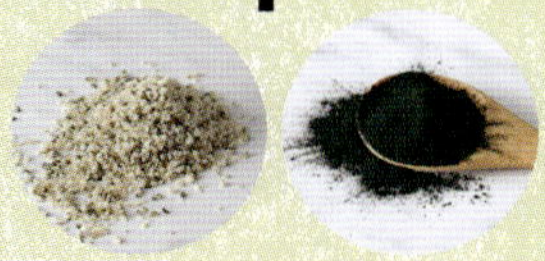

たんぱく質が多いもの

たんぱく質やアミノ酸が豊富なスーパーフードは積極的にとる。食生活で不足しがちなので、単純にプラスしてOK。

ふだんの食生活

＋

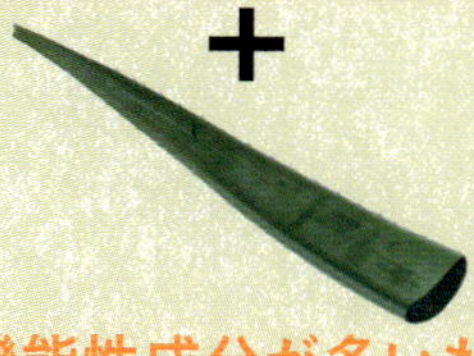

機能性成分が多いもの

食物繊維やファイトケミカルなどの機能性成分は、不足しやすい上に食べ過ぎてもほとんど害はない。積極的にとる。

油・甘味料はとり過ぎに注意する

ほとんどのスーパーフードは、ふだんの食生活にプラスするだけで、栄養バランスを改善することができます。神経質になって、とり過ぎを心配する必要はありません。

ただし、油や甘味料など一部のスーパーフードには、不足しがちなビタミンやミネラルに加え、炭水化物・脂質などのふだん足りている栄養素が多く含まれるものもあります。このようなスーパーフードは、とり過ぎないように心がけましょう。

たとえば植物油は、ビタミンEが豊富で、多くとれば抗酸化作用は上がります。しかし、同時に脂質も多くとることになるので、摂取エネルギーが過剰になってしまいます。ふだん足りている栄養素が含まれるスーパーフードは、プラスするのではなく置きかえるようにしましょう。

スーパーフードで注目すべき栄養素

本書に出てくるスーパーフードに含まれる注目すべき栄養素と主な働きを、抜粋しました。

ビタミン

脂溶性ビタミン

ビタミンA

粘膜の健康を保ち、免疫力を上げる。目の網膜で光や色を識別する物質の主成分にもなる。

ビタミンK

血液を凝固させる成分をつくる。骨にカルシウムをとどめる働きもあり、骨を強くする。

ビタミンE

強い抗酸化作用がある。細胞膜に多く存在し、脂質の酸化を防ぐ。血流をよくする働きも。

水溶性ビタミン

ビタミンB_1

糖質を分解してエネルギーを生み出すのを助ける。疲労を回復し、精神を安定させる。

ビタミンB_{12}

葉酸と一緒に働き、赤血球を合成して血液をつくる。神経系の働きを正常に保つ。

ビタミンB_2

脂質とたんぱく質を分解する。脂質が酸化してできる過酸化脂質を分解する作用もある。

葉酸

ビタミンB_{12}と一緒に働き、血液をつくる。たんぱく質やDNAを合成し、成長を促す。

ビタミンC

たんぱく質からコラーゲンを合成し、皮膚を健康に保つ。免疫機能を高める働きもある。

脂質

α《アルファ》-リノレン酸

必須脂肪酸の一つ。動脈硬化を防ぎ、病気を予防する。脳の働きを高める。酸化しやすい。

中鎖脂肪酸

脂肪酸の中でも特にエネルギー代謝の効率がよい。体内で燃えやすく、体にたまりにくい。

オレイン酸

体内の悪玉コレステロールを減らし、動脈硬化を予防。酸化しにくく、体にたまりにくい。

γ《ガンマ》-リノレン酸

必須脂肪酸の一つ。血中コレステロール値、血圧、血糖値を下げる。生活習慣病を予防。

たんぱく質

必須アミノ酸

体内で合成できないため、食べ物からとる必要があるアミノ酸。不足すると体の働きが落ちる。

〈たとえば〉
リジン、ヒスチジン、フェニルアラニン、ロイシン、メチオニン、バリン、スレオニン、イソロイシン、トリプトファン

非必須アミノ酸

体内で合成できるアミノ酸。食べ物から補うことによって、より健康効果が期待できる。

〈たとえば〉
アルギニン、チロシン、アラニン、グリシン、プロリン、グルタミン酸、セリン、アスパラギン酸、シスチン

ミネラル

カルシウム

骨や歯をつくるほか、筋肉を収縮させたり、精神を安定させる働きがある。

カリウム

体内の老廃物や余分なナトリウムの排出を助ける。血圧を下げる働きがある。

マグネシウム

体内の約300種類の酵素の働きを助ける。体内のカルシウムの量を適正に保つ。

亜鉛

体内の約200種類の酵素の働きを助ける。細胞の新陳代謝に欠かせない。

鉄

血液中のヘモグロビンの材料になり、体中に酸素を運ぶ。エネルギー代謝を助ける。

硫黄化合物

スルフォラファン

抗酸化力が高い。がんを予防、腸内のピロリ菌減少の効果がある。

アリシン

香味野菜などに多く含まれる。疲労回復、抗菌作用がある。

これも注目!

クロロフィル

緑色の色素。腸内の有害物質を排出したり、肌荒れを改善する。

フィコシアニン

青色の色素。たんぱく質の一種。スピルリナ（P58）に豊富。

クエン酸

柑橘類や梅干しなどの酸味成分。体に疲労物質がたまるのを防ぐ。

レシチン

大豆やたまごに含まれる。神経伝達物質をつくり、脳の機能をアップ。

ルチン

主にそばに含まれる。毛細血管を強化し、動脈硬化を予防する。

食物繊維

水溶性食物繊維

水に溶ける性質の食物繊維。腸内の不要なものを吸着して排出する。食べ物を包み込み、吸収をおだやかにする。

不溶性食物繊維

水に溶けない性質の食物繊維。消化・吸収されず、腸内の不要なものを押し出す。便のかさを増し、便秘を解消。

ポリフェノール

アントシアニン

むらさき色の色素。網膜に働きかけ、目の疲れや視力を回復させる。

カテキン

主に緑茶に含まれる渋み成分。抗酸化作用が強い。消臭効果も。

クルクミン

黄色の色素。胆汁を分泌させ肝機能を高める。脳を活性化させる。

リグナン

ごまや亜麻仁などに含まれる。抗酸化作用が強い。

タンニン

ワイン、果物、雑穀などに含まれる。抗酸化作用が強い。

カロテノイド

β《ベータ》-カロテン

体内でビタミンAに変わる。皮膚や粘膜を健康に保つ。

α-カロテン

皮膚や粘膜、目の網膜において抗酸化作用が特に強い。

アスタキサンチン

サケやエビなどに含まれる赤い色素。強い抗酸化作用がある。

ゼアキサンチン

黄色の色素。抗酸化作用が強く、紫外線による目のダメージを防ぐ。

リコピン

トマトに多く含まれる赤い色素。紫外線による肌のダメージを防ぐ。

スーパーフードを100％活かすための

効果的なとり方のコツ

スーパーフードの特徴は、抗酸化物質などの栄養素を効率よくとれることです。
栄養素の性質を知り、効果を最大限に活かすとり方をしましょう。

スーパーフードはこまめに続けて食べる

スーパーフードに豊富に含まれる抗酸化物質は、体に入るとすぐに活性酸素を除去する作用を発揮しますが、摂取後3～4時間で消費・排出されてしまいます。そのため、抗酸化作用を継続して得るためには、間食も含め毎食とるのが理想的です。

抗酸化物質が凝縮されたサプリメントもありますが、とり過ぎても排出されてしまいます。体にとっては、自然の食品に含まれる量で充分です。食物繊維やビタミンなどほかの栄養素もとれるので、できるだけ食べ物からとるようにしましょう。

栄養素の特徴に合わせてとる

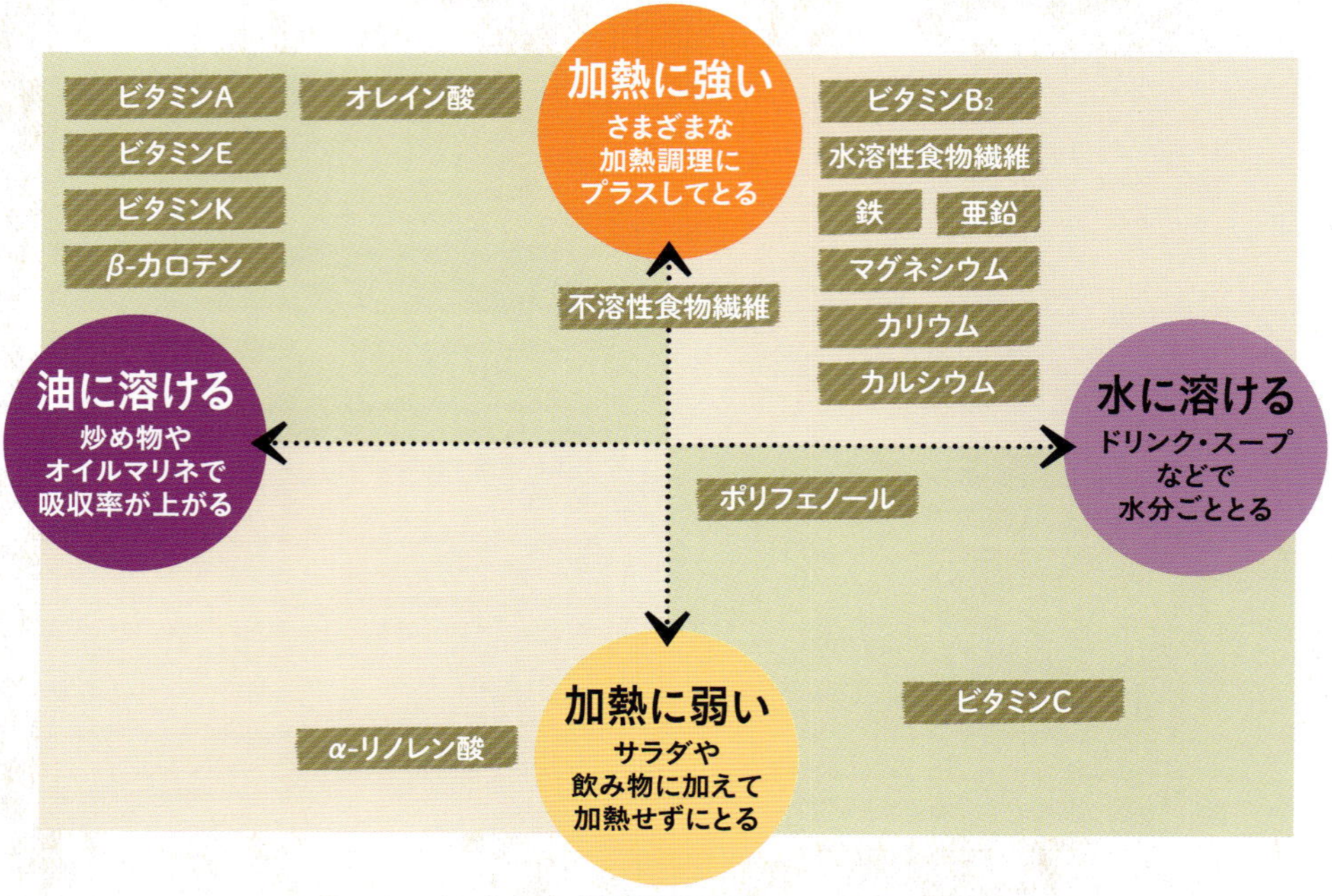

PART 2

美容＆ダイエットに効くスーパーフード

Super Foods for Beauty

あなたに効く
スーパーフードが
見つかる

スーパーフードカタログの見方

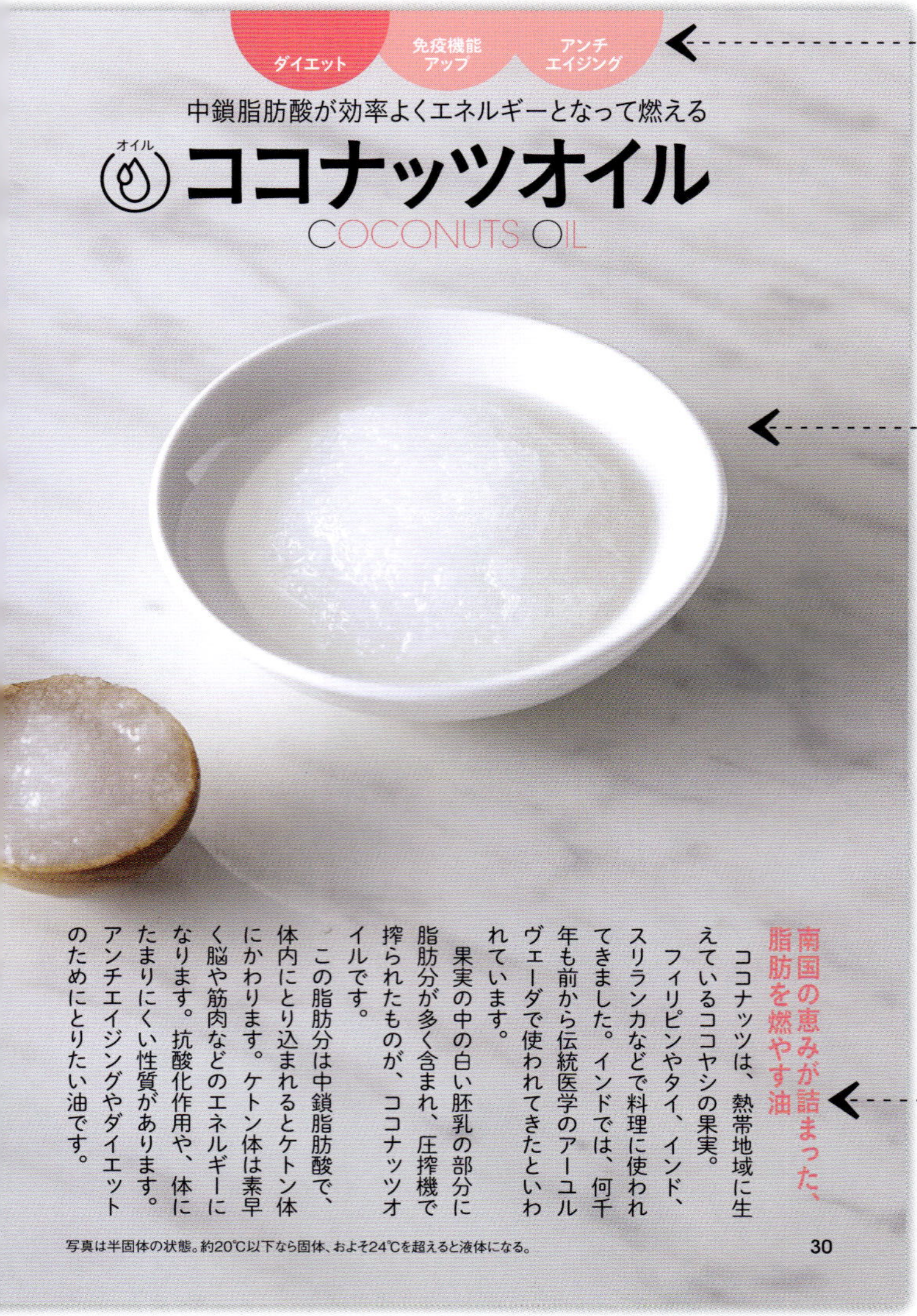
ダイエット
免疫機能アップ
アンチエイジング

中鎖脂肪酸が効率よくエネルギーとなって燃える

オイル

ココナッツオイル

COCONUTS OIL

南国の恵みが詰まった、脂肪を燃やす油

ココナッツは、熱帯地域に生えているココヤシの果実。

フィリピンやタイ、インド、スリランカなどで料理に使われてきました。インドでは、何千年も前から伝統医学のアーユルヴェーダで使われてきたといわれています。

果実の中の白い胚乳の部分に脂肪分が多く含まれ、圧搾機で搾られたものが、ココナッツオイルです。

この脂肪分は中鎖脂肪酸で、体内にとり込まれるとケトン体にかわります。ケトン体は素早く脳や筋肉などのエネルギーになります。抗酸化作用や、体にたまりにくい性質があります。アンチエイジングやダイエットのためにとりたい油です。

写真は半固体の状態。約20℃以下なら固体、およそ24℃を超えると液体になる。

30

目的をチェックする

スーパーフードにはさまざまな栄養素が含まれるので、複数の目的で効果が期待できる。

形状と見た目がわかる

主な形状の中でも、もっともポピュラーな形状を、写真と7つのマークで紹介。

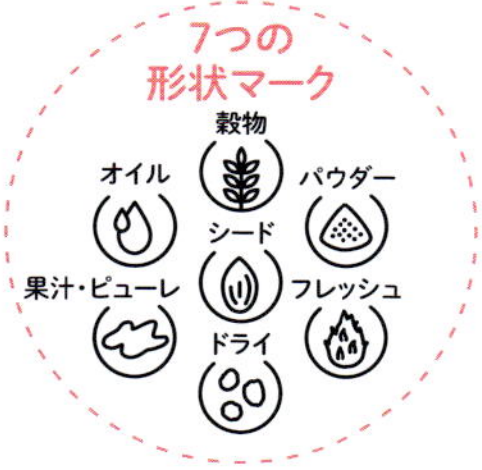
7つの
形状マーク
穀物
オイル
パウダー
シード
果汁・ピューレ
フレッシュ
ドライ

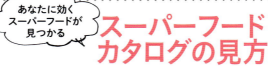

歴史やエピソードを楽しむ

スーパーフードの魅力の一つは、原産地でのエピソードや伝承。その神秘性を知れば、心まで元気に。

Part2、3では、とりたい目的別にスーパーフードを紹介します。
栄養素やとり方をチェックして、
あなたに必要なスーパーフードをとり入れてみましょう。

基本データ、参考商品をチェックする

食物としての基本データと、代表的な商品。購入するときの参考に。

おすすめの料理 **バナナとくるみのシナモントースト**

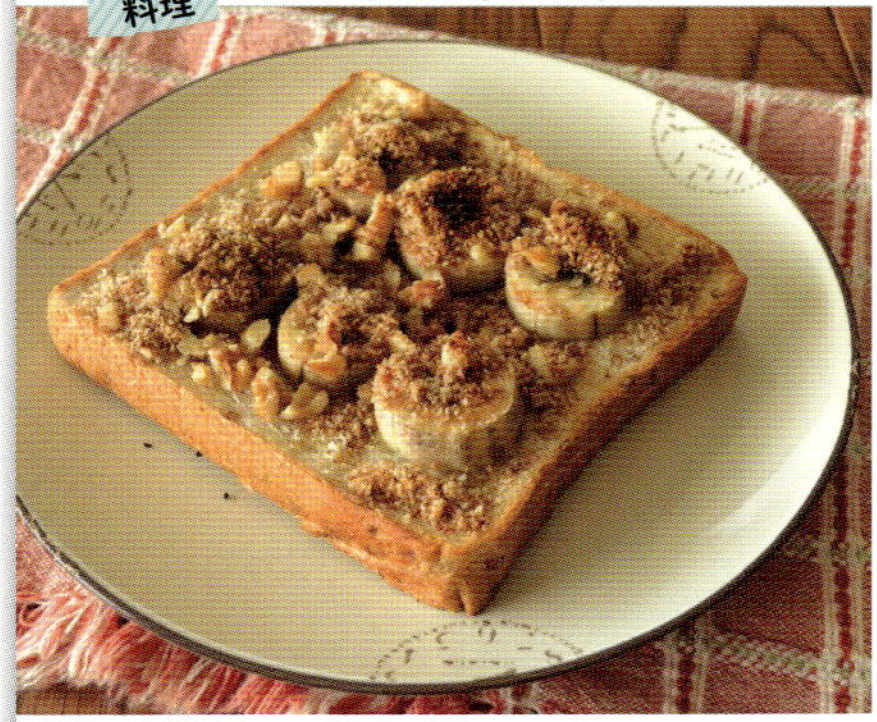

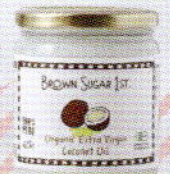

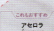

参考商品

有機エキストラバージン
ココナッツオイル
425g／1,780円（税抜）
（BROWN SUGAR 1ST.）

基本DATA

別名
ヤシ油

原産地
タイ、フィリピン、スリランカ

主な産地
フィリピン、スリランカなど

食用部分
果肉（胚乳）

主な形状
オイル（半固形。有香タイプと無香タイプがある）

美味しい食べ方をチェックする

著者が、美味しさ・栄養素の両方の観点からおすすめする食べ方。Part4（P97）でレシピを紹介しているものは、そちらもチェック。

とり方のポイント

加熱に強い性質を活かして、料理やお菓子などに使う。バターやマーガリンの代わりにトーストに塗るのもおすすめ。甘いココナッツの香りとオイルのまろやかさがパンに合う。香りが苦手な人は無香タイプを使っても。

味・風味	味はほとんどない。 香りは甘いココナッツの独特な香り。
調理法	酸化しにくいため、炒め物や揚げ物など、 加熱調理に使える。
保存法	常温で保存する。

成分の特徴と効果を知る

主な栄養成分とその働きを解説。食品なのであくまでも目安ですが、スーパーフードを選ぶときの参考に。
▲主な栄養素の説明はP20へ。

成分＆健康効果

中鎖脂肪酸で脂肪が燃え、脳が活性化

ラウリン酸
カプリル酸

ココナッツオイルに含まれる脂肪酸は、中鎖脂肪酸のラウリン酸やカプリル酸。これらは体内でケトン体にかわり、エネルギーに変換されやすく、体にたまりにくい。ケトン体は脳のエネルギーとしても働くため、脳の活性化にもつながる。また、ラウリン酸は免疫力も上げるといわれている。

31

これもおすすめ

アセロラ
Acerola

ビタミンCが豊富なフルーツにはアセロラもあります。鮮度を保つことが難しいため、生の果実は出回りません。ジュースやパウダーでとります。できるだけ100%のものを選びましょう。

ほかにもある

ココナッツウォーター＆ココナッツミルク

ココナッツウォーター（果汁）にはカリウムが含まれ、むくみを防止。ココナッツミルク（胚乳を加工したもの）は、中鎖脂肪酸が乳化されているため、吸収されやすい。

関連する食品を知る

「ほかにもある」では同じ原材料を使っているが形状が違うものを、「これもおすすめ」では同じ目的でとるとよいスーパーフードを補足で紹介。

健康的に
ダイエットしたい!

ダイエットに効くワケ

食べ過ぎ防止＆脂肪燃焼効果で健康的にやせる

ダイエットには、エネルギーを効率よく消費したり、体内の余分なものを排出することが大切です。代謝をよくし、体内の余分なものを排出するスーパーフードを選びます。

太る原因は……

代謝が落ちる

年齢を重ねるにつれて、基礎代謝が落ちてくる。そのため、食べたものを効率よくエネルギーにかえることができなくなる。エネルギーとして使われなかった栄養素の一部は体脂肪として体にたまり、太る原因になる。

エネルギーをとり過ぎる

食べ過ぎてしまったり、油っこい食事ばかりとっていると、摂取エネルギー過多になる。
また、運動をしないと、食べたものがエネルギーに変換されにくく、体脂肪となって体に蓄積されて太る原因になる。

炭水化物や野菜が不足する

炭水化物はダイエットの大敵と思われがちだが、炭水化物には糖質のほかに食物繊維も含まれている。むやみに抜くと食物繊維が不足し、便秘の原因に。野菜不足もビタミン・食物繊維不足を招く。

こんな
スーパーフードが効く

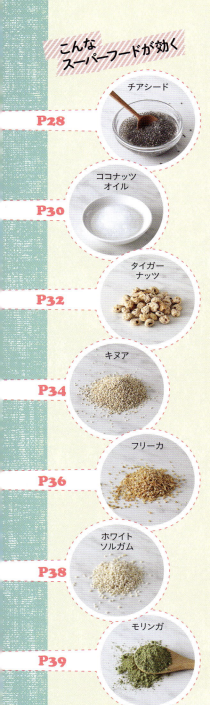

チアシード
P28
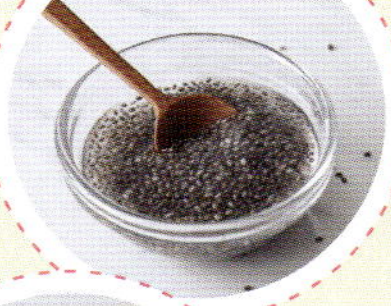

ココナッツ
オイル
P30
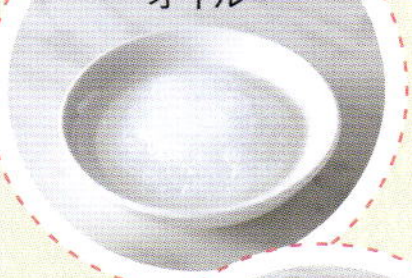

タイガー
ナッツ
P32
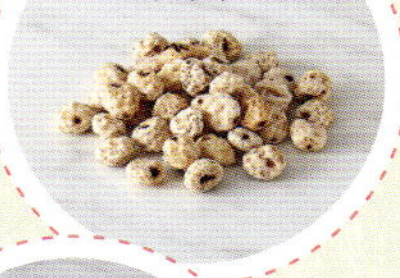

キヌア
P34
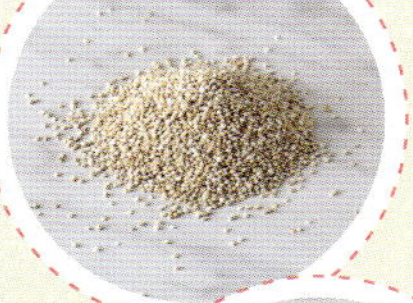

フリーカ
P36
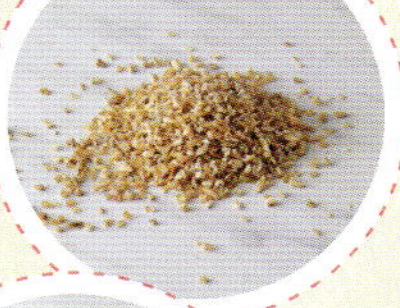

ホワイト
ソルガム
P38
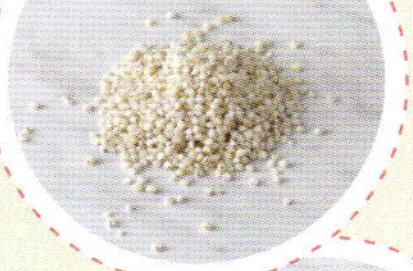

モリンガ
P39
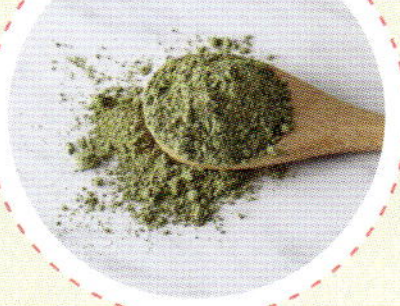

この栄養素で解決！

たんぱく質、ビタミンB群で効率よくエネルギーを消費

たんぱく質は筋肉をつくるもとになるため、積極的に補給する。筋肉が増えると体の活動量が増え、それにともなって消費されるエネルギー量も増える。ビタミンB群は、体内でたんぱく質をはじめ、炭水化物や脂質の代謝を助ける働きがあるため、これらとたんぱく質を一緒にとると、やせやすい体になる。

マグネシウムをとって、消化・代謝機能をアップする

体の中では多くの種類の酵素がつくられ、食べ物のさまざまな栄養素と協力して、体の機能を活性化させる。ミネラルの一つであるマグネシウムは、300種類もの酵素の働きに関わる。体の機能を活性化させて、食べたものがエネルギーにかわりやすくさせるために、マグネシウムが不足しないように補う。

食物繊維で便秘解消＆食べ過ぎ防止

むやみに炭水化物を抜かないこと、野菜を積極的に食べることを心がける。食物繊維には、便の流れをスムーズにして便秘を解消する働きがある。また、血糖値の急な上昇を防いだり、消化されず腸でふくらみ、食べ過ぎを防止したりする働きがあるため、ダイエットにつながる。

ダイエット
便秘解消
生活習慣病予防

水に浸けると約10倍にふくらみ、食べ過ぎ防止に

シード

チアシード

CHIA SEED

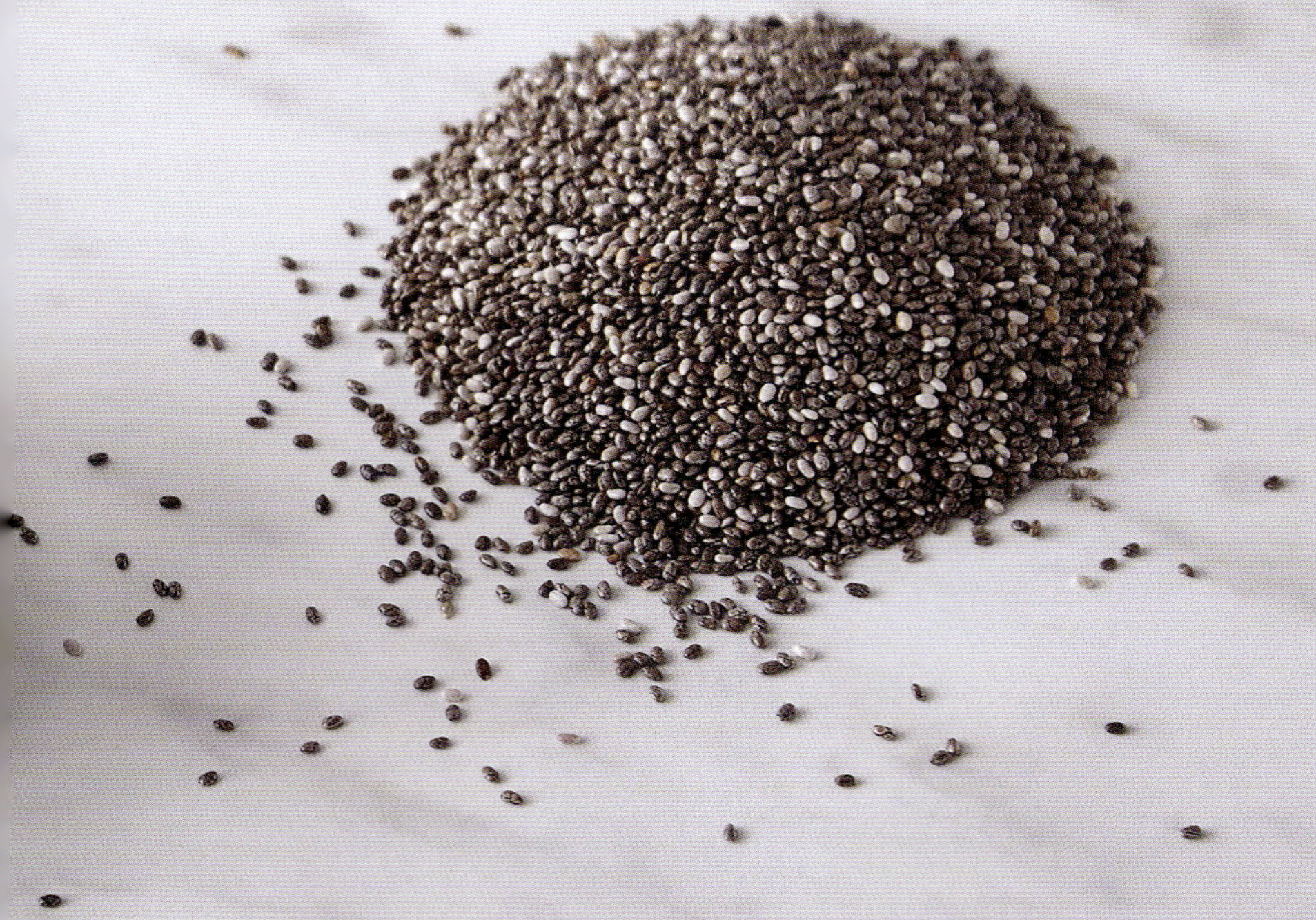

アステカ帝国の人が常食した種

チアシードは、メキシコ原産のシソ科の植物の種子です。

かつて、アステカ帝国の先住民たちが常食していました。「人の生命はチアシードと水があれば事足りる」といわれるほど、栄養価が高い食べ物として知られていました。

チアシードの特徴は、水に浸けると種のまわりがゼリー状にふくらむこと。かさは約10倍にもなります。このゼリー状の部分は、食物繊維です。浸水させて食べれば、お腹がふくれて食べ過ぎを防いだり、便秘解消が期待できます。

また、必須脂肪酸であるオメガ3系脂肪酸のα-リノレン酸を含むため、生活習慣病の予防にもつながります。

通常は黒い種と白い種がまざっている。品種改良により白い種のみのものもある。

おすすめの料理

いちごのロージャム

レシピはP108

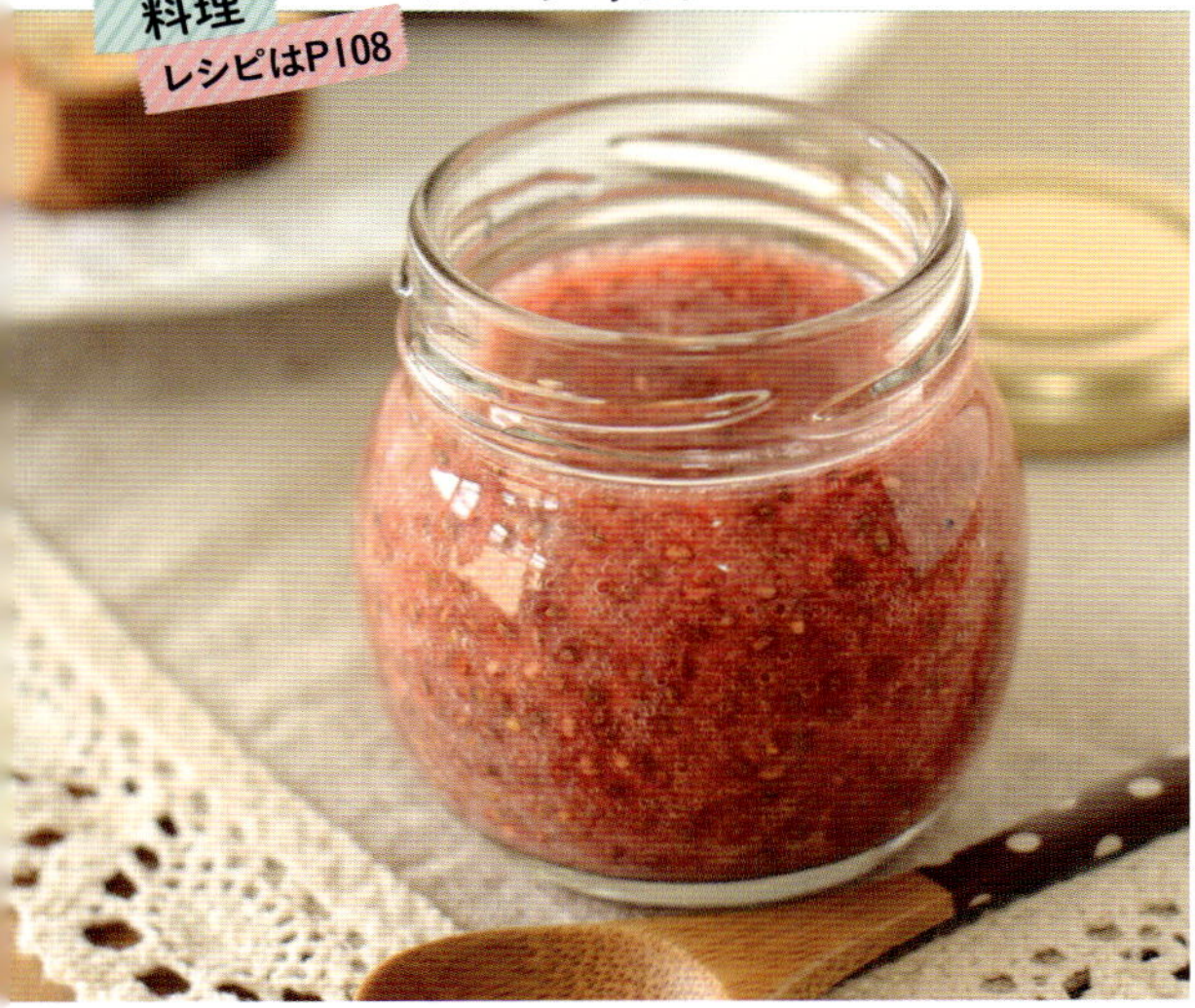

とり方のポイント

水分のあるものに加えて、ゼリー状のとろみを活かした食べ方がおすすめ。つぶした果実・果汁とまぜると、火を使わなくてもジャムができる。また、脂肪酸のα-リノレン酸は、種をすりつぶすと体に吸収されやすくなる。

味・風味
無味無臭。プチプチとした食感。水に浸けるととろみが出る。

調理法
α-リノレン酸は加熱に弱いので、長時間の加熱調理は避ける。

保存法
直射日光、高温多湿を避ける。容器を移すなら遮光の瓶などに。

成分＆健康効果

グルコマンナンで満腹感を得る

グルコマンナンという水溶性食物繊維が含まれる。かさが増して満腹感を得ることができるため、ダイエットに効果的。たんぱく質が豊富で、代謝のよい体をつくる働きも。必須脂肪酸のα-リノレン酸が含まれるため、動脈硬化を予防し、生活習慣病を防ぐことにもつながる。

- オメガ3系脂肪酸
- グルコマンナン
- たんぱく質
- ミネラル

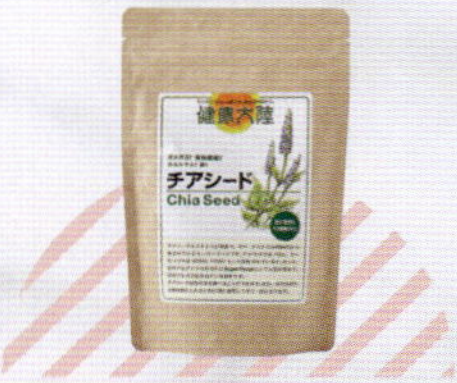

参考商品

健康大陸チアシード
200g／1,200円（税抜）
（株式会社ラティーナ）

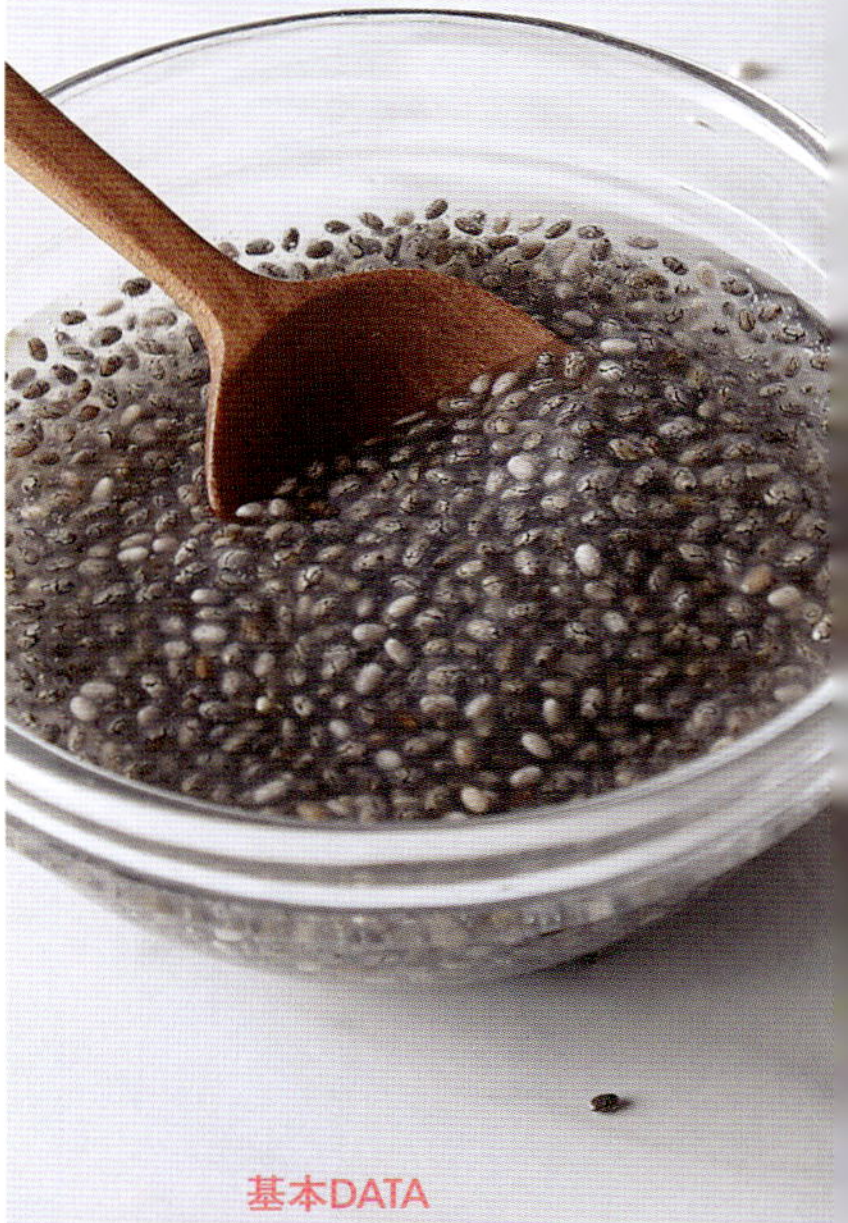

基本DATA

原産地
メキシコ南部

主な産地
中南米

食用部分
種子

主な形状
シード

ダイエット
免疫機能アップ
アンチエイジング

中鎖脂肪酸が効率よくエネルギーとなって燃える

オイル

ココナッツオイル

COCONUTS OIL

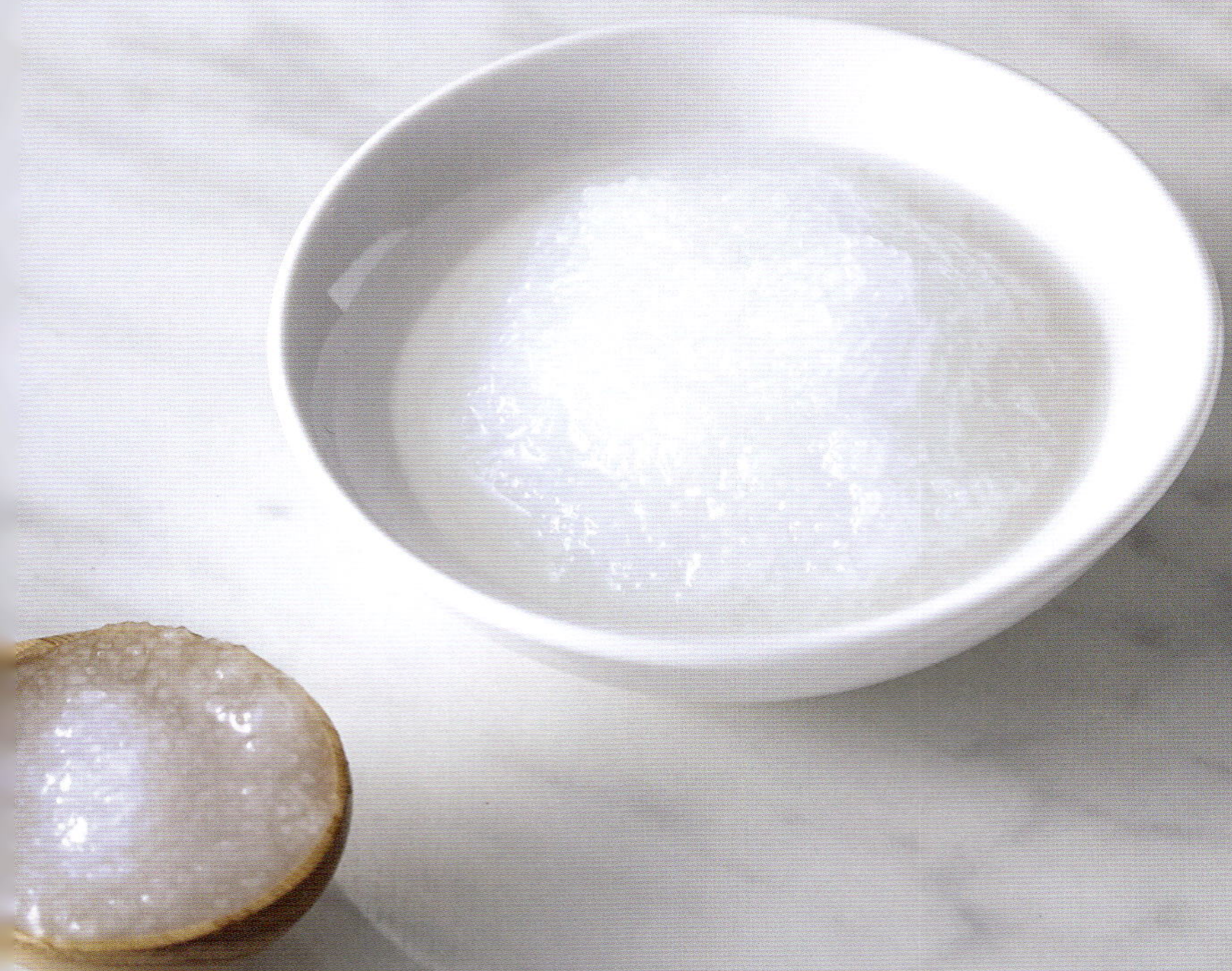

南国の恵みが詰まった、脂肪を燃やす油

ココナッツは、熱帯地域に生えているココヤシの果実。フィリピンやタイ、インド、スリランカなどで料理に使われてきました。インドでは、何千年も前から伝統医学のアーユルヴェーダで使われてきたといわれています。

果実の中の白い胚乳の部分に脂肪分が多く含まれ、圧搾機で搾られたものが、ココナッツオイルです。

この脂肪分は中鎖脂肪酸で、体内にとり込まれるとケトン体にかわります。ケトン体は素早く脳や筋肉などのエネルギーになります。抗酸化作用や、体にたまりにくい性質があります。アンチエイジングやダイエットのためにとりたい油です。

写真は半固体の状態。約20℃以下なら固体、およそ24℃を超えると液体になる。

おすすめの料理　バナナとくるみのシナモントースト

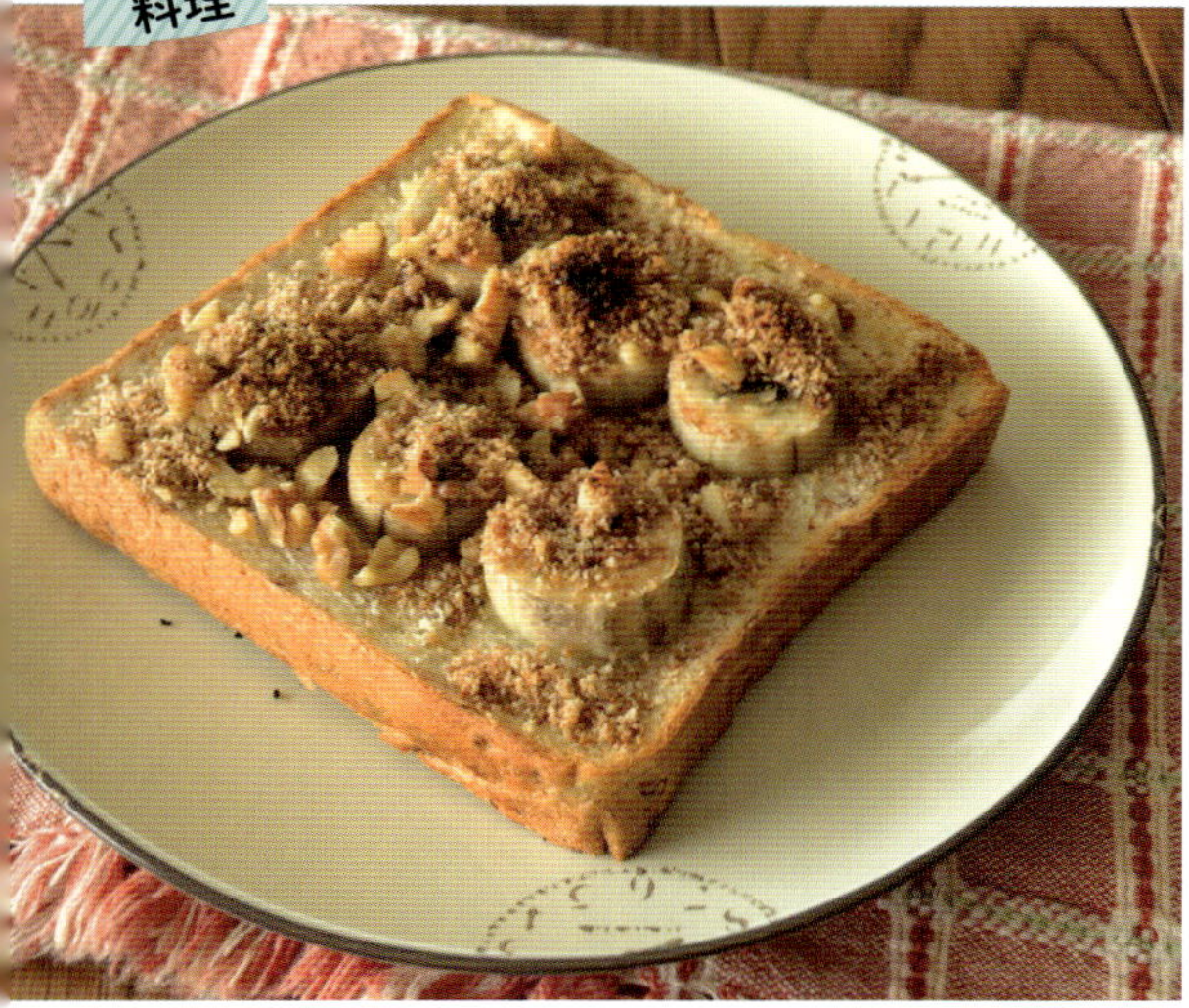

とり方のポイント

加熱に強い性質を活かして、料理やお菓子などに使う。バターやマーガリンの代わりにトーストに塗るのもおすすめ。甘いココナッツの香りとオイルのまろやかさがパンに合う。香りが苦手な人は無香タイプを使っても。

味・風味	味はほとんどない。 香りは甘いココナッツの独特な香り。
調理法	酸化しにくいため、炒め物や揚げ物など、 加熱調理に使える。
保存法	常温で保存する。

成分&健康効果　中鎖脂肪酸で脂肪が燃え、脳が活性化

ココナッツオイルに含まれる脂肪酸は、中鎖脂肪酸のラウリン酸やカプリル酸。これらは体内でケトン体にかわり、エネルギーに変換されやすく、体にたまりにくい。ケトン体は脳のエネルギーとしても働くため、脳の活性化にもつながる。また、ラウリン酸は免疫力も上げるといわれている。

ラウリン酸

カプリル酸

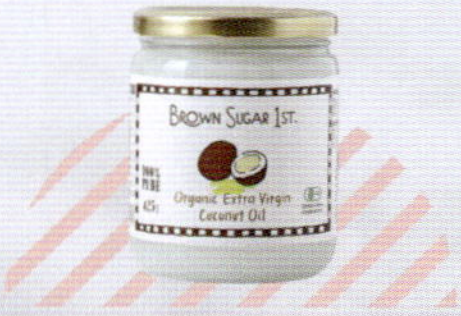

参考商品

有機エキストラバージン
ココナッツオイル
425g／1,780円（税抜）
（BROWN SUGAR 1ST.）

基本DATA

別名
ヤシ油

原産地
タイ、フィリピン、スリランカ

主な産地
フィリピン、スリランカなど

食用部分
果肉（胚乳）

主な形状
オイル（半固形。有香タイプと無香タイプがある）

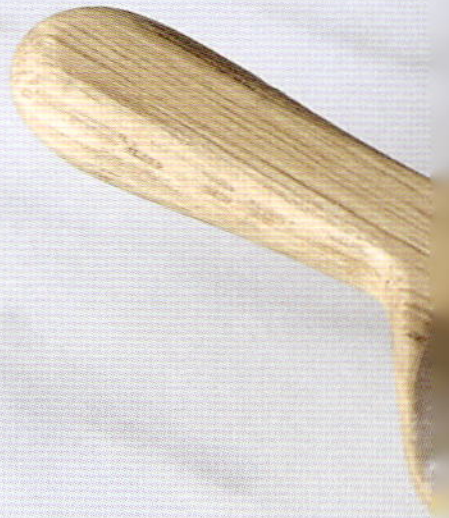

ほかにもある

ココナッツウォーター&ココナッツミルク

ココナッツウォーター（果汁）にはカリウムが含まれ、むくみを防止。ココナッツミルク（胚乳を加工したもの）は、中鎖脂肪酸が乳化されているため、吸収されやすい。

ダイエット　アンチエイジング　便秘解消

食物繊維が多く、かみごたえもあり満腹に。ビタミンEで代謝アップも

ドライ

タイガーナッツ

TIGER NUTS

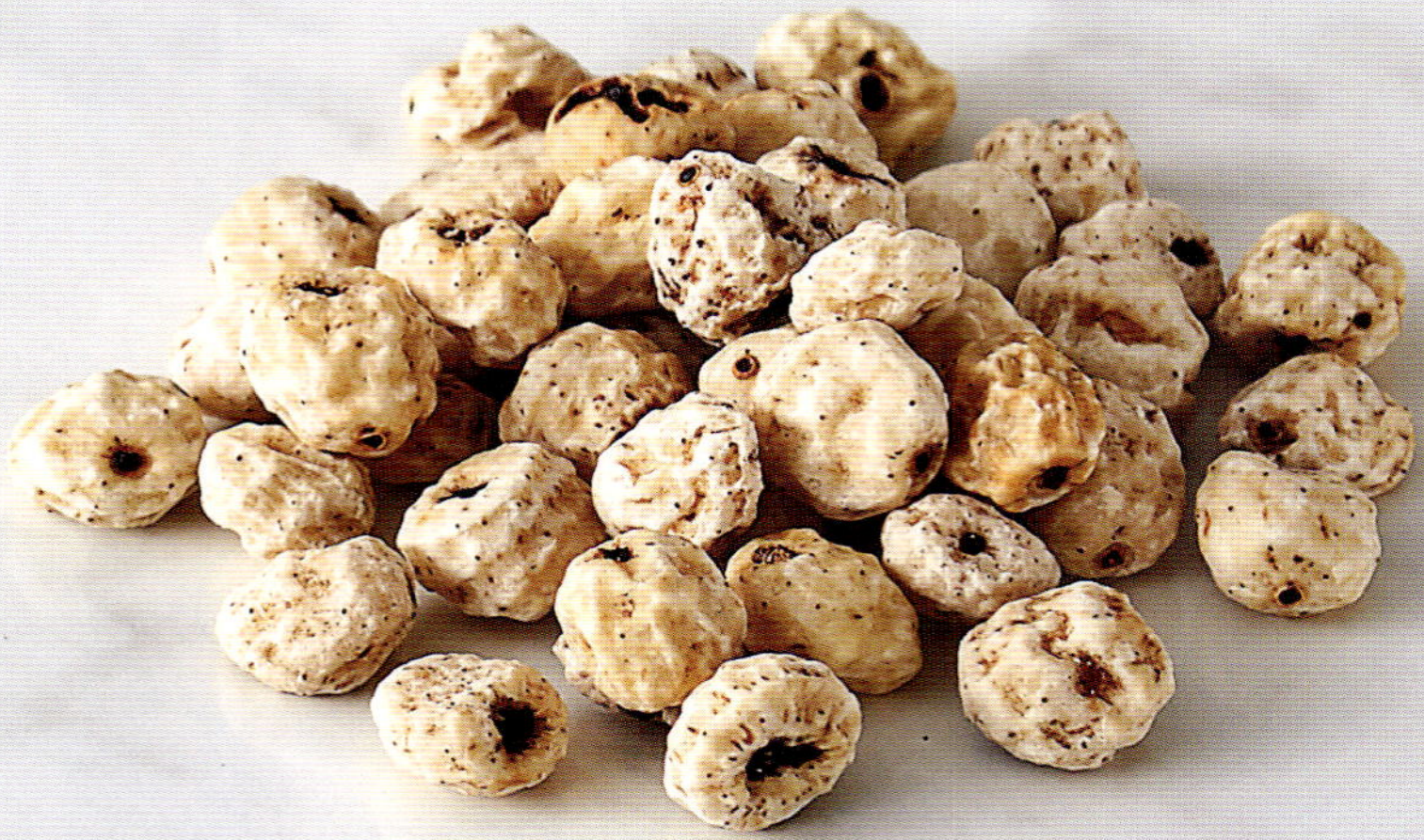

スペインの伝統的な健康栄養食

タイガーナッツは、チュファという植物（カヤツリグサともいう）の塊茎《かいけい》で、野菜の一種です。塊茎とは、植物の土に埋まった地下茎の一部が肥大し、栄養分を蓄えてかたまりになったものです。

北アフリカや地中海沿岸で古くから栽培され、特にスペインではポピュラーな健康食品として親しまれてきました。スペインでは、タイガーナッツを搾った汁に、水と砂糖もしくははちみつを加えた「オルチャータ」という飲み物がよく飲まれています。オルチャータは、アーモンドミルクと同じように、植物性のミルクとして牛乳の代わりにも使われています。

スーパーフードとして出回っ

皮つきのタイプと皮むきのタイプがあり、写真は皮むきのタイプ。皮つきのものはもう少し色が濃い。

ているものは、乾燥させたドライタイプ。食べると甘みがあり、繊維質で歯ごたえがあります。食物繊維が豊富で満腹感を得られ、ダイエットをサポートします。おやつとしてそのまま、毎日食べるのがおすすめです。

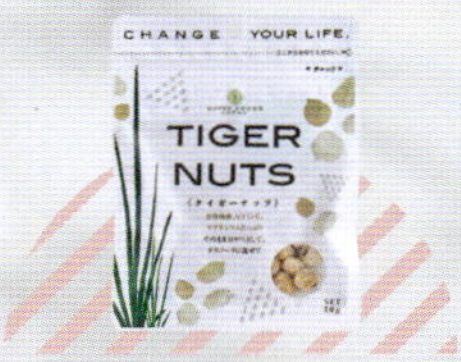

参考商品

タイガーナッツ
30g／500円（税抜）
（株式会社波里）

基本DATA

別名
チュファ、アースアーモンド

原産地
スペイン

主な産地
ヨーロッパ〜北アフリカ

食用部分
塊茎（地下茎）

主な形状
ドライ

おすすめの料理 タイガーナッツごはん

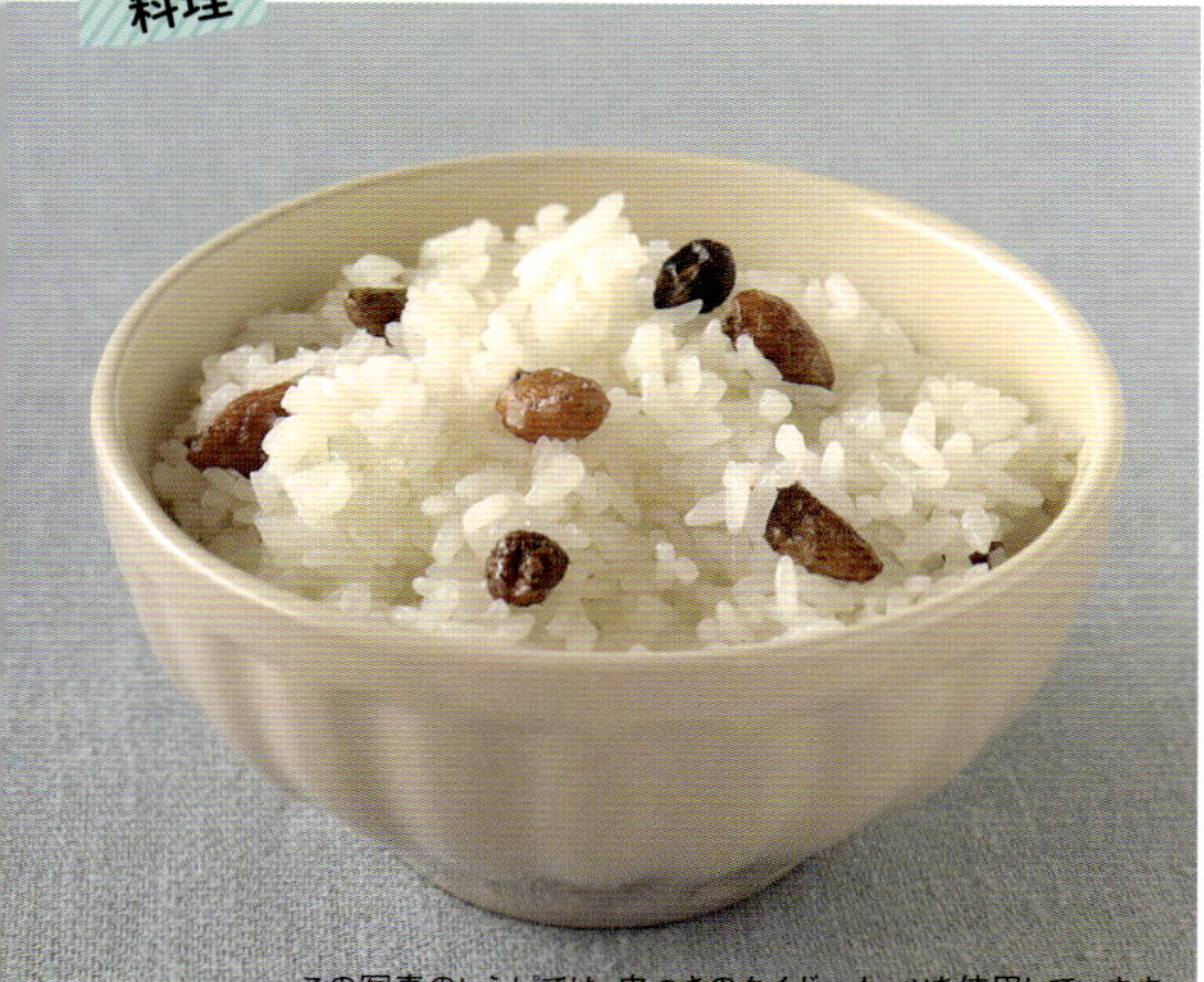
この写真のレシピでは、皮つきのタイガーナッツを使用しています。

とり方のポイント

お米と一緒にとぎ、30分浸水させてから通常通り炊くと、とうもろこしごはんのようになる。粗く砕いてサラダに入れたり、ひと晩浸水させたものをミキサーにかけて自家製のオルチャータにするのもおすすめ。

味・風味　ほんのりと甘味がある。食感は硬めの繊維質で歯ごたえがある。

調理法　そのまま食べるほか、皮つきのものは浸水させてから調理する。

保存法　直射日光と高温多湿を避け、常温で保存する。

成分＆健康効果　食物繊維で食べ過ぎ防止。ミネラルが代謝を助ける

固い食物繊維の食感が、満腹感を与える。間食として食べれば、食事の食べ過ぎを防ぐことができる。便秘を解消する働きも。また、代謝を促進するマグネシウムが豊富に含まれるため、やせやすい体になる。ビタミンEがたっぷり含まれ、アンチエイジングにも効果的。

- 食物繊維
- ビタミンE
- カリウム
- マグネシウム

ダイエット　アンチエイジング　便秘解消

白米より豊富な食物繊維とミネラルで、燃えやすい体に

穀物

キヌア

QUINOA

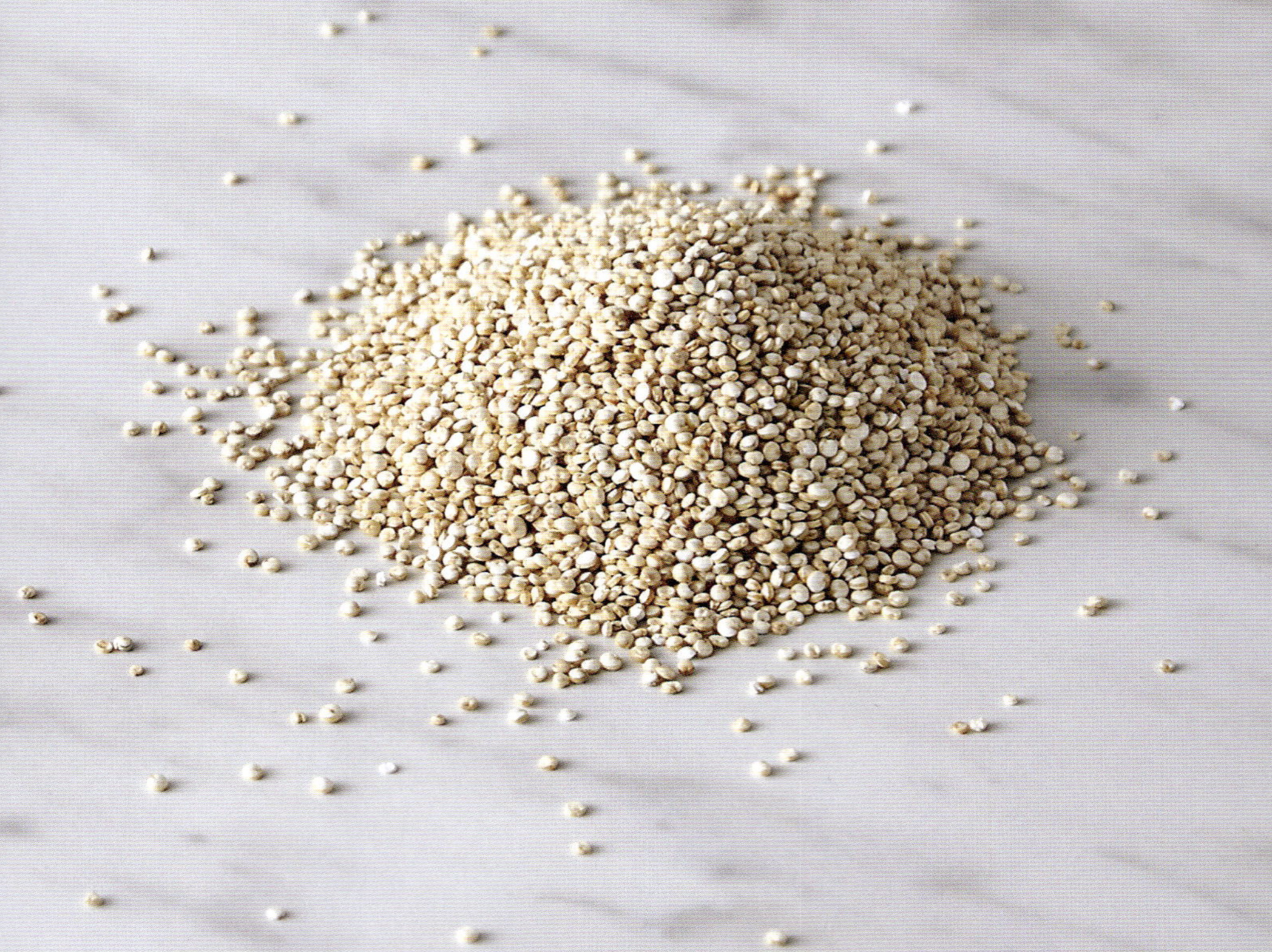

NASAも注目する、南米の〝母なる穀物〟

キヌアは、南米のペルーを中心としたアンデス山脈で数千年前から栽培されています。寒暖差の激しいアンデス山脈に適応し、海抜0mから標高4000mまでさまざまな場所で育ちます。種子は、サポニンという苦味の成分で覆われていて、抗酸化作用や抗菌作用、血行改善などの効果が期待できます。

この種子を、米や麦と同じように穀物として食べます。紀元前から食用・栽培されてきたともいわれています。13世紀～16世紀頃、南米のインカ帝国では「穀物の母」と呼ばれ、神聖な作物として認識されていました。

白米の約2倍のたんぱく質、約26倍のビタミンE、約9倍のカルシウム、約8倍のマグネシ

キヌアには主に白、赤、黒の3種類がある。写真はもっともポピュラーな白いタイプ。

おすすめの料理　キヌアのカラフルサラダ

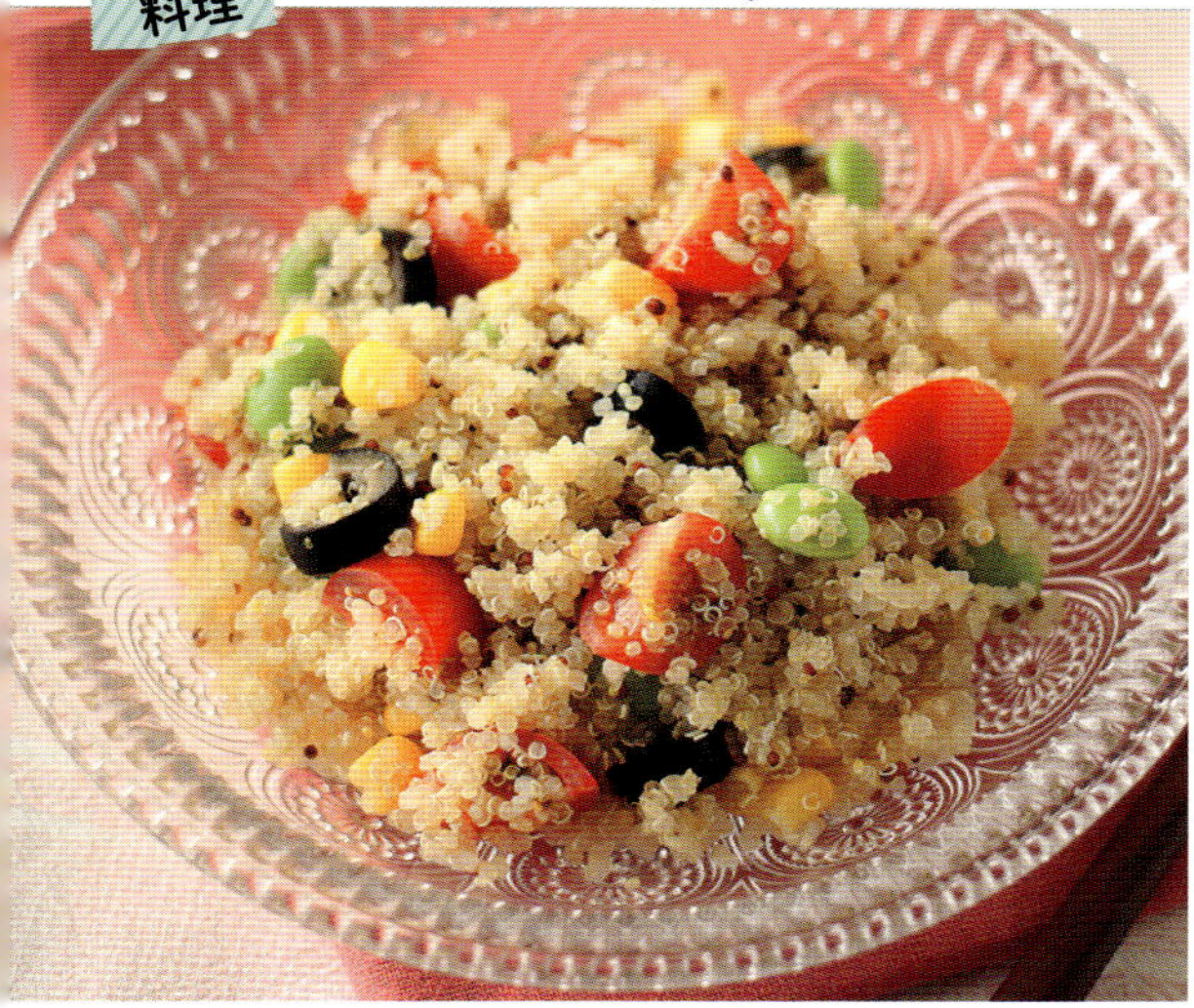

とり方のポイント

料理の材料として使うときは、たっぷりのお湯にキヌアを入れて10～15分間ゆでる。ゆで上がったら水を切り、サラダなどにまぜる。お米と一緒に炊くときは、白米1合にキヌア大さじ1～3と、同量の水を加えて炊く。

味・風味	穀物らしい香ばしいコクと、ほんの少し苦味がある。
調理法	ゆでてサラダやスープに加える。お米と一緒に炊いて食べる。
保存法	直射日光と湿気を避け、常温で保存する。

成分＆健康効果　マグネシウムとビタミンB群で代謝を促す

不足しがちなミネラルのマグネシウムやビタミンB群が含まれる。代謝を助けるため、食べたものが効率よくエネルギーに変わり、やせやすい体になる。ビタミンEが豊富で抗酸化作用も。女性ホルモンと似た働きをもつサポニンが、更年期障害の症状なども改善する。

- 食物繊維
- マグネシウム
- ビタミンB群
- ビタミンE
- サポニン

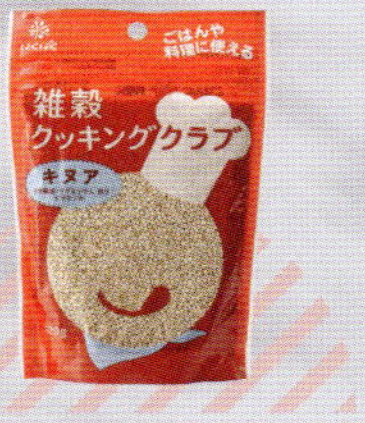

参考商品

雑穀クッキングクラブ キヌア
120g／430円（税抜）
（株式会社はくばく）

基本DATA

原産地
ペルー、ボリビア

主な産地
ペルー、ボリビア

食用部分
種子

主な形状
穀物

ウム、約12倍の食物繊維が含まれています。

1990年代になり、NASA（アメリカ航空宇宙局）がキヌアの栄養価の高さに着目し「21世紀の主食」として高く評価しています。

ダイエット　アンチエイジング　便秘解消

食物繊維とミネラル豊富で体の代謝機能を高める

穀物

フリーカ

FREEKEH

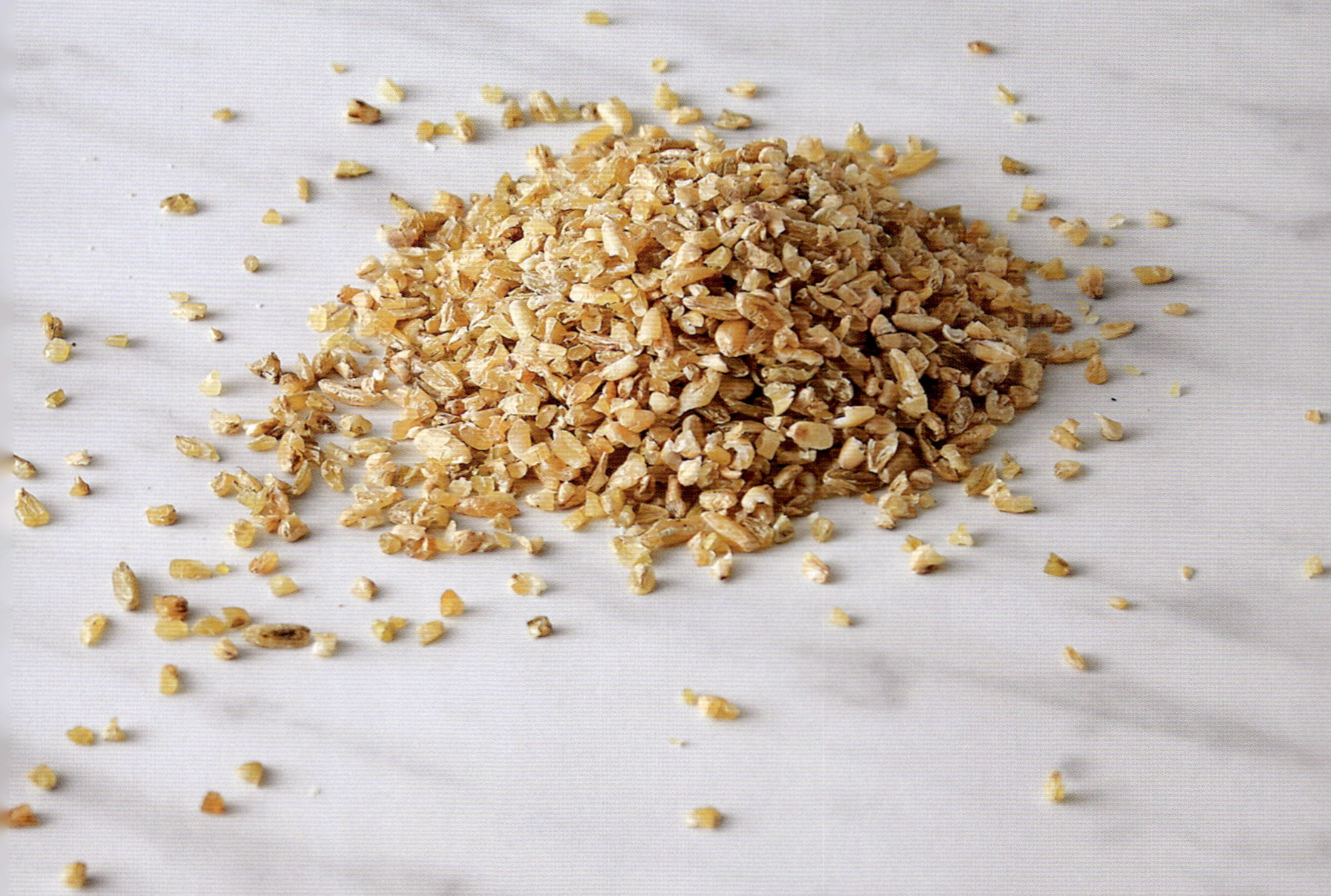

中東や地中海で生まれた青い小麦のロースト

フリーカは、収穫期を迎える前の緑色で水分の多い小麦をローストし、ひきわりにしたものです。

地中海の東部から中東にかけて古くから伝わり、鍋でスープとともに煮て、リゾットのようにして食べるのが一般的です。パレスチナでは、赤ちゃんの離乳食としても食べられます。

ローストすることによってコクが出て、出汁のような風味も感じられます。

食物繊維が白米の21倍と豊富で、腸内をきれいにする働きがあります。

また、カルシウムやマグネシウムなどのミネラルが含まれるため、体の正常な機能を保つことに役立ちます。

フリーカのチリコンカン風スープ

おすすめの料理

レシピはP102

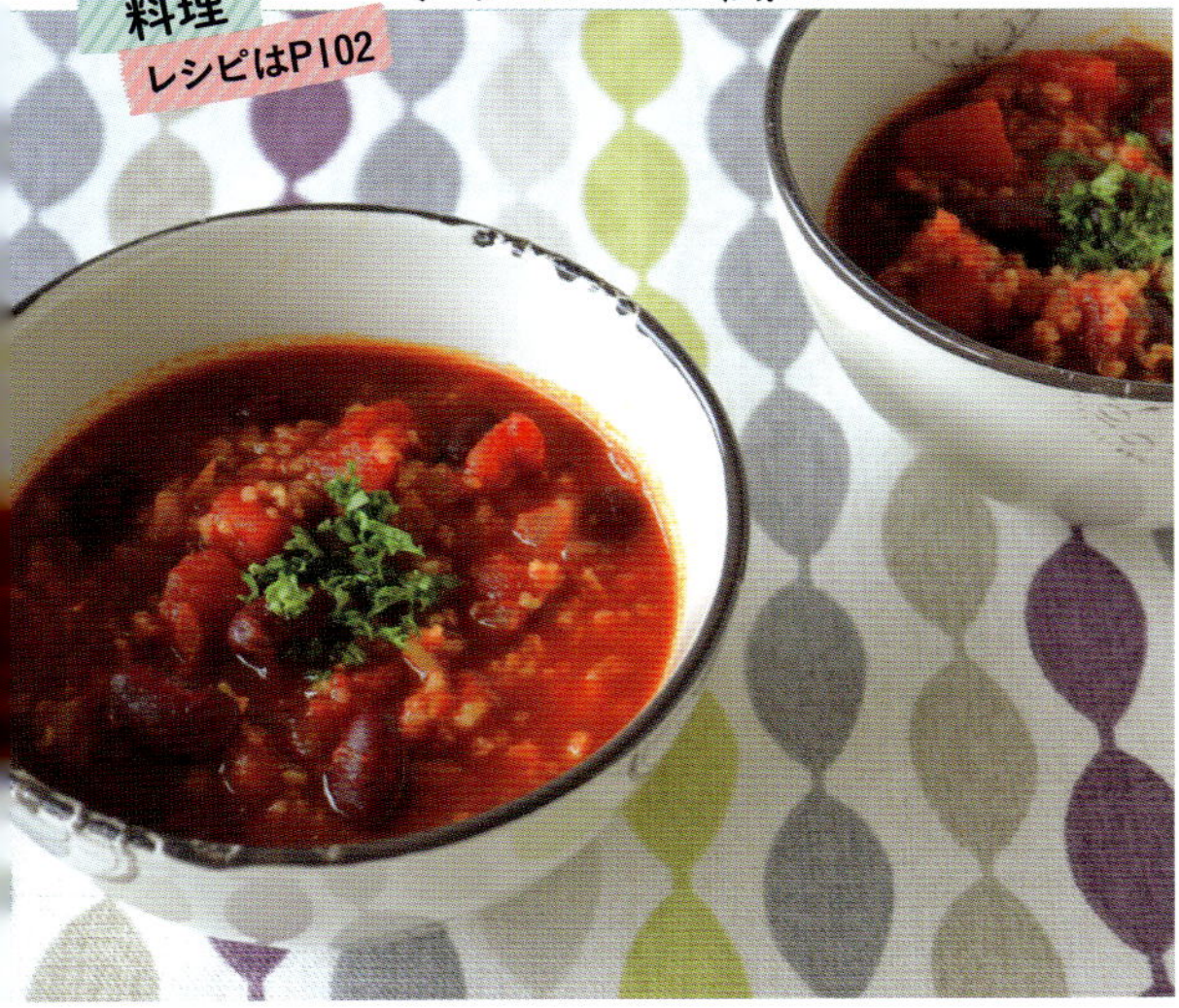

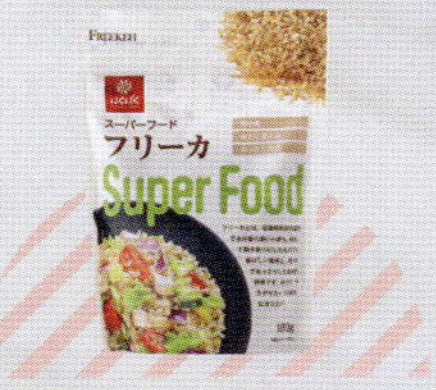

参考商品

スーパーフード　フリーカ
180g／1,000円（税抜）
（株式会社はくばく）

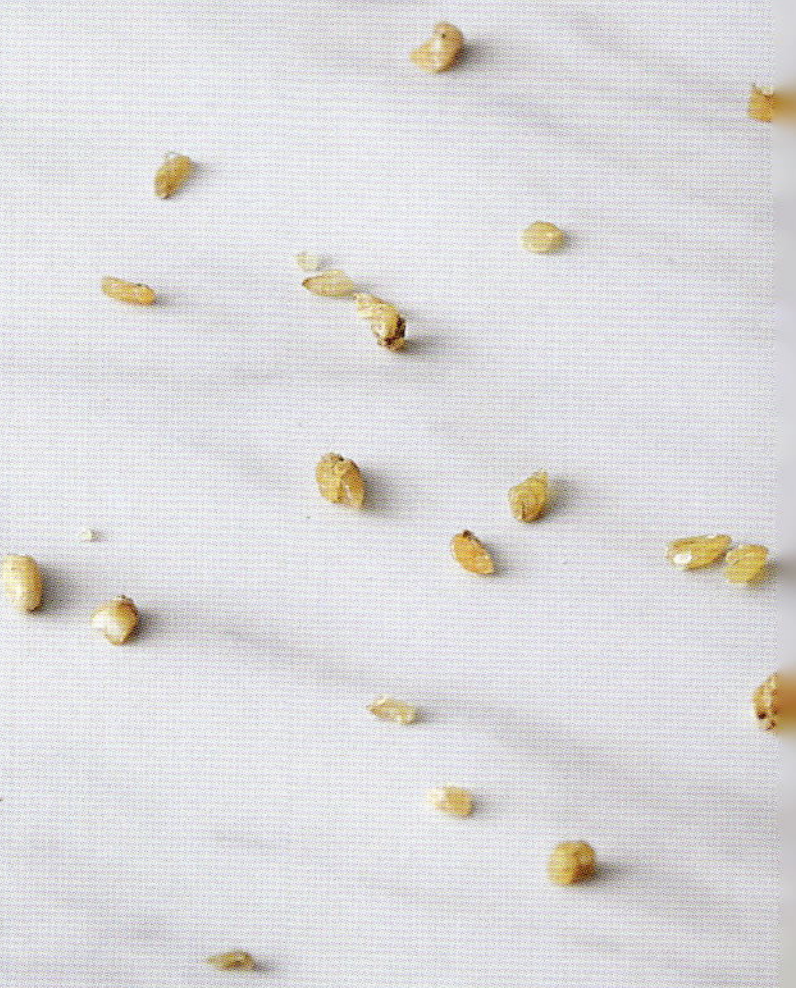

とり方のポイント

お湯にフリーカを入れ、10～15分間ゆでる。水を切り、味付けしたりスープに入れたりする。ゆでると2.5倍ほどに増量。お米と一緒に炊くときは、白米1合に対してフリーカ大さじ1～3と同量の水を加えて炊く。

味・風味	香ばしい風味と軽やかな食感。後味はあっさりしている。
調理法	下ゆでして料理の具材に。またはお米と一緒に炊く。
保存法	直射日光、湿気を避けて常温で保存する。

成分＆健康効果

ビタミンB_1とマグネシウムがエネルギーを効率よく消費

便秘解消を促す食物繊維が豊富に含まれ、ダイエットを助ける。また、代謝を助ける働きがあるマグネシウムとビタミンB_1が含まれるため、エネルギー消費アップ。ダイエットのほか、新陳代謝も活発にするので、アンチエイジングや美肌効果も期待できる。

- 食物繊維
- ビタミンB_1
- マグネシウム
- カルシウム
- カリウム

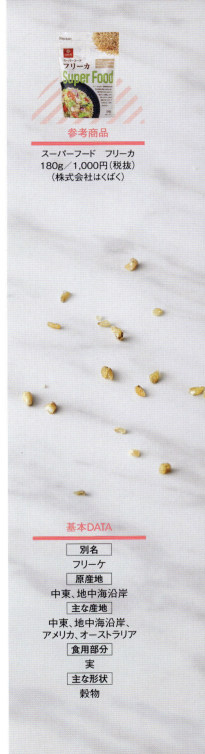

基本DATA

別名
フリーケ

原産地
中東、地中海沿岸

主な産地
中東、地中海沿岸、アメリカ、オーストラリア

食用部分
実

主な形状
穀物

ダイエット　アンチエイジング　便秘解消

グルテンフリーでミネラル豊富。代謝を上げてやせ体質に

穀物

ホワイトソルガム

WHITE SORGHUM

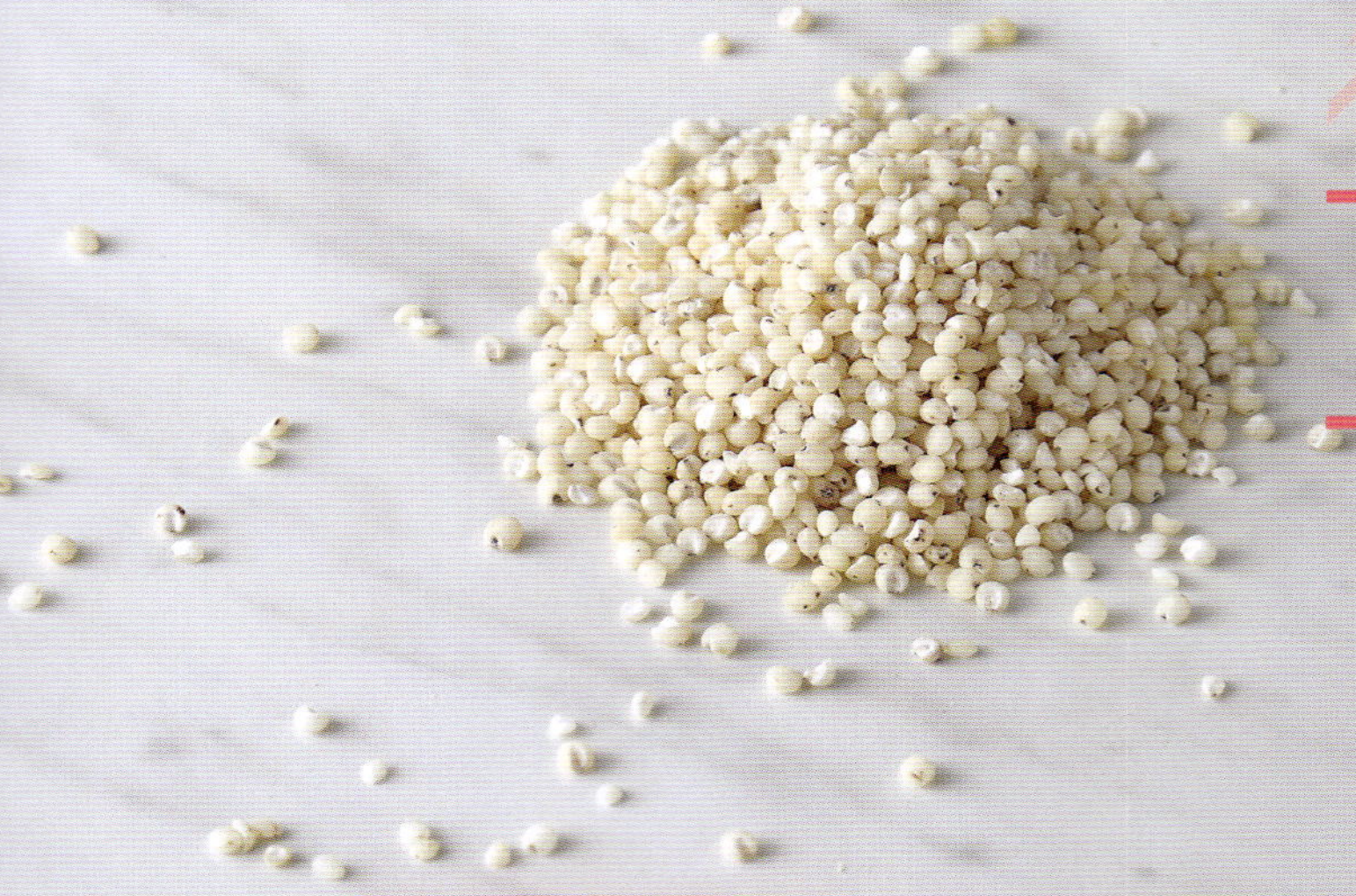

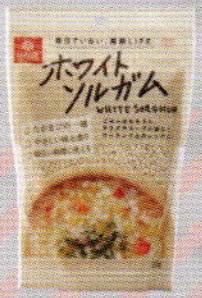

参考商品

ホワイトソルガム
300g／500円（税抜）
（株式会社はくばく）

基本DATA

原産地
熱帯アフリカ
（原種のソルガム）

主な産地
オーストラリアなど

食用部分
実

主な形状
穀物

とり方のポイント

20～25分間下ゆでする。リゾット、グラタン、ピラフなどにするのがおすすめ。または白米1合にホワイトソルガムを大さじ1～3と同量の水を加えて炊く。

味・風味　くせのない味。ゆでるとじゃがいものような食感になる。

調理法　ゆでて料理の具材にする。またはお米と一緒に炊く。

保存法　直射日光、湿気を避けて常温で保存する。

アメリカで品種改良された、たかきびの一種

イネ科のたかきびがアメリカで品種改良されて生まれたものが、ホワイトソルガムです。

褐色をした渋みの成分であるタンニンが含まれないため、真っ白な色をしていて、味にはえぐみがありません。

アメリカでは、グルテンフリーの食材として人気です。

成分＆健康効果

最大の特徴はグルテンフリー

小麦に含まれアレルギーの一因になるたんぱく質「グルテン」を含まないグルテンフリーの食材。

小麦の代用食材として、アレルギーの心配なく使える。マグネシウムや食物繊維も豊富で、体の調子を整え、やせやすい体になる。

マグネシウム　食物繊維

ダイエット　デトックス　美肌

90種類の栄養素が含まれ、300もの病気を予防するといわれる

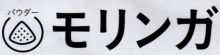

パウダー

モリンガ

MORINGA

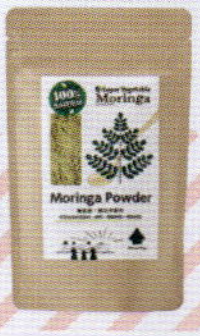

参考商品

モリンガパウダー
100g／2,930円（税込）
（暮らしっく村株式会社）

基本DATA

原産地
北インド

主な産地
インド、フィリピン、アフリカ

食用部分
葉、鞘、花、種子

主な形状
パウダー

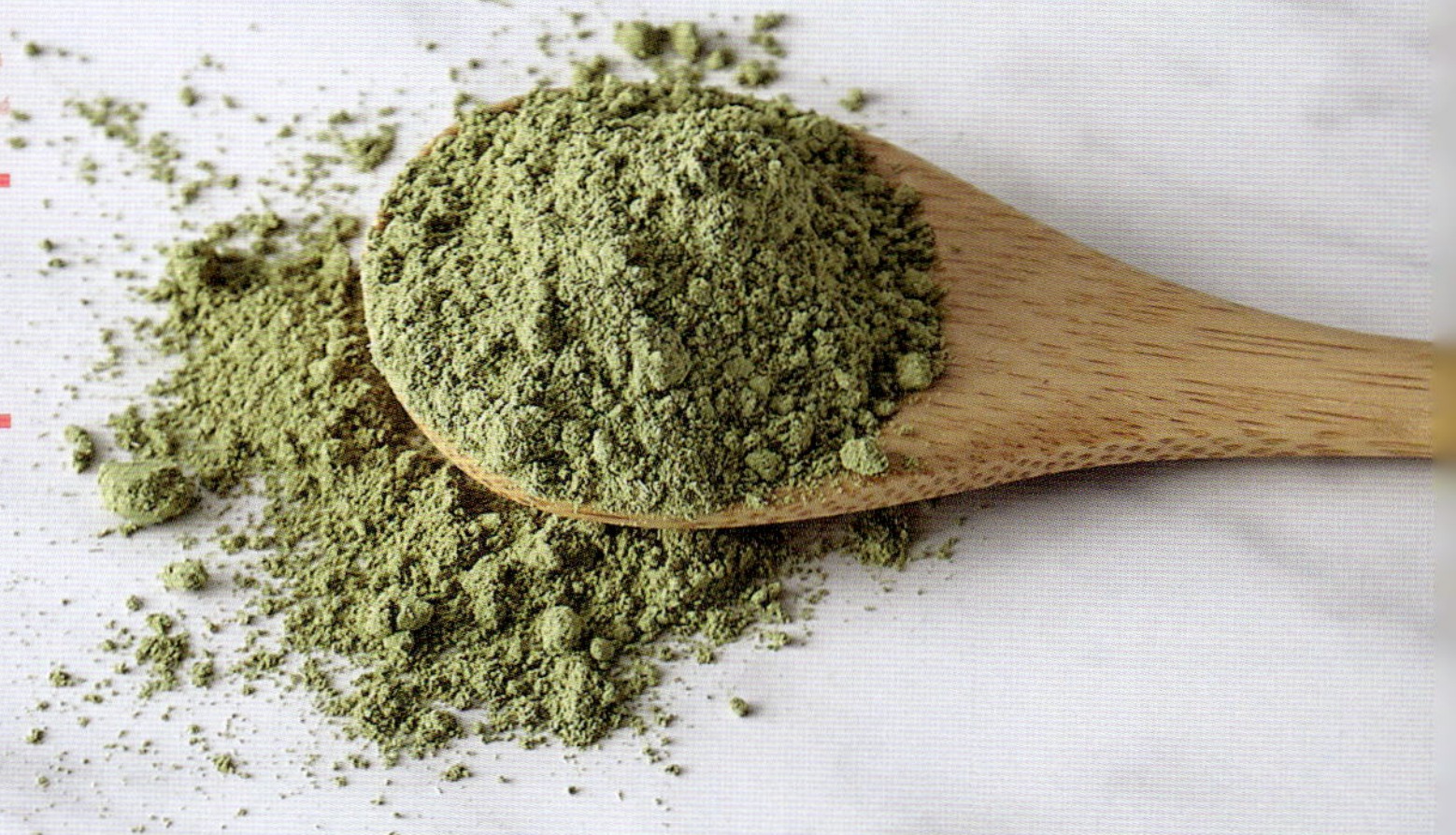

とり方のポイント

好みのドリンクに入れて飲む。抹茶のような風味なので、和風のスイーツにしても美味しい。みそやしょうゆとも合う。

味・風味　抹茶のような濃い緑の味。旨みがある。

調理法　栄養素の効果を守るため、70℃以上の加熱は避ける。

保存法　直射日光と高温多湿を避け、常温で保存する。

インドで珍重された〝奇跡の木〟

北インド原産の樹木。葉はパウダーに、花はお茶に、種子はオイルなど、さまざまな用途に使われる木です。

ビタミン、ミネラル、アミノ酸、GABA、β-カロテン、ポリフェノールなど数多くの種類の栄養素が含まれるため、「奇跡の木」「命の木」といわれます。

成分＆健康効果

約35％がたんぱく質。亜鉛、鉄分なども豊富

約35％がたんぱく質。必須アミノ酸と非必須アミノ酸を種類豊富に含み、代謝機能をアップする。カリウムや亜鉛、鉄などのミネラルも補うことができ、内臓の機能や肌の新陳代謝を正常に保つ。

たんぱく質　必須アミノ酸　カリウム　カルシウム　亜鉛　鉄　GABA

いつまでも
キレイでいたい!

美肌&アンチエイジングに効くワケ

抗酸化物質で細胞の老化を防ぎ、若々しい肌&体を保つ

美肌やアンチエイジングのためには、肌の細胞を酸化の害から防ぐことが必要です。抗酸化効果のあるビタミンや、抗酸化物質を豊富に含むスーパーフードをとりましょう。

肌の老化の原因は……

活性酸素がしみやしわを招く

皮膚の細胞で活性酸素が発生すると、どんどん細胞が傷つけられて肌の弾力が失われる。肌がたるみ、しわができる。また、細胞の本来の活発な働きが失われるため、新陳代謝が正常に行われなくなり、しみができる。

しみのもとになるメラニンが生成される

紫外線を浴びると、皮膚の奥にあるメラノサイトで、紫外線から皮膚を守るためのメラニン色素がつくられる。皮膚の表皮細胞に入り込んだメラニン色素が、紫外線を吸収して表皮に沈着するとしみができる。

血行不良で新陳代謝が落ちる

肌の血流が悪くなると、酸素や栄養分が肌細胞に届かなかったり、細胞から出た不要物が排出されなくなったりする。新陳代謝が正常に行われなくなり、肌のくすみやしみの原因になる。

こんなスーパーフードが効く

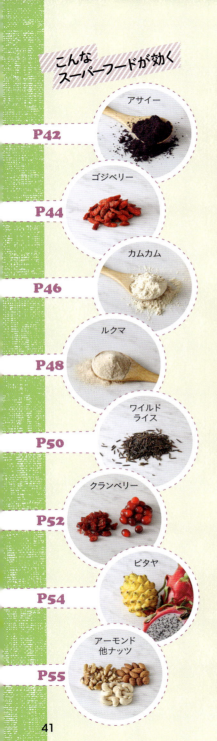

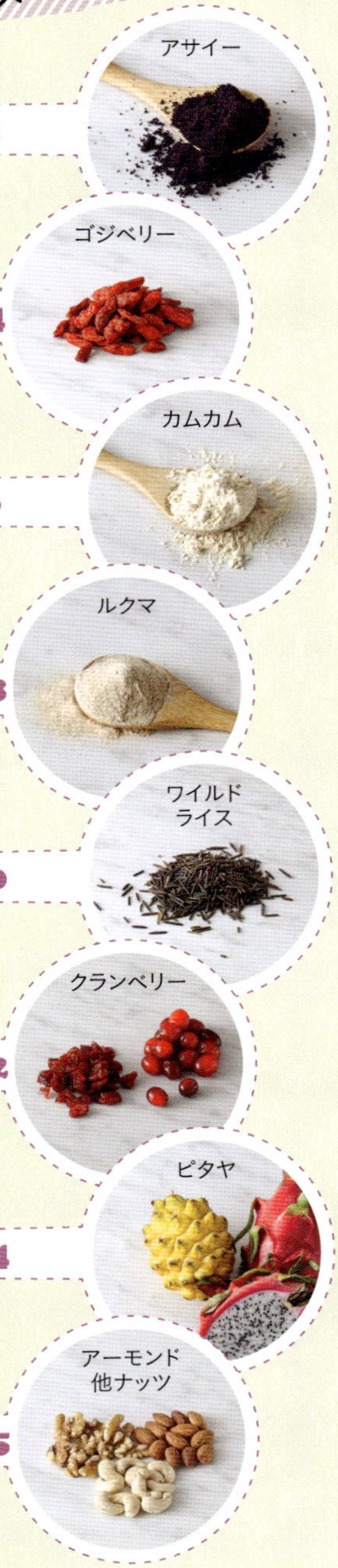
アサイー
ゴジベリー
カムカム
ルクマ
ワイルドライス
クランベリー
ピタヤ
アーモンド他ナッツ

P42
P44
P46
P48
P50
P52
P54
P55

この栄養素で解決！

抗酸化物質で肌細胞を若く保つ

活性酸素は老化やがん、生活習慣病などの原因となる。細胞内で発生した活性酸素は、抗酸化物質によって分解・除去される。細胞の老化を防ぎ、肌のハリや弾力が保たれる。細胞の正常な働きも失われないので、新陳代謝が活発に行われ、紫外線や活性酸素のダメージを受けた細胞が新しく生まれかわり、しみやしわを防ぐ。

ビタミンCでしみを防いで美白に

ビタミンCには、メラニン色素の生成を抑える働きがある。コラーゲンの生成を促進する作用もあり、肌の弾力を保つ。抗酸化作用もあるので、肌の細胞の老化も防ぎ､肌にとっていいことずくめ。加熱に弱く、水に溶けやすい性質があるため、栄養素を壊さず、逃さない工夫をしてとる。

ビタミンEで新陳代謝アップ

新陳代謝を上げるには、血流をよくする必要がある。ビタミンEは、血行を促進する働きがある。毛細血管を拡張させ、末梢部分の血流を促し、新陳代謝を活発にする。肌の血色がよくなり、透明感がよみがえる。また、ビタミンEには強い抗酸化作用があるので、しみ、しわ、たるみなどの予防にも効果的。

美肌　アンチエイジング　貧血予防

ポリフェノールと鉄が豊富で女性の健康と若さの味方

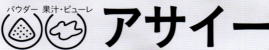

パウダー　果汁・ピューレ

アサイー

AÇAÍ

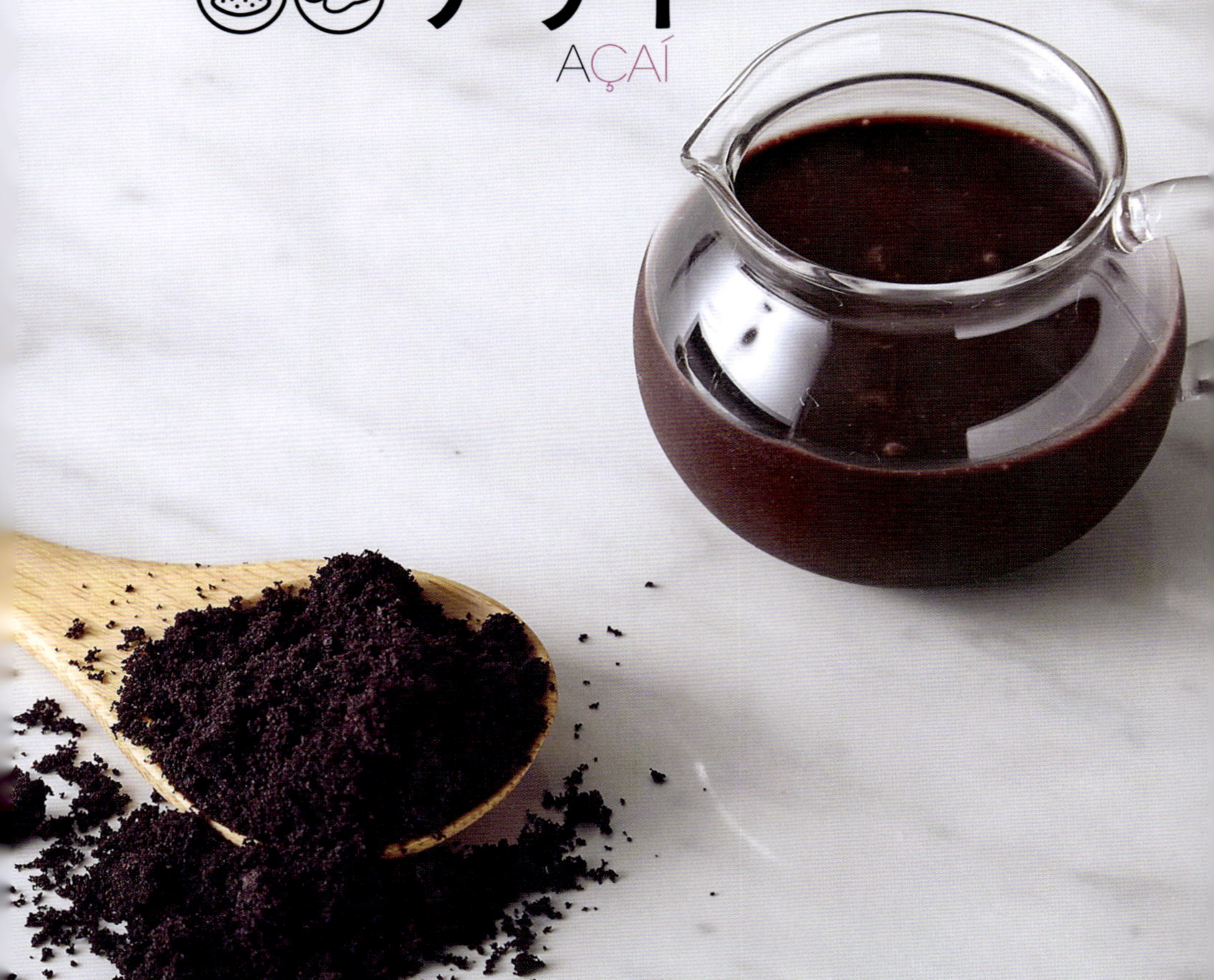

アマゾンの先住民に愛された貴重な果物

アサイーは、ブラジル原産のヤシ科の植物。15世紀の大航海時代から、南米アマゾン側流域の先住民に食べられてきました。

木になる直径1㎝ほどの黒っぽい実を食べます。この実の深いむらさき色の色素が、アサイーに豊富に含まれるポリフェノールです。南米の地に降り注ぐ強い太陽の光から身を守るために、抗酸化物質のポリフェノールがたくわえられるといわれています。

アサイーは水分が少ない果実で、大豆から豆乳を搾り出すように、水を加えてふやかし

おすすめの料理

アサイーとヨーグルトのキューブアイス

レシピはP106

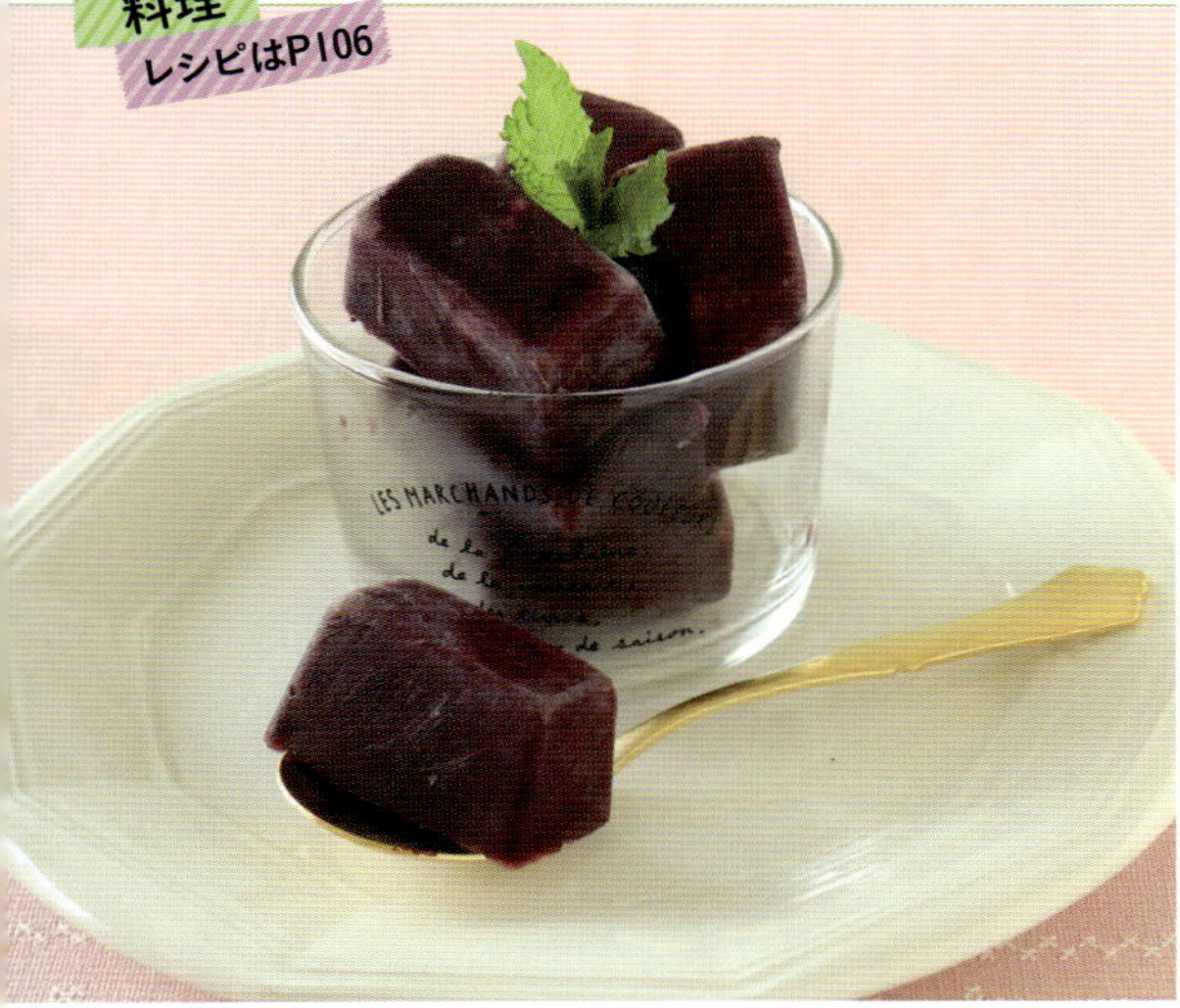

とり方のポイント

長時間高温の加熱は避ける。くせのない味なので、ヨーグルトなどと混ぜて食べたり、凍らせてアイスにしても。そのほか、定番のアサイーボウルやスムージーなどに入れると、鮮やかな色になり、見た目にも楽しい。

味・風味	甘みや酸味はほとんどなく、あっさりした味。
調理法	加熱し過ぎると栄養素が壊れやすい。できるだけ生でとる。
保存法	冷凍パルプは冷凍庫で。 パウダーは高温多湿を避けて冷暗所で。

成分＆健康効果

ポリフェノールとビタミンEの抗酸化作用で美肌をつくる

むらさき色の色素の抗酸化物質であるポリフェノールのアントシアニンが豊富。抗酸化作用が強いため、肌の細胞を若く保ち、美肌につながる。女性に不足しがちな鉄も豊富に含まれ、血液を濃く健康に保つため、新陳代謝を活性化させる。抗酸化作用が強いビタミンEも含まれる。

- アントシアニン
- 鉄
- ビタミンE
- 食物繊維
- オレイン酸

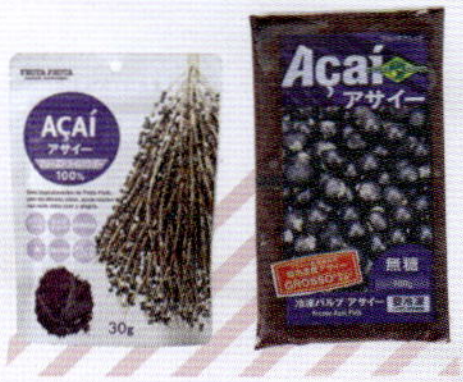

参考商品

(左)アサイー フリーズドライパウダー
30g／1,458円(税込)
(右)冷凍パルプ アサイー
100g×4／853円(税込)
(株式会社フルッタフルッタ)

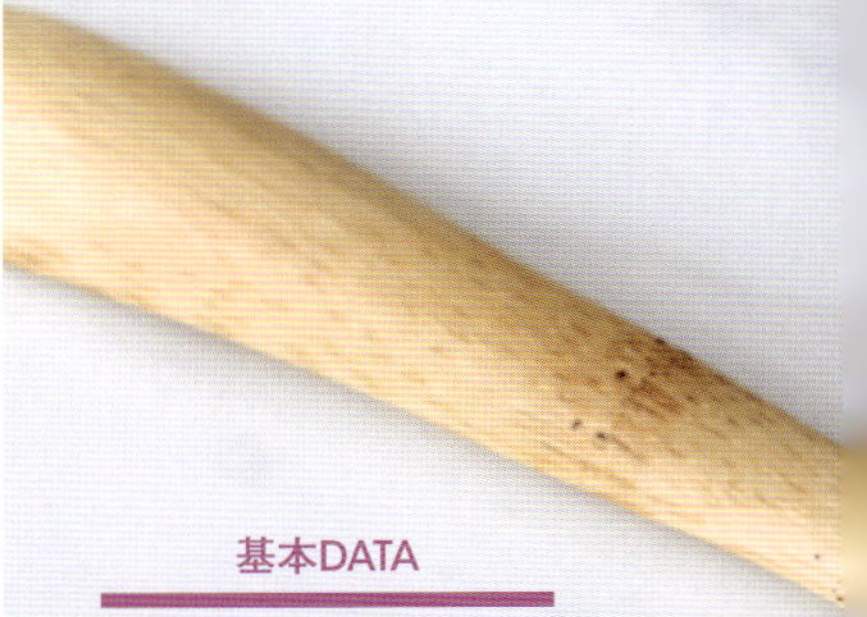

基本DATA

原産地
ブラジル

主な産地
ブラジル

食用部分
果皮、果肉

主な形状
ピューレ、パウダー

てから加工されます。半液体状に加工されたピューレには水分が含まれるため、ブラジルの農務省ではピューレの濃さを規格化しています。最高規格は「グロッソ」と呼ばれます。濃度の高いものを選びましょう。

美肌・美白　目の健康　免疫機能アップ

ビタミンEとβ-カロテンの抗酸化作用が美肌に導く

ドライ

ゴジベリー

GOJI BERRY

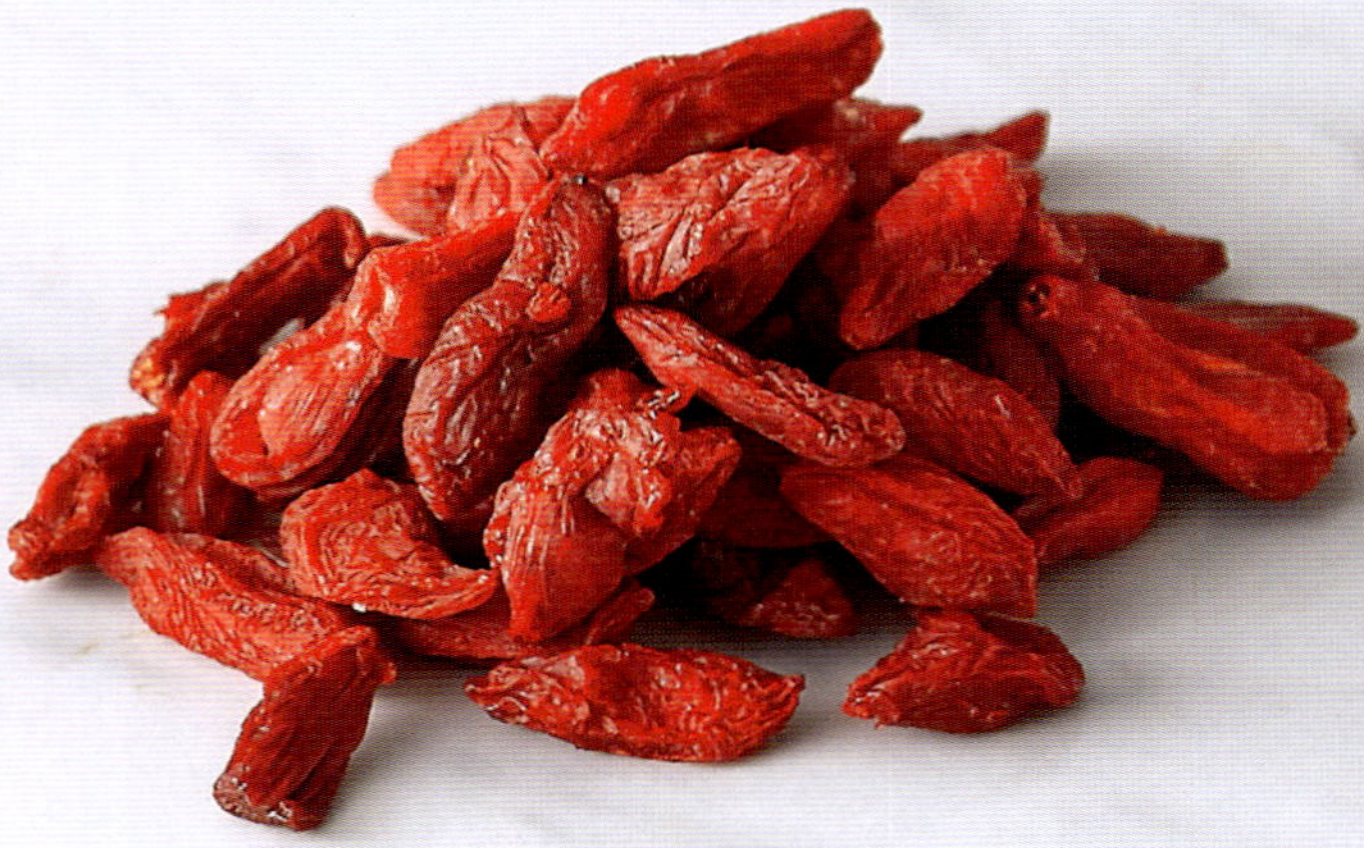

漢方では〝仙人の杖〟と呼ばれた不老の妙薬

ゴジベリーは、日本ではクコの実と呼ばれ、杏仁豆腐やサムゲタンのトッピングとして知られています。

中国では5000年前から食べられてきたといわれ、かつては皇帝や貴族しか食べられない貴重な食べ物でした。その後、漢方・薬膳の食材として広まりました。漢方では〝仙人の杖〟とも呼ばれ、不老長寿の薬とされています。

中国には「旅に出る夫にクコの実を食べさせるな」ということわざがあります。妻が夫の浮気を心配するほど、クコの実は栄養豊富で、精力を高める効果があったということです。

中国では、クコの実が栽培されている地域はほかの地域に比

写真は、果実をドライフルーツにしたもの。

おすすめの料理

ノンアルコール ゴジベリーモヒート

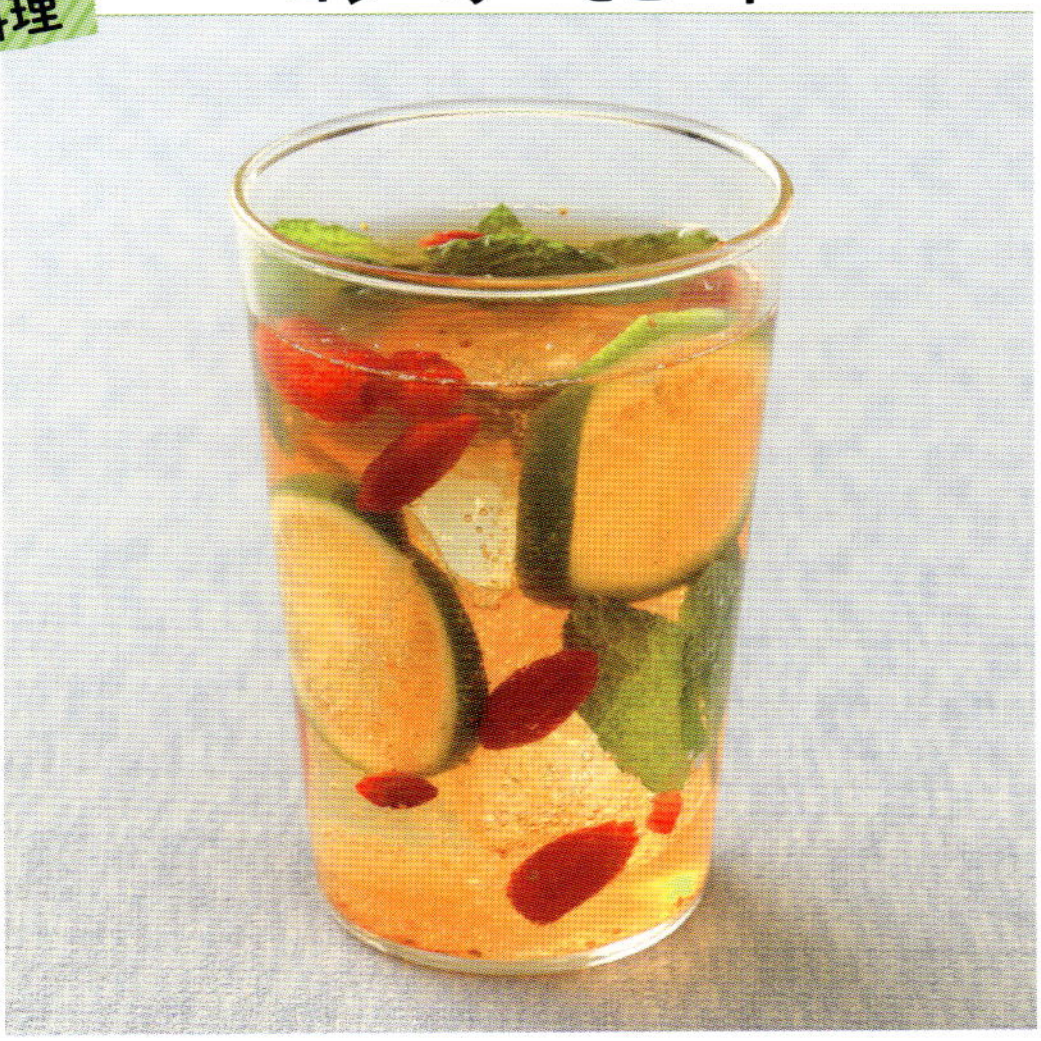

とり方のポイント

そのまま食べるほか、ドリンクやスイーツに入れたり、煮物やスープ、炒め物など料理のトッピングに。ドリンクやスープなら、溶け出した栄養素も飲み干して、余さずとることがおすすめ。

味・風味	やわらかいが少し歯ごたえもある。 味は甘みがある。
調理法	加熱調理も可能。 料理に幅広く使うことができる。
保存法	直射日光、高温多湿を避ける。 冷蔵庫が望ましい。

成分＆健康効果

β-カロテンが肌の新陳代謝を助け、しみを防ぐ

β-カロテンやビタミンEなどの抗酸化物質が含まれ、美肌・美白や病気予防につながる。また、ゼアキサンチンという赤い色素成分が含まれ、目の細胞を修復する働きがある。ビタミンCも豊富に含まれるといわれ、美肌効果のほか、免疫力を上げる効果もある。

- ビタミンA（β-カロテン）
- ビタミンE
- ゼアキサンチン
- アミノ酸

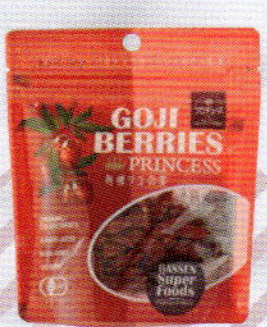

参考商品

GOJIBERRIES
PRINCESS 有機クコの実
45g／698円（税抜）
（株式会社八仙）

基本DATA

別名
クコの実、ウルフベリー

原産地
中国

主な産地
中国

食用部分
果実、葉・茎・根など

主な形状
ドライ

べて100歳以上の人が多く、歳を重ねても活力があり、前向きで活動的だといわれています。数々の伝承だけでなく、実際に栄養豊富だと科学的にわかり、人気のスーパーフードになっています。

果物の中でビタミンCの含有量No.1といわれ、美肌に効果抜群

パウダー　果汁・ピューレ

カムカム

CAMU CAMU

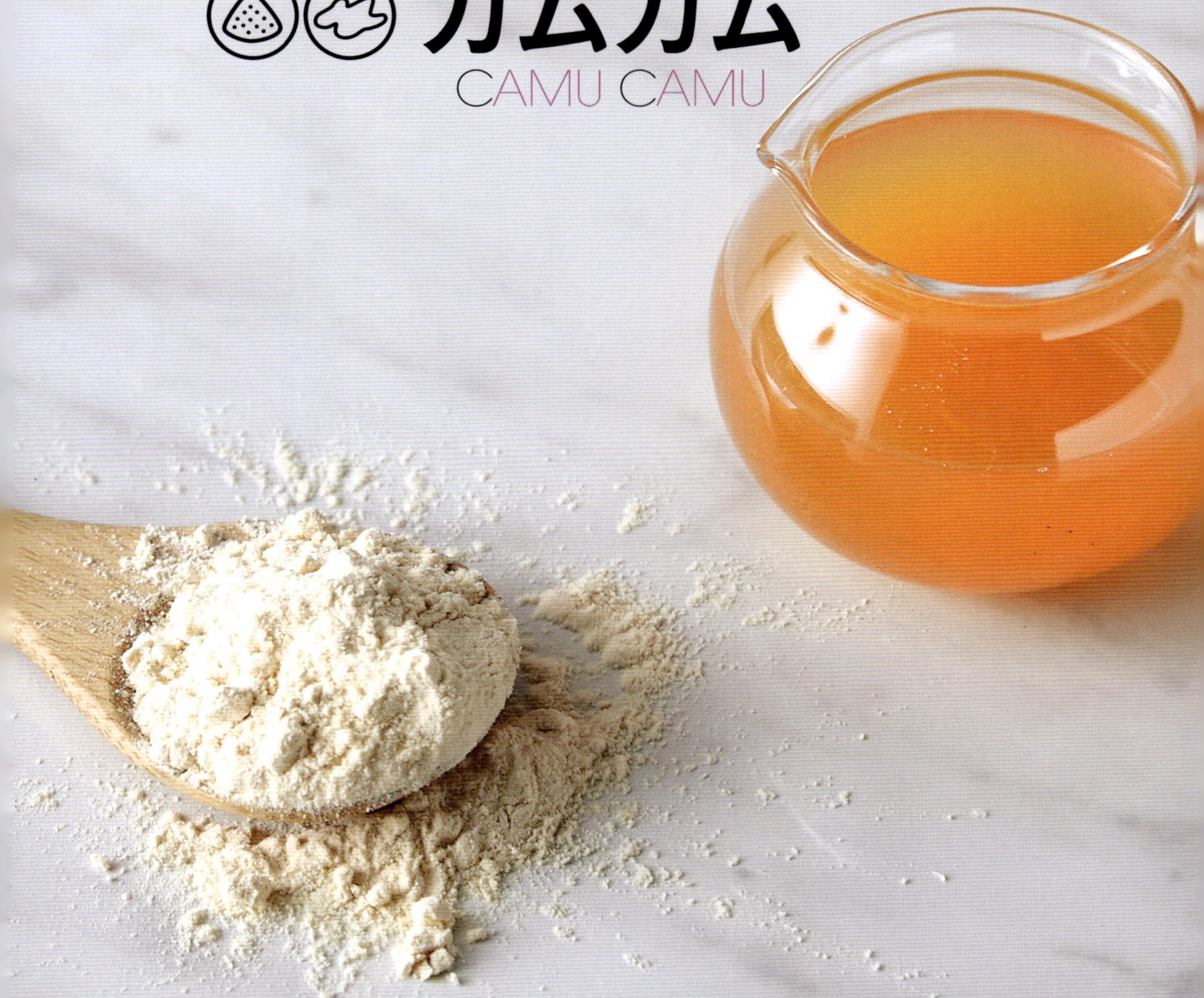

アマゾンの栄養素が凝縮された赤いフルーツ

カムカムは、南米アマゾン川流域の水辺に自生している、フトモモ科の植物です。白い可憐な花を咲かせたあと、小さな赤褐色の実をつけます。

アマゾンの森でつくられる栄養分が、川辺のカムカムの木に吸収されて凝縮され、栄養分が豊富なフルーツが生まれます。

生のカムカムの果肉に含まれる天然のビタミンCはレモンの60倍、アセロラの2倍ともいわれ、現在確認されているフルーツの中ではもっとも多いとされています。また、ポリフェノールも赤ワインの7倍含まれているといわれ、抗酸化作用の高いフルーツです。美肌とアンチエイジングのために、欠かせないスーパーフードです。

おすすめの料理

ミニトマトとセロリのカムカムマリネ

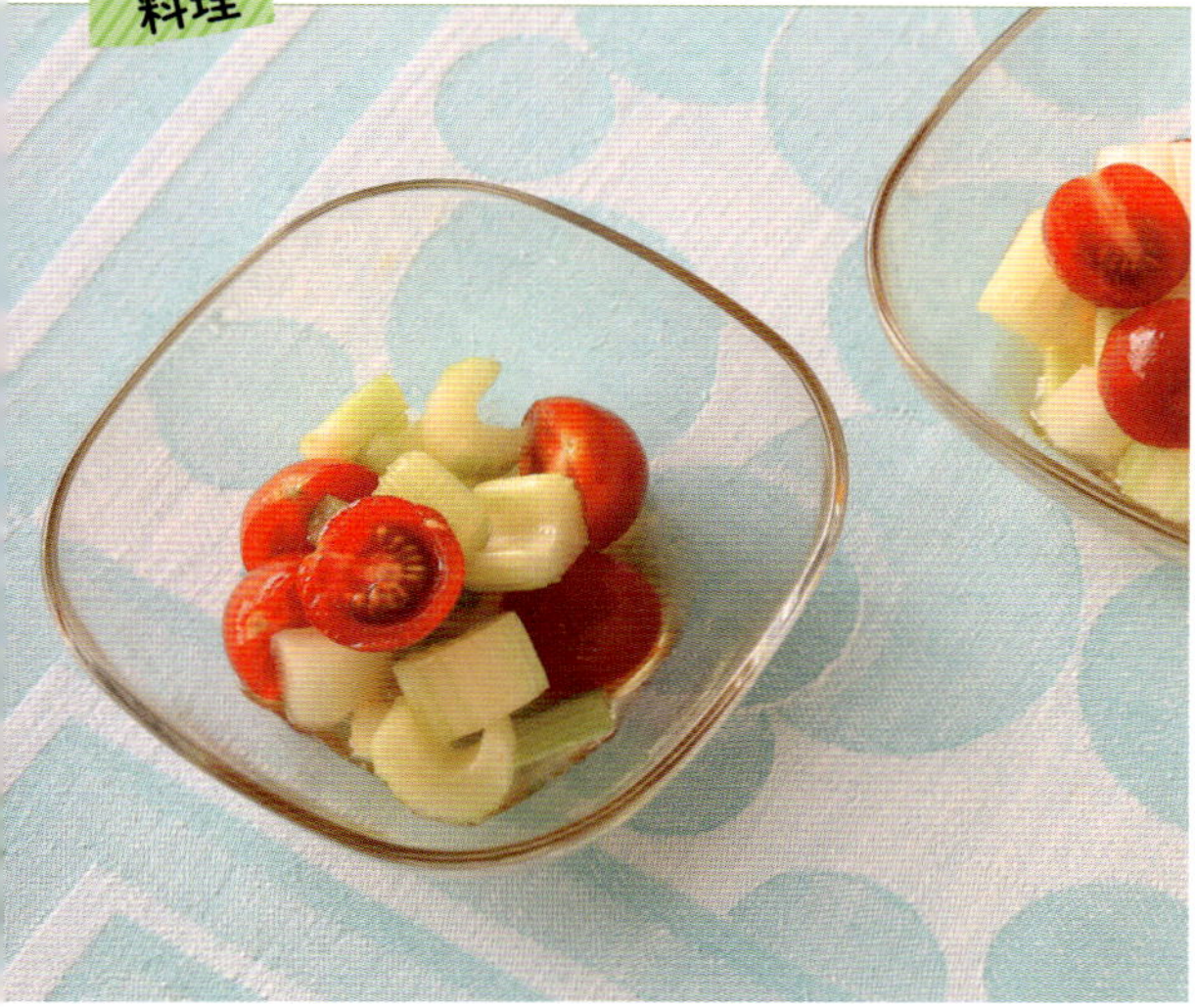

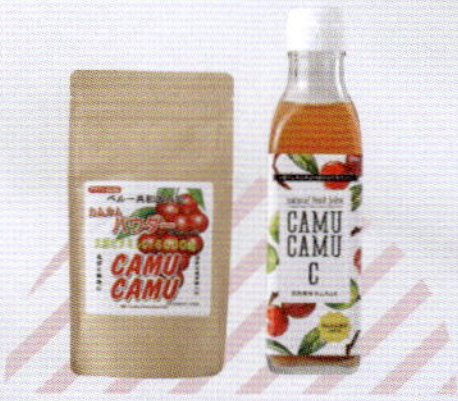

参考商品

(左)カムカムパウダー
100g/2,800円(税抜)
(右)カムカム100%果汁
200g/1,200円(税抜)
(アマゾンカムカム株式会社)

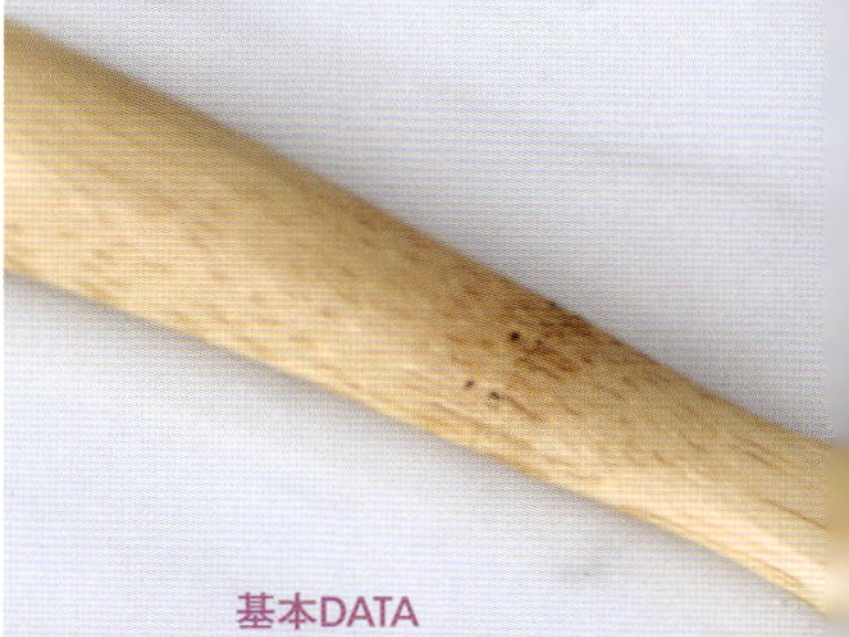

とり方のポイント

酸味があるので、レモンやお酢の代わりに料理に使える。マリネや酢の物にしたり、焼き魚や揚げ物にかけるのもおすすめ。サラダのドレッシングにすれば、抗酸化作用がアップ。市販のジュースとブレンドしても。

味・風味	さわやかな酸味がある。
調理法	ビタミンCは加熱に弱いので、加熱しない料理に使う。
保存法	直射日光、高温多湿を避け、冷暗所で保存する。

基本DATA

原産地
ペルー、ボリビア、ブラジルなど

主な産地
南米アマゾン川流域

食用部分
果実

主な形状
パウダー、果汁・ピューレ

成分&健康効果

ビタミンCとポリフェノールの抗酸化作用で肌細胞を若く保つ

ビタミンC
ポリフェノール

カムカムの最大の特徴は、豊富に含まれるビタミンC。皮膚の細胞の酸化を防ぐ抗酸化作用がある。また、コラーゲンの生成を助ける働きがあるため、肌に弾力としなやかさを与える。メラニン色素の生成を抑え、美白効果も期待できる。また、ストレスに関わる副腎の機能を保つ。

これもおすすめ

アセロラ
Acerola

ビタミンCが豊富なフルーツにはアセロラもあります。鮮度を保つことが難しいため、生の果実は出回りません。ジュースやパウダーでとります。できるだけ100%のものを選びましょう。

美肌　アンチエイジング　生活習慣病予防

抗酸化物質が豊富で美白に。GI値の低いヘルシーな甘味料

パウダー

ルクマ

LUCUMA

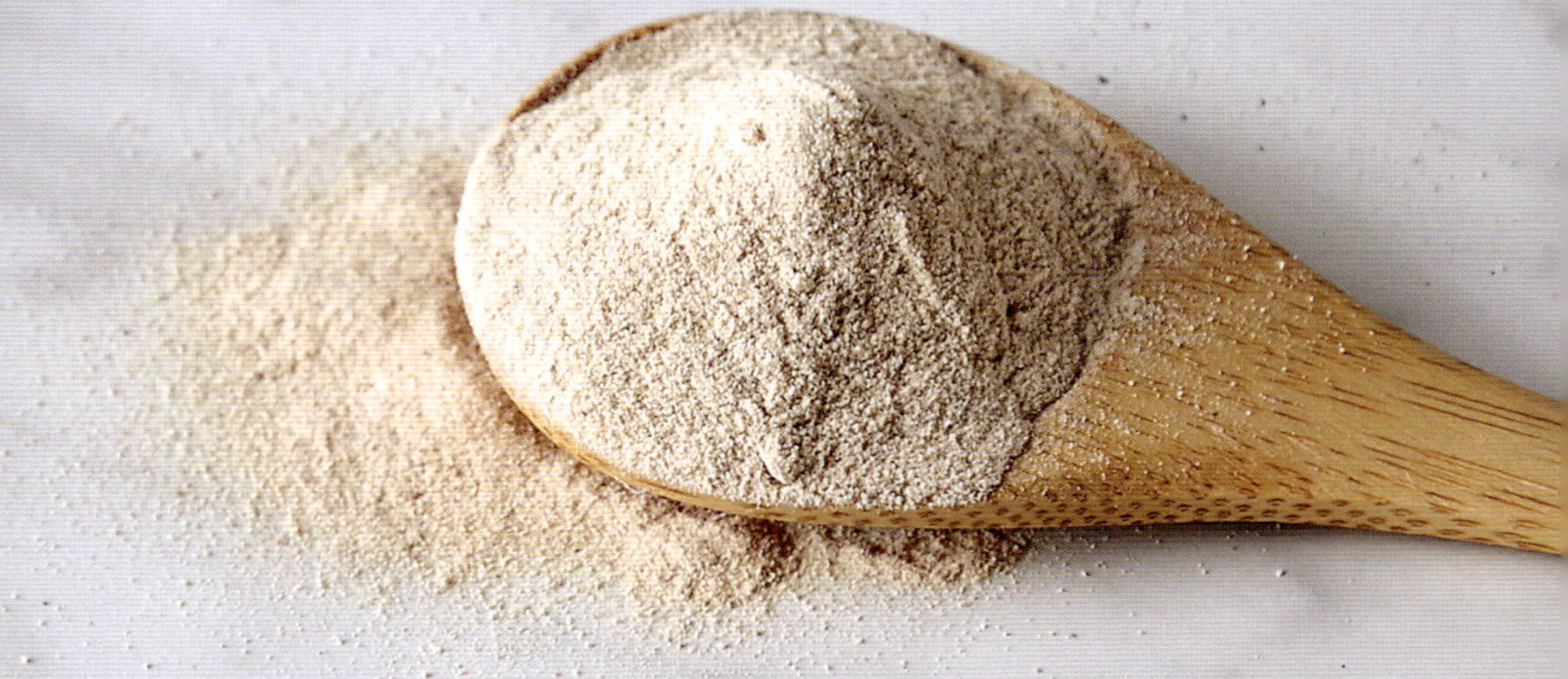

南米ペルー原産の甘い"聖なる果実"

ルクマは、南米のアンデス地方原産のアカテツ科の樹木。ペルーやエクアドルで栽培されています。直径約10㎝の緑色の果実がなり、これを食用としています。

果肉部分は黄色やオレンジ色。かぼちゃや柿に似た甘みがあり、ほくほくした食感です。キャラメルやメープルのような風味もあり、ペルーではアイスクリームのフレーバーとして、よく使われます。

十分な甘みがあるにもかかわらず、血糖値の上がり方を示すGI値（P62）が低いという特徴があり、アメリカなどでは、砂糖のかわりに甘味料として使われることもあります。

食物繊維やβ-カロテンなど

おすすめの料理

バナナとルクマのカカオアイス

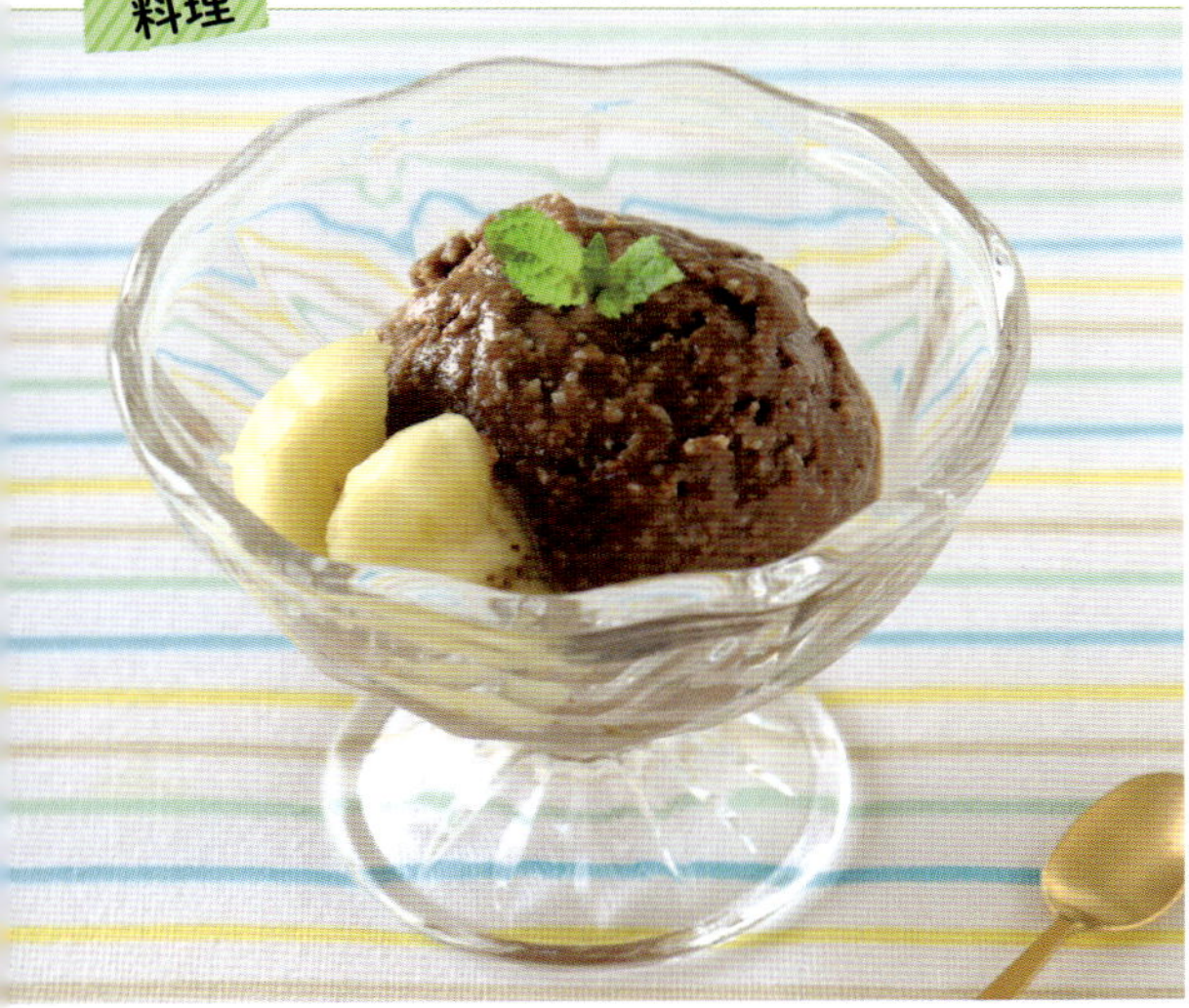

とり方のポイント

スムージーや、アイスクリームなどのデザートの甘味料として使う。すっきりとした甘みがあり、カカオやマカとの相性もよい。β-カロテンや食物繊維は加熱に強いので、クッキーやケーキなど焼き菓子に入れてもよい。

味・風味	かぼちゃ、柿、キャラメルなどを思わせる甘みがある。
調理法	加熱調理・非加熱調理のいずれも可能。
保存法	直射日光、高温多湿を避けて冷暗所で保存する。

成分＆健康効果

β-カロテンの抗酸化作用で美肌・美白をつくる

β-カロテンが豊富に含まれる。強い抗酸化作用があり、細胞の炎症を抑えたり、皮膚の再生を助ける働きがある。ハリ・つやのある若々しい肌に導く。β-カロテンには粘膜を強くして免疫機能を上げる働きもある。また、食物繊維が含まれるので、便秘解消も期待できる。

β-カロテン

食物繊維

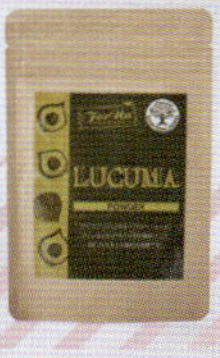

参考商品

ルクマパウダー
50g／1,083円（税抜）
（スーパーフーズトレーディング株式会社）

基本DATA

原産地
ペルー

主な産地
ペルー、チリ

食用部分
果実

主な形状
パウダー

栄養素が豊富に含まれます。美肌や免疫力アップなどの効果も期待できます。

　現地では、薬効の高さも信じられ、「聖なる果実」といわれてきました。甘くて健康によい、体にうれしい食品です。

美肌　アンチエイジング　便秘解消　貧血予防

ビタミンEで肌のアンチエイジング。鉄など女性にうれしい成分も

穀物

ワイルドライス

WILD RICE

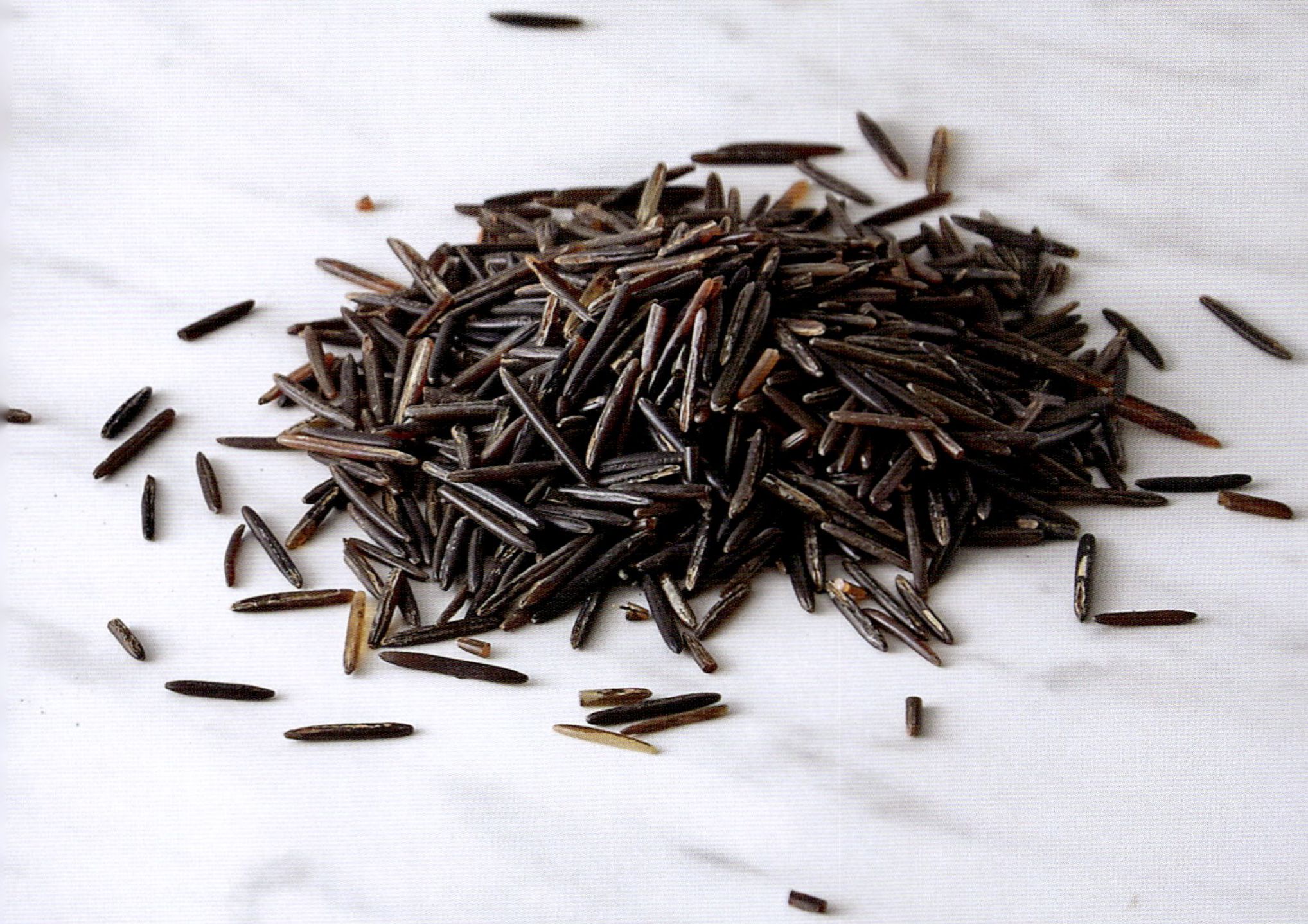

北米の先住民に崇拝されてきた穀物

ワイルドライスは、「ライス」と名前につきますが、実は米ではありません。米と同じイネ科の、マコモという草の実です。北米大陸の水源豊かな湿地帯に群生しています。

マコモの茎が肥大化した部分は、タケノコのような形をしているため、マコモダケと呼ばれます。鹿児島県の奄美大島や沖縄、中国などでは料理に使われます。その中にできる種子がワイルドライスです。

ワイルドライスは、数千年前から北米の先住民に崇拝の念をもって食べられ、親しまれてきました。

食感は少し固め。プチプチとした口当たりは、腸内をきれいにする働きがある食物繊維が豊

富な証しです。
　そのほか、ビタミンEや鉄など、女性に不足しがちな栄養素が豊富に含まれます。見た目の若さを保ち、貧血など女性に多い悩みを軽減するために、毎日とりたいスーパーフードです。

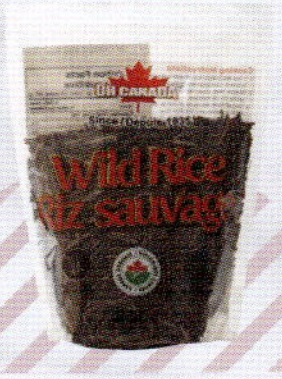

参考商品

ワイルドライス
250g／1,650円（税抜）
（オーカナダ）

基本DATA

別名
マコモ、インディアンライス

原産地
カナダ

主な産地
カナダ

食用部分
実

主な形状
穀物

おすすめの料理

ワイルドライスとカラフル野菜のサラダ

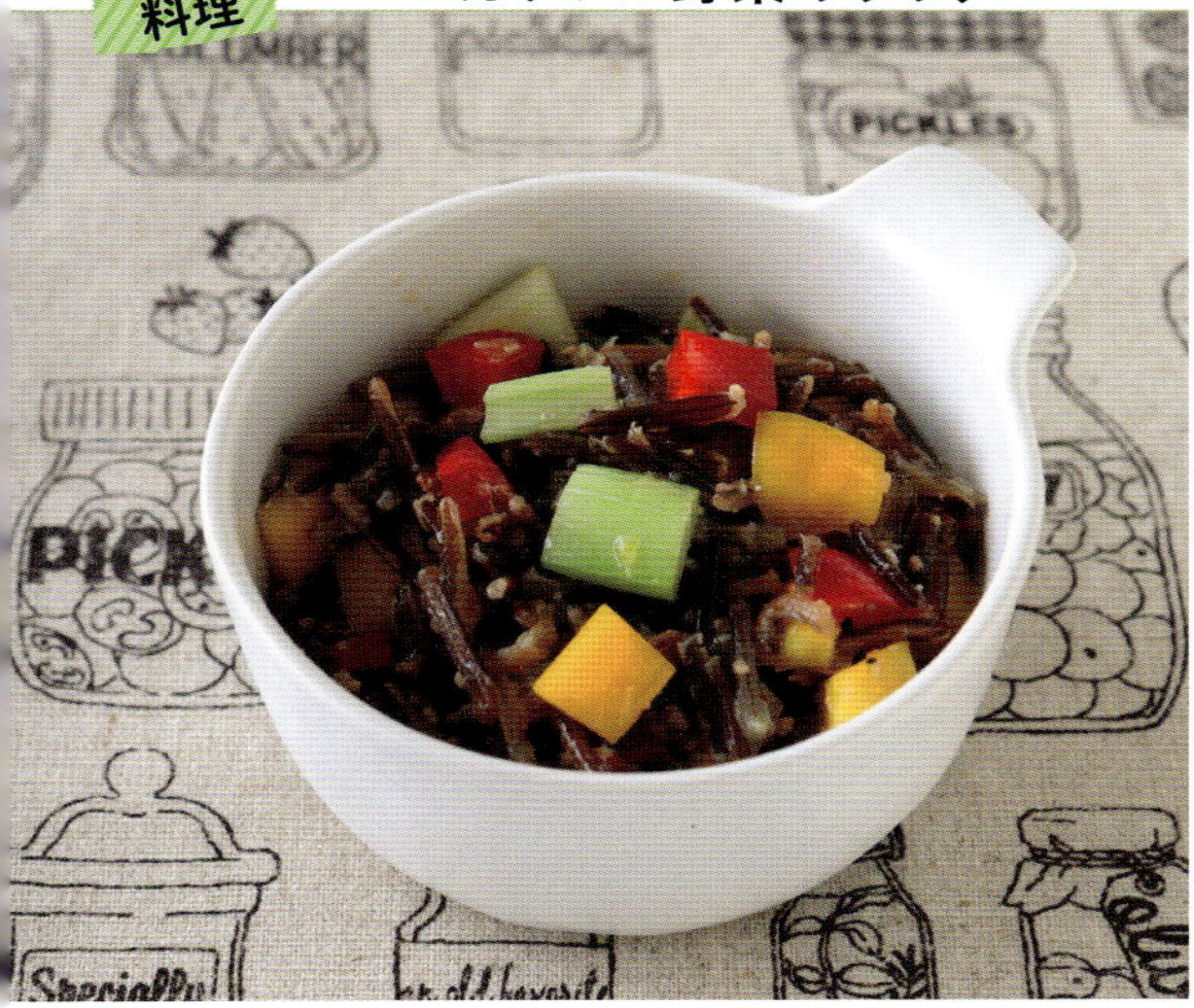

とり方のポイント

ワイルドライスの3～4倍の水と一緒に火にかけ、鍋にふたをして沸騰してから約30分弱火で下ゆでする。サラダやスープの具材に。ワイルドライスと白米は固さが違うので、一緒に炊くときは下ゆでしておくと安心。

味・風味	独特の香ばしい風味。プチプチとした食感。
調理法	固く芯が残りやすいので、しっかりゆでるか、炊く。
保存法	直射日光、高温多湿を避け、常温で保存する。

成分＆健康効果

ビタミンEが肌細胞の酸化を防ぎ、鉄で貧血予防にも

ビタミンE／鉄／食物繊維

ビタミンEが豊富に含まれる。抗酸化作用があり、肌の細胞が老化するのを防ぎ、美肌をつくる。肌以外にも体全体のアンチエイジングにつながる。

また、鉄も多く含まれる。貧血を改善するほか、髪や肌が生まれ変わるのを助ける働きがあり、美肌、美髪に。

美肌、美白

アンチ
エイジング

目の健康

抗酸化作用のあるカロテノイドが豊富に含まれる

フレッシュ　ドライ

クランベリー

CRANE BERRY

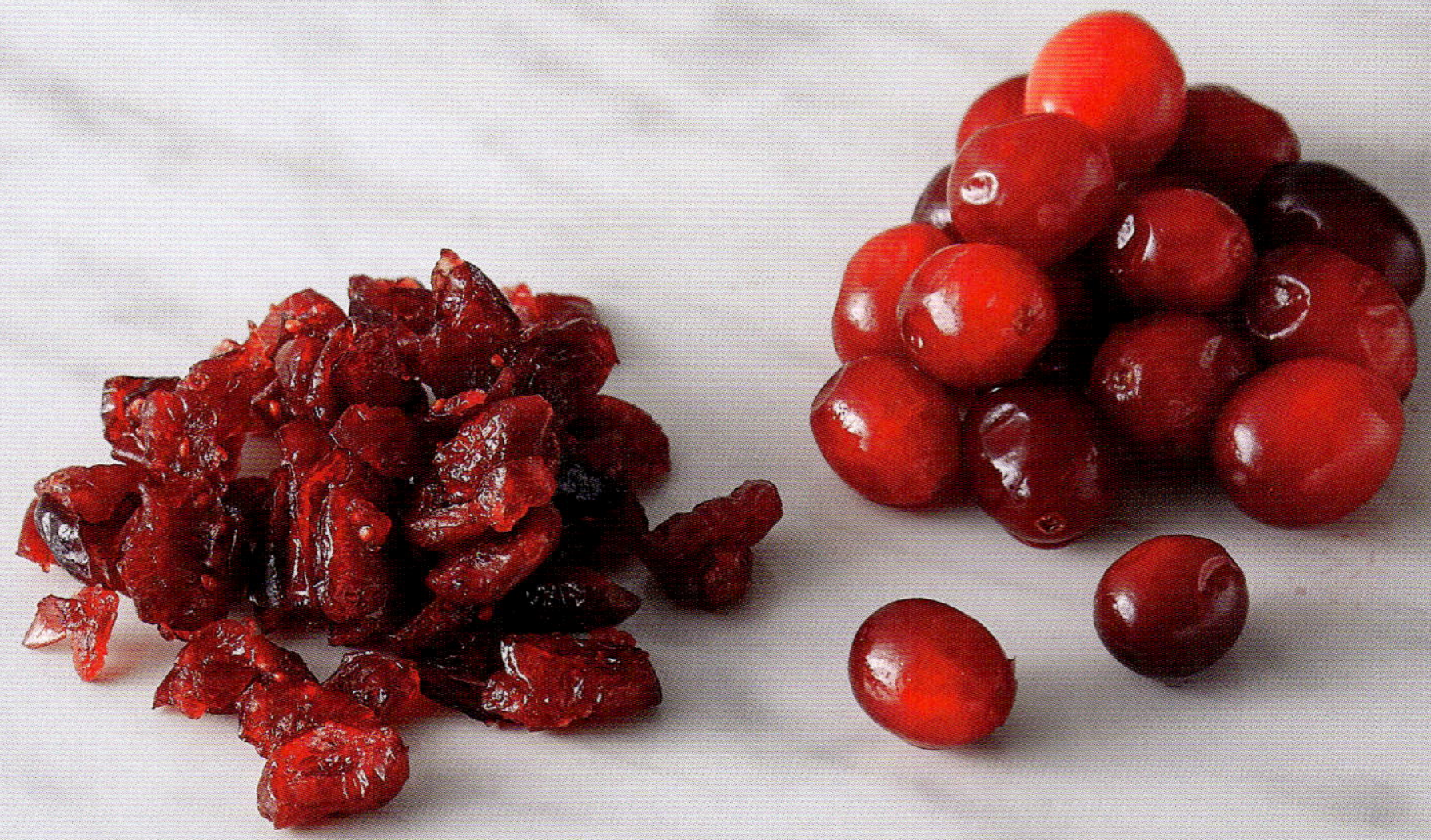

治療薬として先住民に使われた

クランベリーは、ツツジ科ツルコケモモ属の植物。直径1㎝程度の赤い実をつけます。

北米の先住民が最初に野生のクランベリーを見つけたとされています。

もともと食物としてではなく、敷物や毛布の染料、弓矢による傷などの治療薬として使われていました。

クランベリーは4~6月にかけて、薄いピンク色の花を咲かせます。その花がカナダヅルの姿に似ていることから、鶴のベリー=クレイン・ベリー(Crane Berry)と名付けられました。

さわやかな酸味とほんのりとした渋みが特徴で、お菓子やパンによく使われます。アレンジの幅が広いのも魅力です。

おすすめの料理

レシピはP100

クランベリーのサワーゼリー

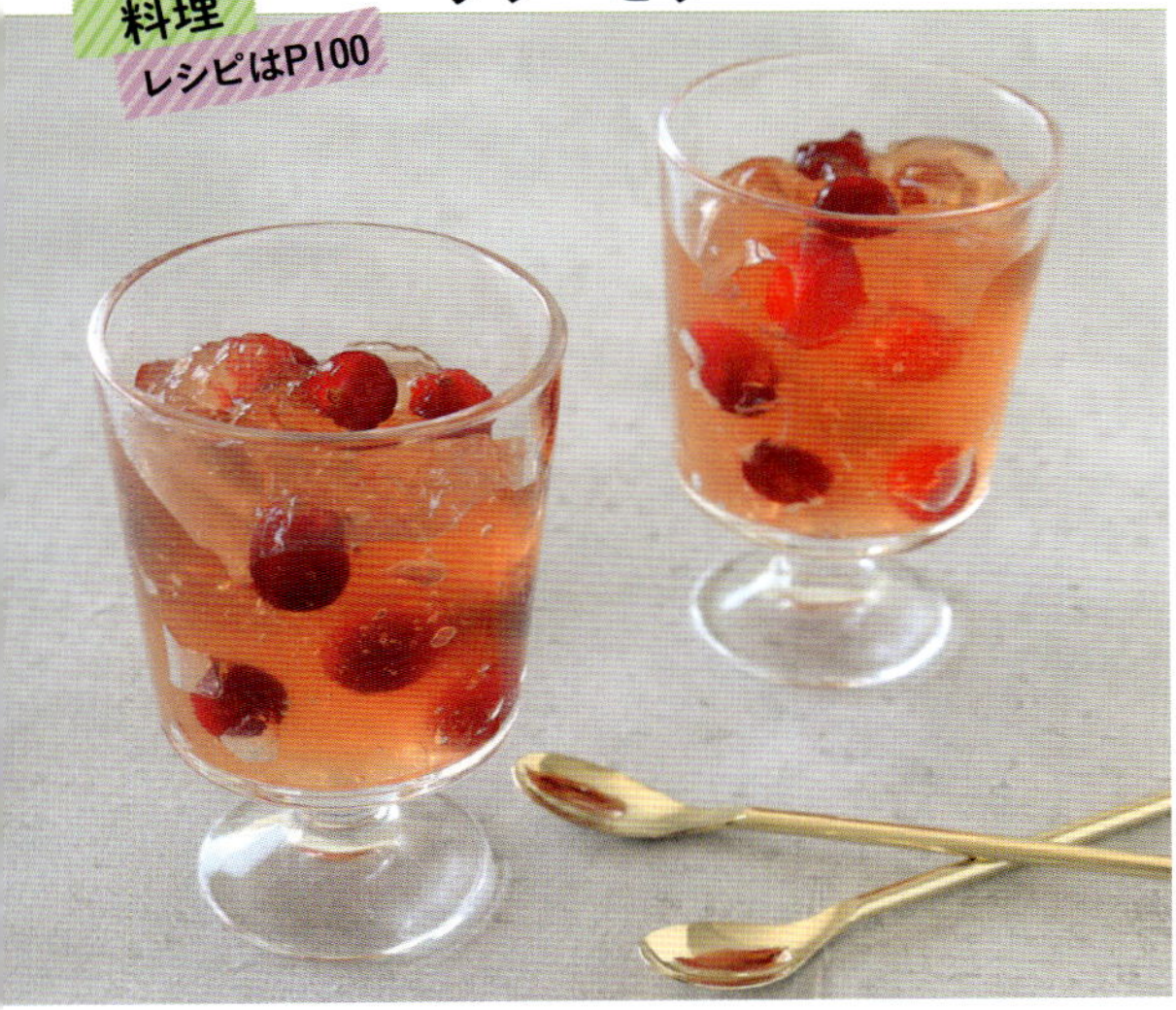

とり方のポイント

冷凍のものは、フレッシュに近いのでそのまま食べるのがおすすめ。ゼリーなど冷たいデザートにアレンジしても。ソースにして鶏料理などに添えても美味しい。ドライタイプは幅広くお菓子に利用できる。

味・風味	甘酸っぱくさわやかな味。
調理法	冷凍のものは加熱せず食べる。 ドライタイプは焼き菓子などに入れても。
保存法	冷凍の場合は冷凍庫で。 それ以外は18℃以下で保存する。

成分＆健康効果

β-カロテンが肌の新陳代謝を促進させる

クランベリーには、機能性成分のカロテノイドが豊富。中でもβ-カロテンが多く含まれ、皮膚の細胞を活性酸素の害から守り、美肌を保つ。また、目の網膜のダメージを修復する働きのあるアントシアニン、ルテイン、ゼアキサンチンも含まれる。目の健康維持にも役立つ。

- β-カロテン
- アントシアニン
- ルテイン
- ゼアキサンチン

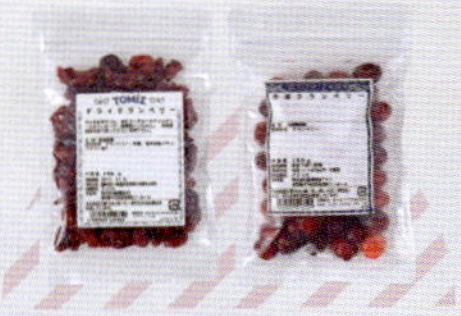

参考商品

(左)ドライクランベリー
100g／250円(税抜)
(右)冷凍クランベリー
100g／340円(税抜)
TOMIZ〈富澤商店〉

基本DATA

原産地
アメリカ北部の湿地帯

主な産地
アメリカ、カナダ

食用部分
果実

主な形状
フレッシュ(冷凍)、ピューレ(冷凍)、ドライ、パウダー、果汁

これもおすすめ

ラズベリー
RaspBerry

同じベリー系のスーパーフードにはラズベリーもあります。ラズベリーケトンが脂肪と脂肪分解酵素を結びつけるのを助けるため、皮下脂肪を減らし、ダイエット効果が期待できます。

美肌　アンチエイジング　高血圧予防

低カロリーでミネラル豊富。体の中からアンチエイジング

フレッシュ

ピタヤ

PITAYA

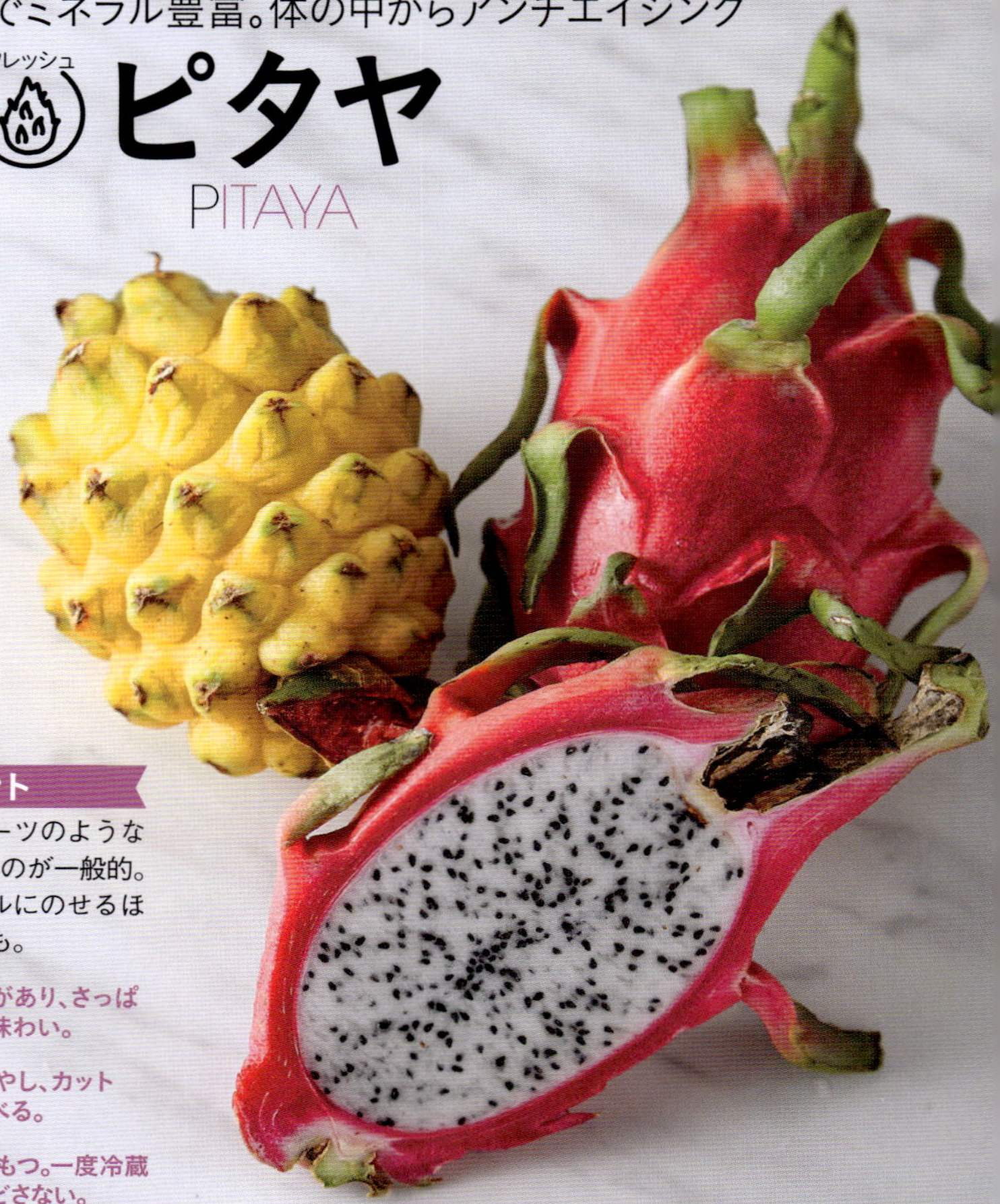

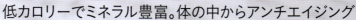

基本DATA

別名
ドラゴンフルーツ、恐竜の卵

原産地
メキシコ

主な産地
中南米、東南アジア

食用部分
果実

主な形態
フレッシュ

とり方のポイント

さっぱりとしたキウイフルーツのような味わいを生かし、生食でとるのが一般的。カットしてサラダやシリアルにのせるほか、ゼリーやジャムにしても。

味・風味	ほんのりと甘味があり、さっぱりとした淡泊な味わい。
調理法	冷蔵庫でよく冷やし、カットしてそのまま食べる。
保存法	常温で1〜2週間もつ。一度冷蔵したら、常温にもどさない。

竜のうろこのような形の色鮮やかなフルーツ

メキシコや東南アジアでとれるサボテンの仲間です。竜のうろこにたとえられます。

皮が赤く果肉が白いホワイトピタヤが一般的ですが、皮が黄色いイエローピタヤ、果肉が赤いレッドピタヤ、果肉がピンク色のピンクピタヤなど、20種類以上の品種があります。

成分＆健康効果

葉酸が肌の生まれ変わりを助ける

葉酸が含まれ、アミノ酸の代謝を助ける。食事からとったたんぱく質やアミノ酸が肌細胞に届き、新しい細胞に生まれ変わるのを助けるため、美肌を保つことにつながる。また、カリウムが含まれるため、不要なものを排出する効果も。

食物繊維　パントテン酸　葉酸　カリウム

写真はホワイトピタヤとイエローピタヤです。

美肌 / アンチエイジング / 生活習慣病予防 / 血行促進

ビタミンEと良質な脂質が、肌にハリとうるおいを与える

シード

アーモンド他ナッツ

ALMOND

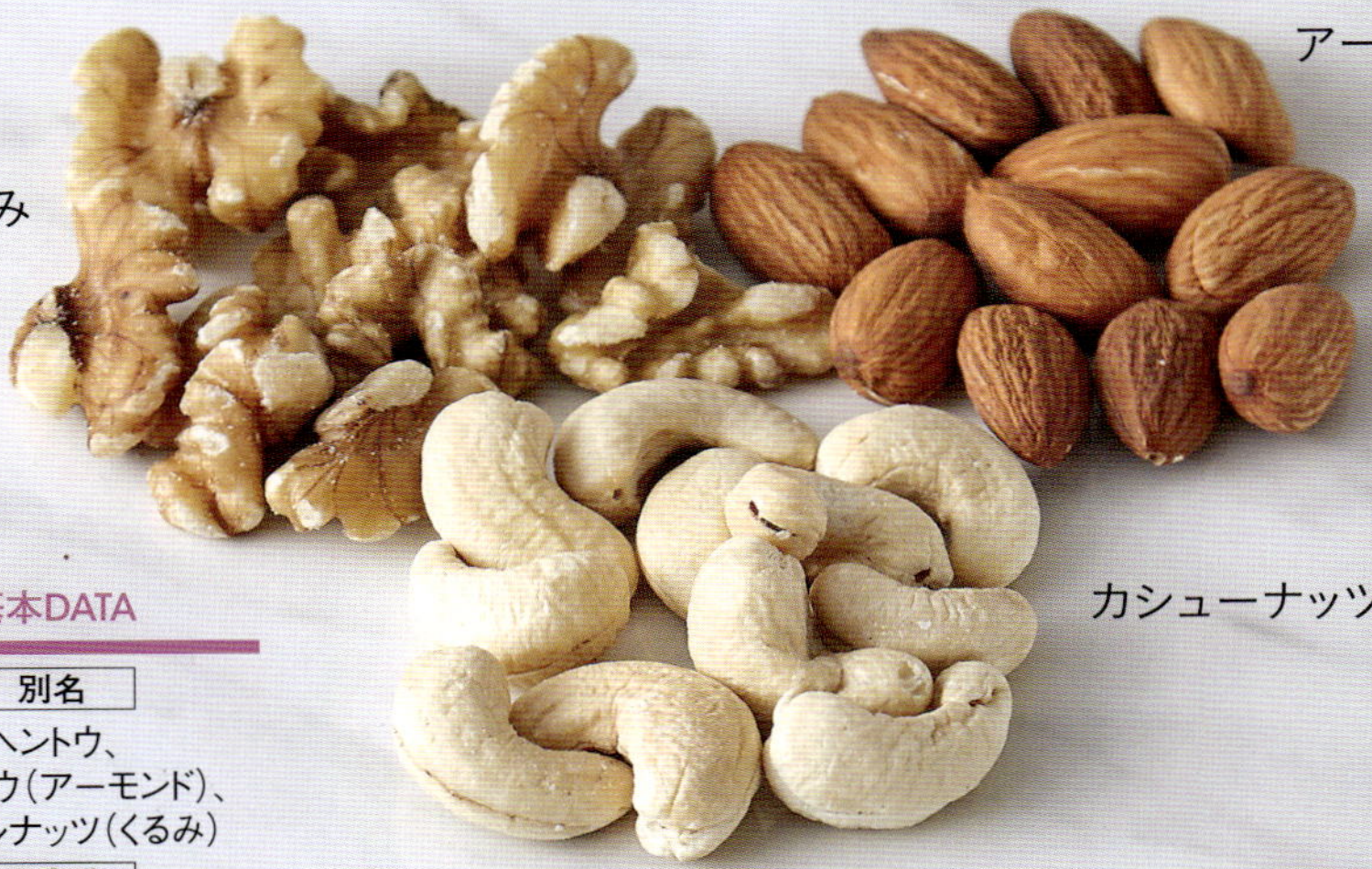

基本DATA

別名
ヘントウ、
アメンドウ（アーモンド）、
ウォールナッツ（くるみ）

原産地
アジア西南部
（アーモンド）、
イラン（くるみ）、
ブラジル（カシューナッツ）

食用部分
仁（種子の核）

主な形態
シード

とり方のポイント

油、食塩不使用の素焼きのものを選んで。薄皮にはポリフェノールが含まれるため、皮つきがおすすめ。カロリーが高いので食べ過ぎに注意。

味・風味	素焼きのものは香ばしい。まろやかさと、甘みが少しある。
調理法	そのまま食べるか、乾煎りして食感をよくする。
保存法	酸化しないように、瓶やチャック付きの袋などで密封保存する。

旧約聖書にも登場する古くからの健康食品

ナッツは古代から大切に食べられてきた健康食品。全般にビタミンEと脂質が豊富です。

アーモンドにはビタミンEとオレイン酸が豊富で、美肌効果が期待できます。カシューナッツはミネラル豊富。くるみにはα-リノレン酸が含まれ、血管を守る働きがあります。

成分＆健康効果

ビタミンEの抗酸化作用で美肌に

強い抗酸化作用があるビタミンEが豊富。肌細胞の酸化を防ぎ、美しい肌を保つことにつながる。また、ナッツにはオレイン酸やα-リノレン酸などの脂質が豊富なものも。ビタミンEは脂溶性ビタミンなので、脂質と一緒にとると吸収されやすくなる。食物繊維も豊富。

ビタミンE / 食物繊維

美髪、美ボディを目指す!

美髪や体の引き締めに効くワケ

豊富なたんぱく質が髪や筋肉を若々しくする

美しい髪や引き締まった体を手に入れるには、それらをつくるたんぱく質を不足なくとることが必要です。たんぱく質が多く含まれるスーパーフードをとり入れましょう。

髪や筋肉が衰える原因

毛穴の汚れ

血流低下

運動不足

食生活の乱れ

早くて手軽なジャンクフードなどは、糖質と脂質が過多でたんぱく質やビタミンが不足しがちです。細胞の代謝が正常に行われず、髪や筋肉が衰えてきます。

- ジャンクフードばかり
- ワンプレートの食事ばかり

↓

この栄養素で解決!

髪や筋肉をつくるたんぱく質、ビタミンB群、鉄をとる

主に髪や筋肉、皮膚などの体をつくる栄養素であるたんぱく質を不足なくとる。また、たんぱく質の代謝に必要なビタミンB群や、鉄などのミネラルをとり、髪や筋肉がつくられる環境を整える。

こんなスーパーフードが効く

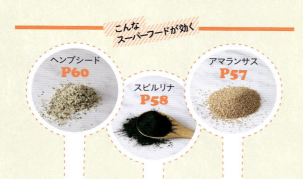

ヘンプシード
P60

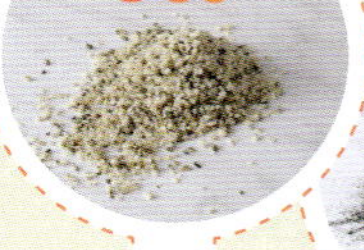

スピルリナ
P58

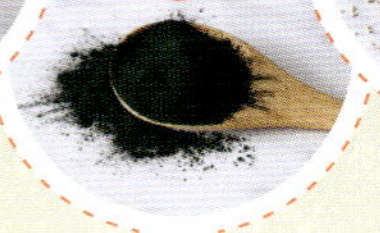

アマランサス
P57

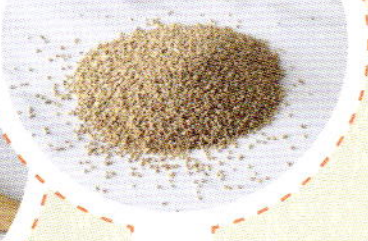

美髪・美肌

体の引き締め

アンチエイジング

アミノ酸スコアが高く、良質なたんぱく質が含まれる

穀物

アマランサス

AMARANTHUS

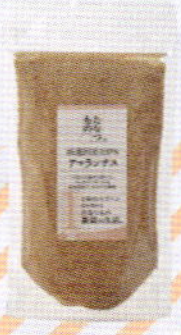

参考商品

アマランサス
200g／700円（税抜）
（株式会社GNS）

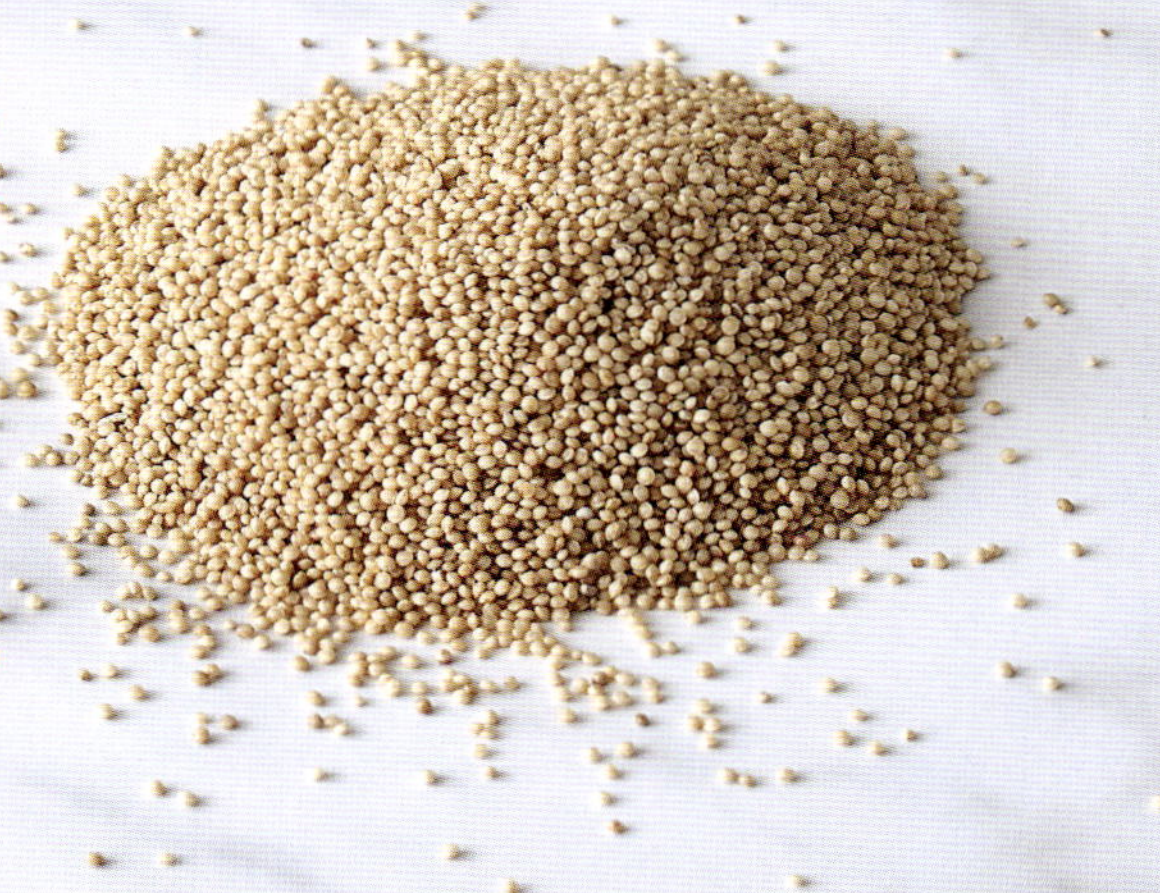

基本DATA

別名
アカアワ、センニンコク

原産地
メキシコ高地

主な産地
メキシコ、
アジア（インド、日本など）

食用部分
種子

主な形状
穀物

とり方のポイント

白米1合に対してアマランサス大さじ1～3と、同量の水を加えて炊く。アマランサスのみで炊くと、たらこのような食感に。

味・風味 独特な香ばしい風味。プチプチとした食感。

調理法 お米と一緒に炊く。またはアマランサスのみで炊く。

保存法 高温多湿を避けて保存する。

成分＆健康効果

たんぱく質と、代謝に関わるミネラルが豊富

髪や筋肉をつくるもとになるたんぱく質が含まれる。また、たんぱく質の代謝に関わるマグネシウムや鉄が、いずれも白米の約12倍も含まれるため、効率よく髪や筋肉を強化することができる。

たんぱく質／ビタミンE／マグネシウム／ビタミンB群／鉄／食物繊維

〝仙人の穀物〟と呼ばれ、驚異の栄養価を誇る

栄養価が高く、古来より「仙人の穀物」と呼ばれていました。抗酸化作用のあるビタミンEをはじめ、ビタミンB群や食物繊維が、穀物の中でも群を抜いて豊富です。必須アミノ酸の中でも不足しがちなリジンも含まれ、アミノ酸のバランス（アミノ酸スコア）が良好です。

美髪
体の引き締め
美肌・美白

青緑色の色素に、たんぱく質や抗酸化物質が詰まっている

パウダー

スピルリナ

SPIRULINA

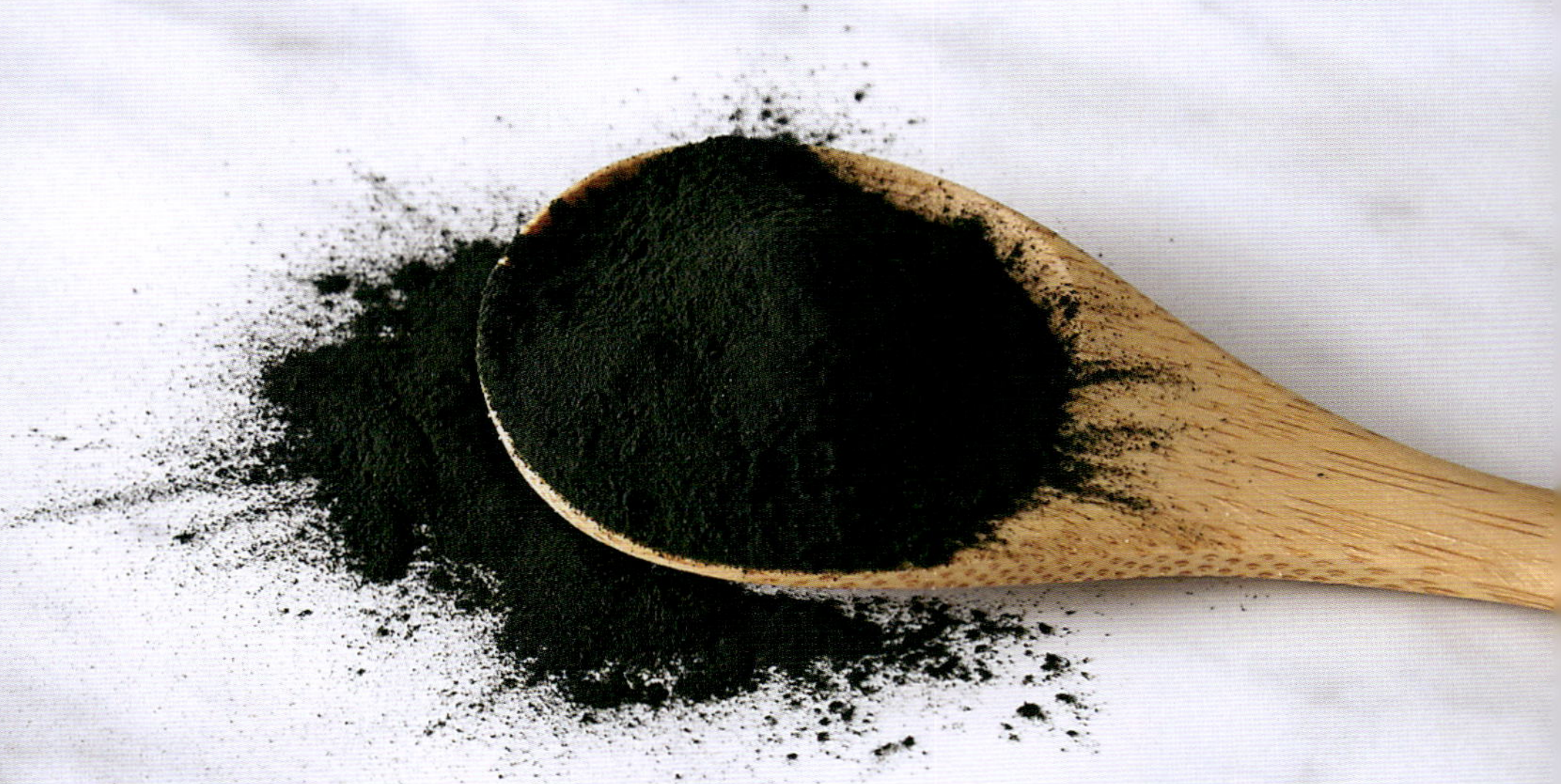

地球上に最初に現れた植物の一種

スピルリナは藻の一種で、その起源は約30億年も前にさかのぼるといわれています。約46億年前に地球が誕生してから、地球上で最初に出現した植物の一つだと考えられています。

アフリカやメキシコの塩湖には、もともとスピルリナが自生していました。その近くに住む原住民の間では、ずっと昔からパンやスープにして食べる習慣があったという記録があります。

スピルリナは1927年に、ドイツの科学者によって発見されました。顕微鏡で見るとらせん状をしているため、「らせん、ねじれたもの」を表すラテン語「spira」からスピルリナと呼ばれるようになりました。

スピルリナには、植物には類

おすすめの料理

スピルリナの梅じゃこチャーハン

レシピはP98

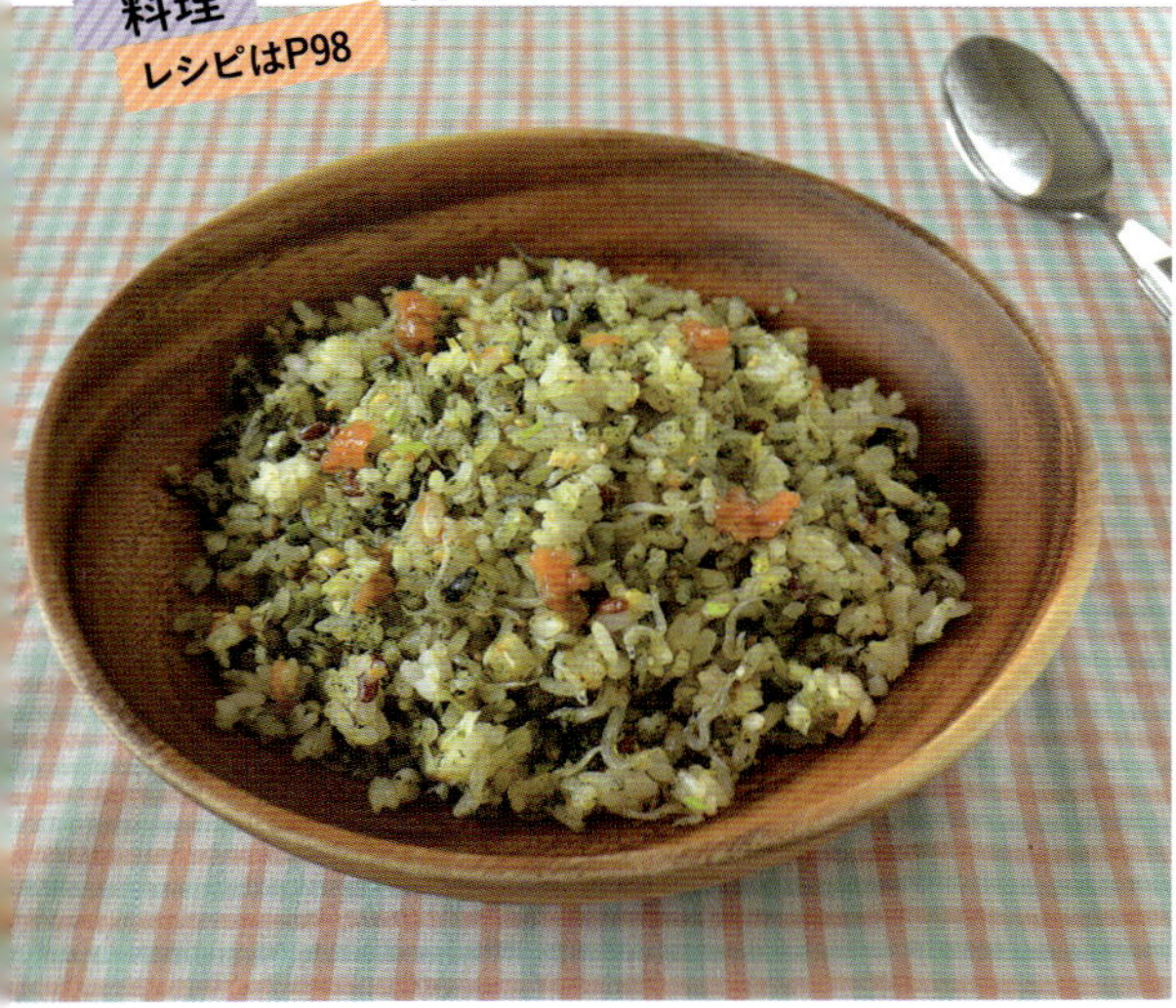

とり方のポイント

お米と一緒に炊いたり、パンケーキに混ぜたりと幅広く料理に使える。また、チャーハンやお好み焼きに入れるのもおすすめ。色・風味ともに青のりのように使える。スムージーやカレー、納豆など粘性のあるものにも合う。

味・風味	少し青っぽい、藍藻類特有の、 のりのような風味。
調理法	加熱調理が可能。 汁物に入れるときは、先に材料と混ぜておく。
保存法	常温で保存。 冷暗所ならなお望ましい。

成分＆健康効果

たんぱく質やミネラルが髪や皮膚の産生を助ける

たんぱく質はスピルリナパウダーの重量の55～70％を占める。アミノ酸のバランスが非常によいといわれている。たんぱく質の代謝に必要な、マグネシウムや鉄、カルシウムなどのミネラルが含まれ、効率よく筋肉や肌を修復するのを助ける。美肌成分のβ-カロテンも豊富。

- たんぱく質
- 食物繊維
- β-カロテン
- ビタミンB群
- マグネシウム
- 鉄

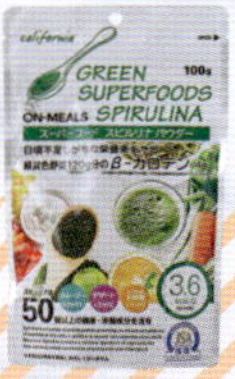

参考商品

スピルリナパウダー
ON-MEALS
100g／1,400円（税抜）
（DICライフテック株式会社）

基本DATA

原産地
アメリカ・カリフォルニア

主な産地
アメリカ、中国、台湾、インド

食用部分
藻の全体

主な形状
パウダー

を見ないほど、良質なたんぱく質が豊富に含まれています。ほかにも、β-カロテンやミネラル、植物性色素のクロロフィル、フィコシアニンなど、多数の栄養素が含まれる、代表的なスーパーフードです。

美髪・美肌　体の引き締め　アンチエイジング　生活習慣病予防

必須アミノ酸、必須脂肪酸が豊富で、健康的な体をつくる

シード

ヘンプシード

HEMP SEED

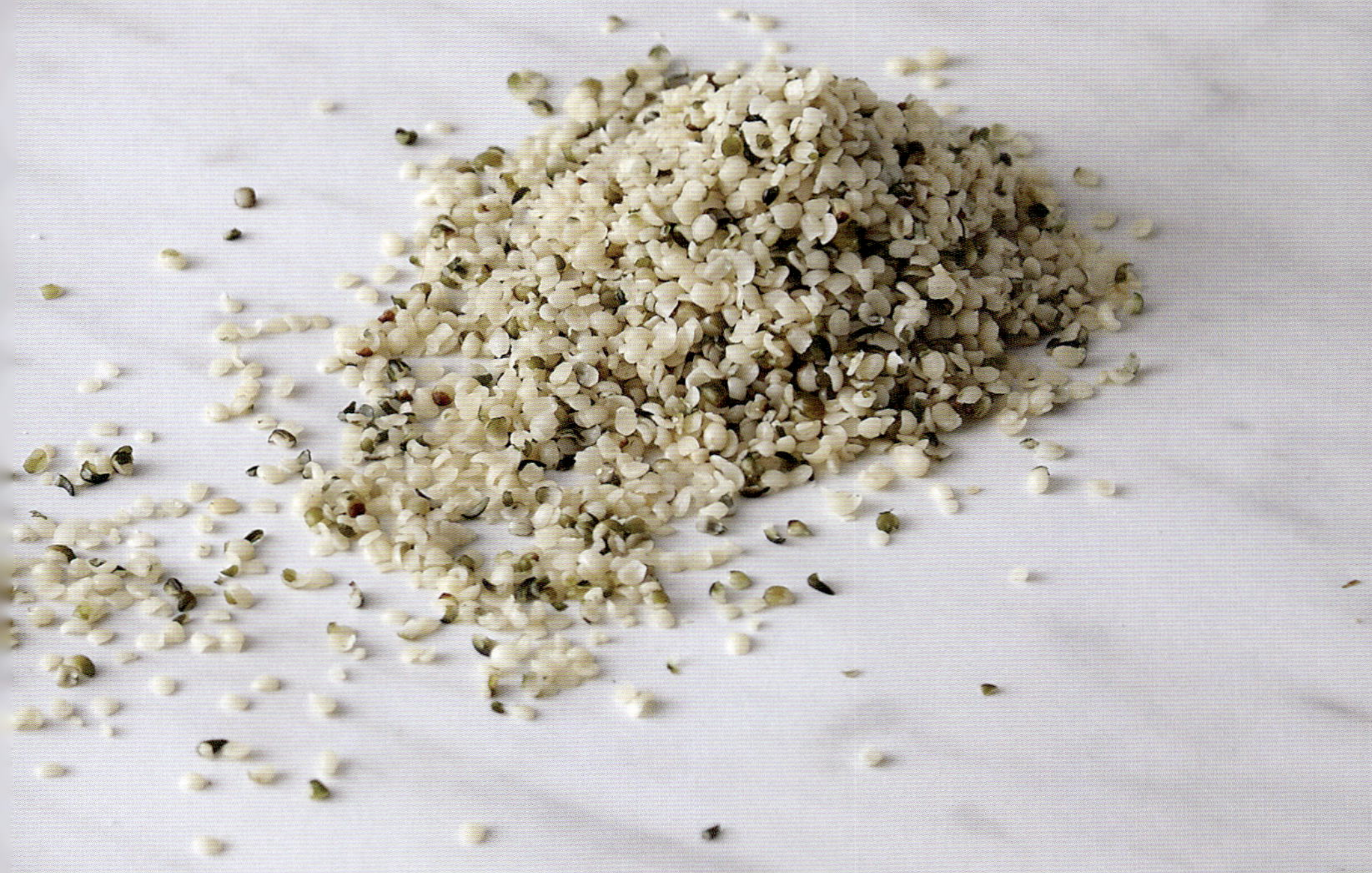

七味唐辛子にも含まれる日本でもなじみの麻の実

ヘンプシードは、日本でも雑穀の一つとして古くから食べられている麻の実（苧《お》の実）のことで、七味唐辛子にも入っています。

カナダなどの農作地帯でよく栽培されています。麻にはさまざまな品種がありますが、食用のものは、麻薬のような作用はありません。

スーパーフードとして出回っているのは、種子を乾燥させたドライシード、種子を搾ったオイル、種子を水と一緒にミキサーにかけた植物性ミルクなど。たんぱく質が豊富で、必須アミノ酸がすべて含まれます。また、不足しがちな必須脂肪酸のα-リノレン酸が含まれることも注目されています。

写真は、麻の実を砕いて食べやすくしたものです。

おすすめの料理　にんじんのヘンプシードきんぴら

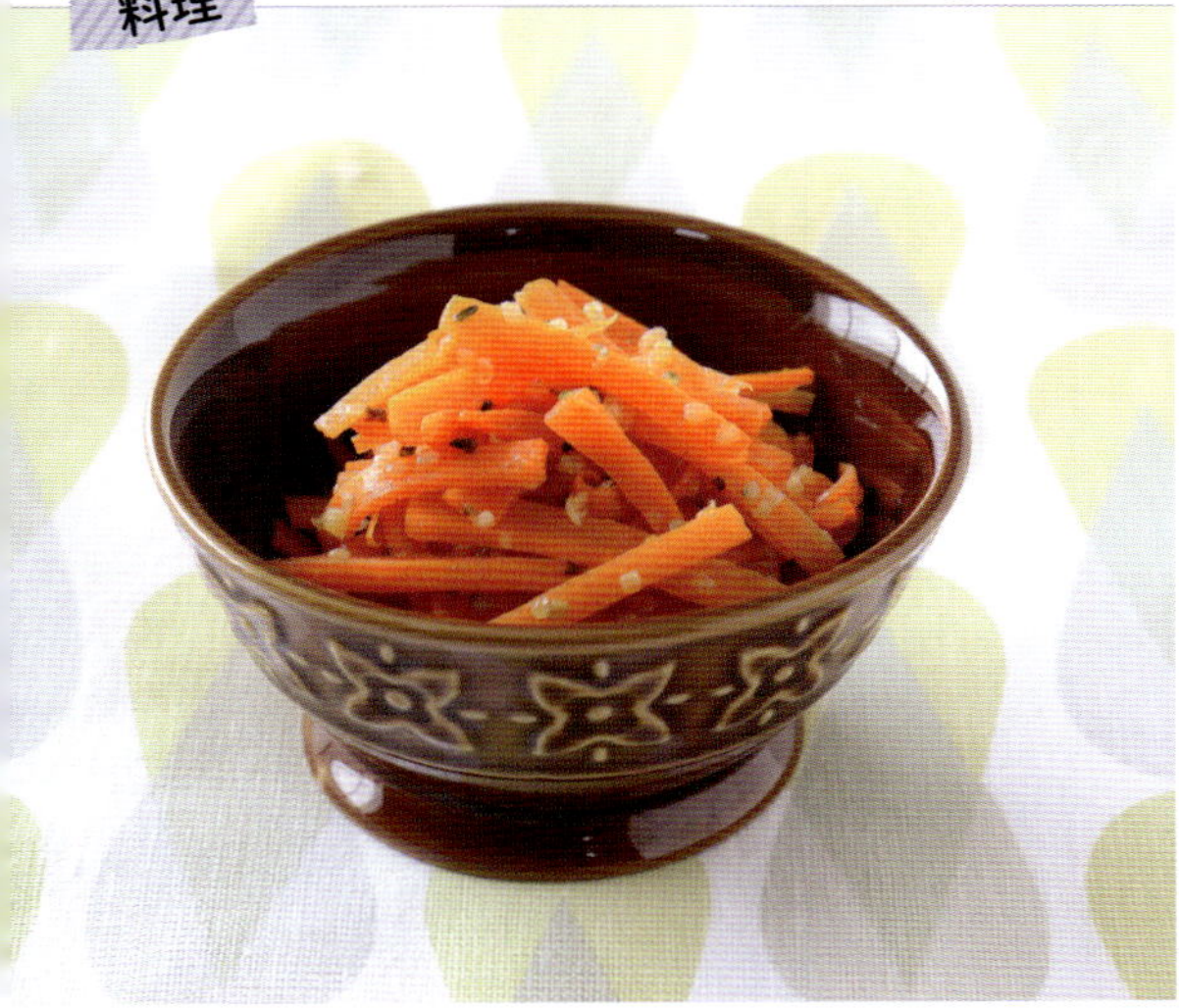

とり方のポイント

ナッツに似た香ばしさと、豊富に含まれる脂質のまろやかさがあり、ごまやナッツのかわりに料理に使える。きんぴらなどの和え物に入れても、風味が増して美味しい。ほかには、ごはんにまぜておにぎりにするのもおすすめ。

味・風味	あっさりとしたくるみのような風味。
調理法	加熱に弱いα-リノレン酸が含まれるので、料理の仕上げに入れる。
保存法	湿気のない冷暗所で保存。開封後は冷蔵庫が望ましい。

成分＆健康効果　たんぱく質が豊富。必須脂肪酸もとれる

たんぱく質が豊富。植物性たんぱく質にはめずらしく、必須アミノ酸がすべて含まれるため、効率よく栄養補給できる。消化・吸収されやすいので、筋肉や髪を強くする効果が期待できる。また、必須脂肪酸で不足しがちなα-リノレン酸も含まれるため、病気予防にもつながる。

- たんぱく質
- α-リノレン酸
- ビタミンE
- マグネシウム

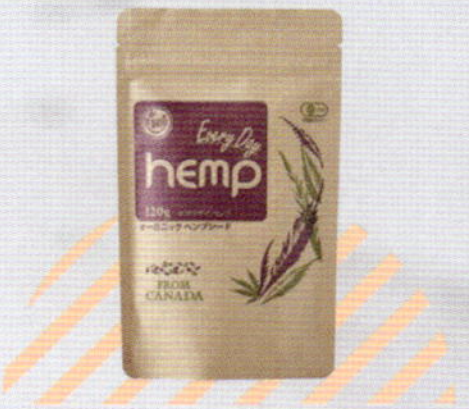

参考商品

オーガニックヘンプシード
120g／1,320円（税抜）
（エースマーク株式会社）

基本DATA

別名
麻の実

原産地
カナダ

主な産地
カナダなど

食用部分
種子

主な形態
シード、オイル、パウダー、液体

ほかにもある

ヘンプシードオイル、ヘンプミルクなど

ヘンプシードオイルは、麻の実を搾った油。α-リノレン酸を効率よくとることができる。ヘンプミルクは、種子と水をあわせてこしたもの。牛乳の代用品に。ヘンプパウダーもある。

スーパーフードをより深く知るための

栄養素キーワードQ&A

スーパーフードには聞きなれない栄養素も多く含まれます。
キーワードを押さえて、目的に合わせたスーパーフードを選びましょう。

Q1 「グルテンフリー」の"グルテン"って何?

A1 小麦に含まれるたんぱく質のことです。

小麦などには、「グルテン」というたんぱく質が含まれています。グルテンが体質に合わない人がいて、体の不調を引き起こしていることがあります。グルテンが入っていない食品を「グルテンフリー」といいます。

Q2 「GI値が低い」となぜ体にいいの?

A2 血糖値が上がりにくいからです。

「GI値」とは血糖値の上がり方を示す指標。血糖値が急激に上がると、動脈硬化を起こしたり、体内で糖化(P115)を起こして細胞を傷つけたりします。GI値が低いと、血糖値が上がりにくく、体によいとされています。

Q3 「ポリフェノール」「フラボノイド」などとよく聞きますが、どう違うの?

A3 フラボノイドはポリフェノールの一種です。

ポリフェノールは、植物が紫外線から身を守るためにある抗酸化物質です。いくつかのカテゴリーに分かれていて、フラボノイドはその一つです。ポリフェノールの中でも、アントシアニン、カテキンなどが、フラボノイドに含まれます。

Q4 「ファイトケミカル」って何のこと?

A4 植物に含まれる化学物質の総称です。

植物栄養素とも呼ばれる、野菜や果物に多く含まれる天然の化学物質の総称です。トマトのリコピンなどが含まれます。体に必須ではありませんが、多くのファイトケミカルは抗酸化作用が強く、健康を保つのを助けます。

PART 3

体の不調に効くスーパーフード

Super Foods for Health

病気になりにくい体になりたい!

生活習慣病予防に効くワケ

よい脂肪酸、ポリフェノールなどが老化&病気を防ぐ

糖尿病や高血圧などの生活習慣病は、血管の衰えから起こります。血管を強くしなやかにし、血糖値・血圧が上がりにくいよう心がけましょう。

生活習慣病を招く原因は……

血管が傷つく

血管の中に増え過ぎた血糖や活性酸素は、血管の内部を傷つける。そこから酸化したコレステロールが入り込み、動脈硬化を引き起こす。

血糖値、血圧が上がる

年齢とともにエネルギー代謝は落ちる。その状態で糖質や脂質、塩分をとり過ぎると、血糖値や血圧が上がり、生活習慣病になる。

この栄養素で解決!

オメガ3系脂肪酸で血管を強くしなやかにする

オメガ3系脂肪酸のα-リノレン酸は、血中の悪玉コレステロールを減らすとともに、血管にできた傷を修復する働きがある。血管を強くしなやかにし、血栓などを予防する。

食物繊維やポリフェノールで、血圧・血糖値の急上昇を抑える

食物繊維は腸内で食べ物のまわりを包み込み、糖質の吸収を抑える働きがある。
また、数あるポリフェノールの中には、血圧を下げる効果があるものもある。

こんなスーパーフードが効く

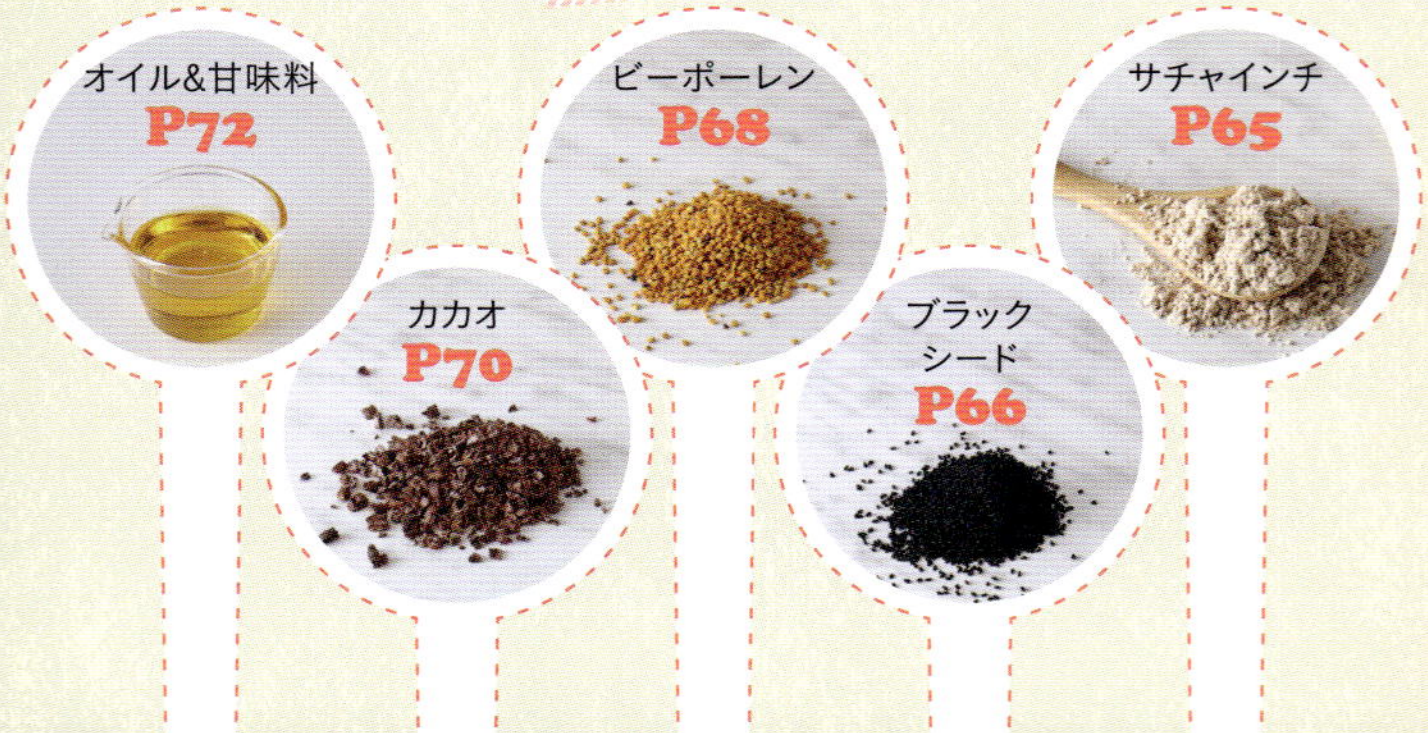

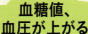

オイル&甘味料
P72
ビーポーレン
P68
サチャインチ
P65
カカオ
P70
ブラックシード
P66

生活習慣病予防　動脈硬化予防　アンチエイジング

血管を守るα-リノレン酸が豊富で生活習慣病を予防

パウダー　オイル

サチャインチ

SACHA INCHI

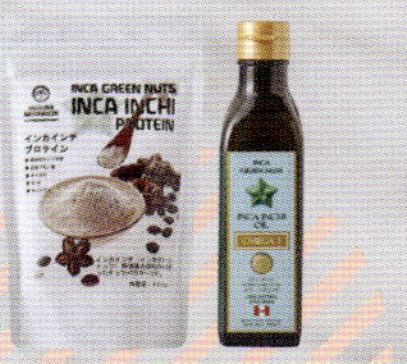

参考商品

（左）インカインチ・プロテインパウダー
180g／1,550円（税抜）
（右）インカグリーンナッツ インカインチオイル
180g／1,650円（税抜）
（株式会社アルコイリスカンパニー）

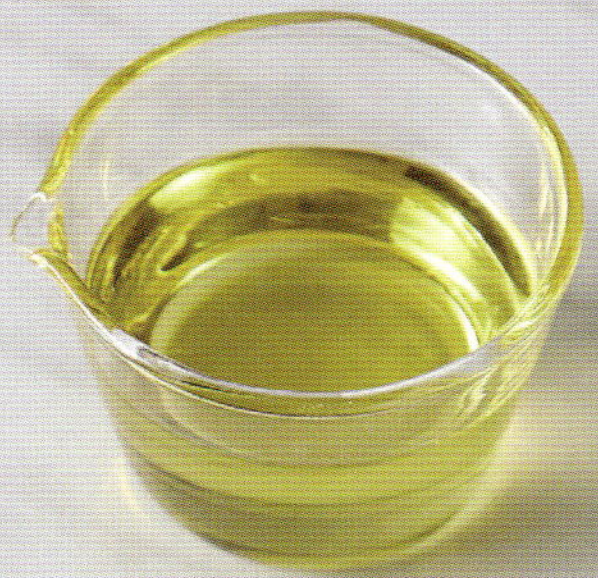

基本DATA

別名
インカインチ、グリーンナッツ

原産地
南米アマゾンの熱帯雨林

主な産地
ペルー

食用部分
種実

主な形状
パウダー、オイル

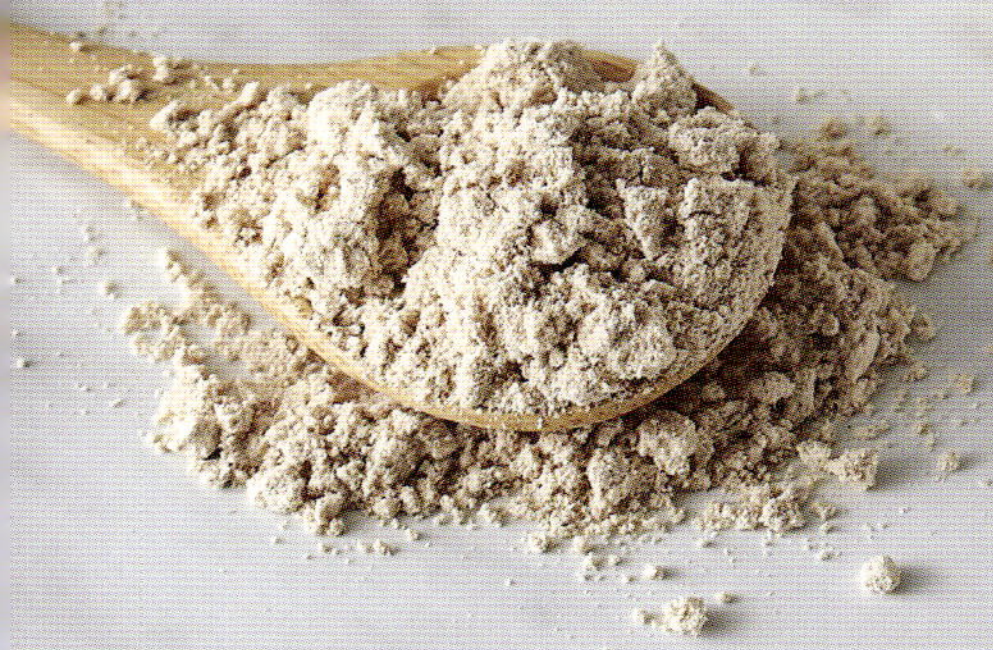

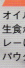

とり方のポイント

オイルは、サラダや和え物などにかけて生食がおすすめ。パウダーはみそ汁やカレーに入れてとる。オイルは仕上げに、パウダーは調理の途中で加えるとよい。

味・風味	いんげん豆に似た、青い豆のような風味。少し苦味もある。
調理法	加熱はフライパンなら5分、電子レンジなら10分程度に。
保存法	直射日光を避け、冷暗所で保存する。

成分＆健康効果

α-リノレン酸が血管を修復する

必須脂肪酸α-リノレン酸が豊富に含まれ、血管を修復したり、血栓を予防する働きがある。α-リノレン酸はふだんの食生活で不足しがちなので、積極的にとりたい。ビタミンEが豊富で、オリーブオイルと比べると、サチャインチオイルの抗酸化作用は約22倍ともいわれる。

α-リノレン酸　ビタミンE

〝インカの命〟を意味する星形の実

サチャインチは、ペルー原産の星形をした木の実。インカインチ、グリーンナッツとも呼ばれます。16世紀にスペイン人が到来する前から、食べられていたといわれています。「インチ」は現地の言葉で「命」を表し、まさにインカの地で人々の命を支えてきた食べ物です。

生活習慣病予防

免疫機能アップ

ファイトケミカルが働きかけ、病気になりにくい体に

シード

ブラックシード

BLACK SEED

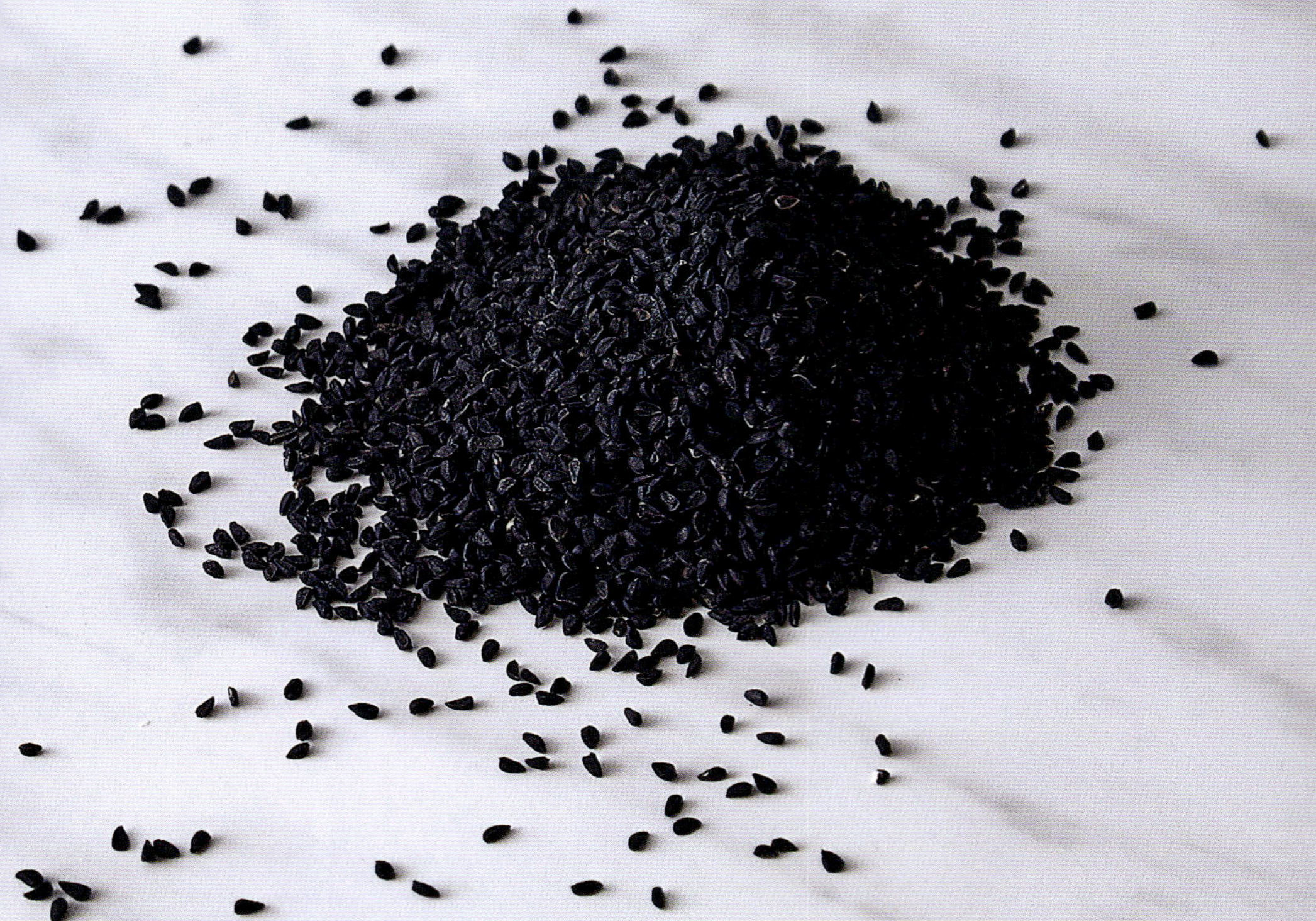

古代ローマ時代から「万病に効く」といわれた

ブラックシードは、ニゲラという、きれいな青い花を咲かせるハーブの種子です。ブラッククミンシードとも呼ばれ、インドではカレーのスパイスとして使われてきました。

紀元前から食品や医薬品として重宝され、古代エジプトや古代ローマでも人々に愛されていました。世界三大美女のクレオパトラも愛用していたといわれています。

「ブラックシードは死以外のすべての病気の治癒に関わる」というエジプトや中東での言い伝えがあります。ブラックシードオイルは、「聖なるオイル」「ファラオオイル」などの異名があり、その薬効は伝説になっています。

おすすめの料理

じゃがいもとブラックシードのエスニックきんぴら

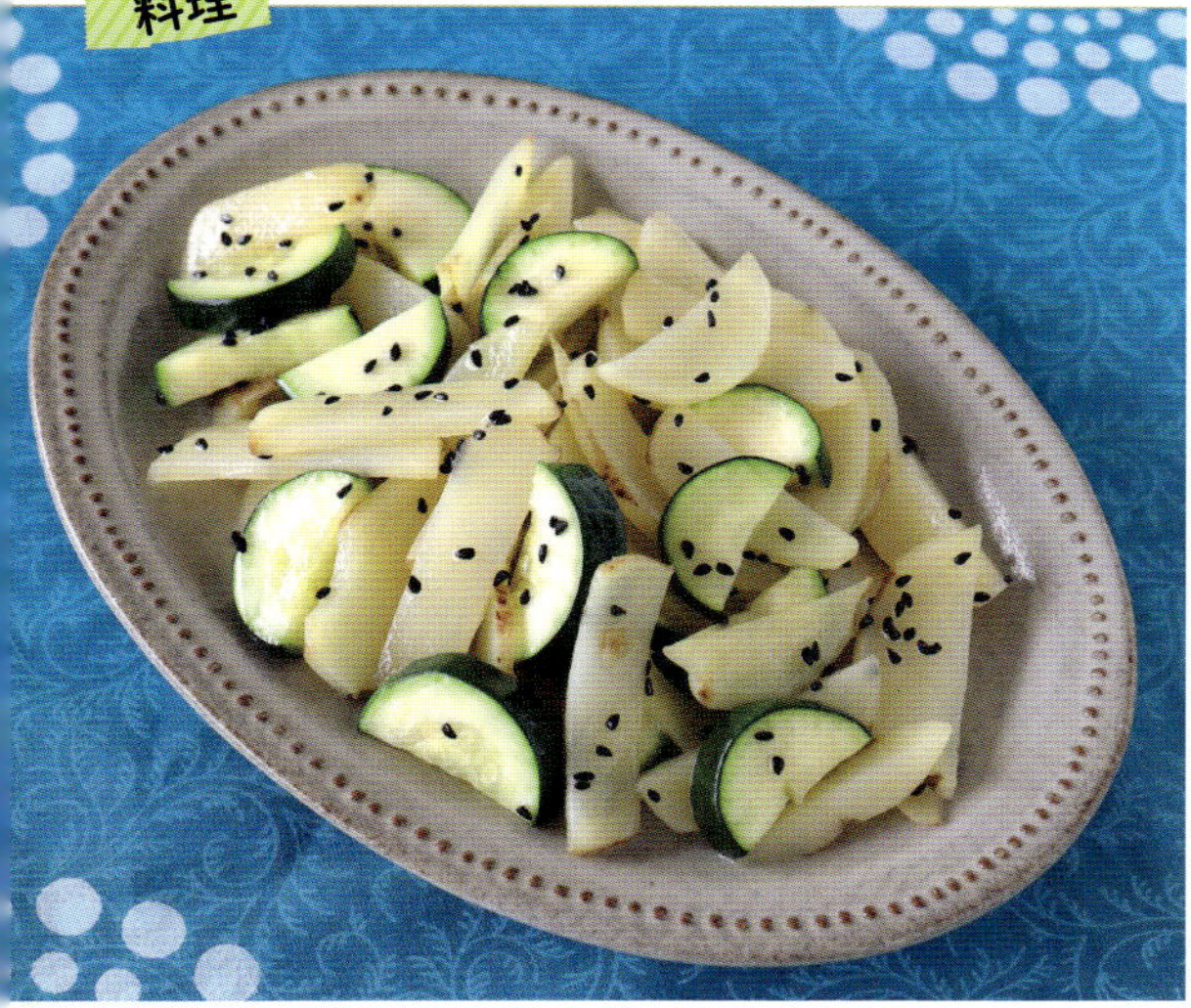

とり方のポイント

ブラックシードの種子そのものは、スパイスとして料理に幅広く使える。スパイシーな風味をきんぴらなどの和え物のアクセントにしても。すりつぶして使うと、栄養素の吸収率が上がる。

味・風味 スパイシーな刺激と、ほんのりと独特な苦味もある。

調理法 加熱調理が可能。乾煎りしてから使うと風味が増す。

保存法 直射日光や高温多湿を避け、常温で保存する。

成分＆健康効果

ファイトケミカルのチモキノンが免疫力を高める

チモキノン

植物に含まれる化学物質をファイトケミカルという。ブラックシードには、ファイトケミカルの一種であるチモキノンが含まれる。チモキノンには、抗菌・抗炎症作用があるほか、アレルギーを抑える働きもある。さらに認知症を予防する効果があるという研究結果が出ている。

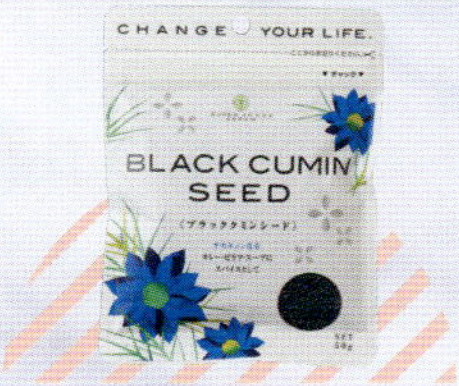

参考商品

ブラッククミンシード
50g／400円（税抜）
（株式会社波里）

基本DATA

別名
ブラッククミンシード、ニゲラシードなど

原産地
インド

食用部分
種子

主な形状
シード、オイル

ほかにもある

ブラックシードオイル

ブラックシードを圧搾したオイル。ブラックシードの栄養素が凝縮されていて、生活習慣病や美容に効果が高い万能オイルといわれています。アンチエイジング全般に効果が期待できます。

生活習慣病予防　抗アレルギー　花粉症改善

「自然界でもっとも完璧」といわれるスーパーフード

パウダー　ドライ

ビーポーレン

BEE POLLEN

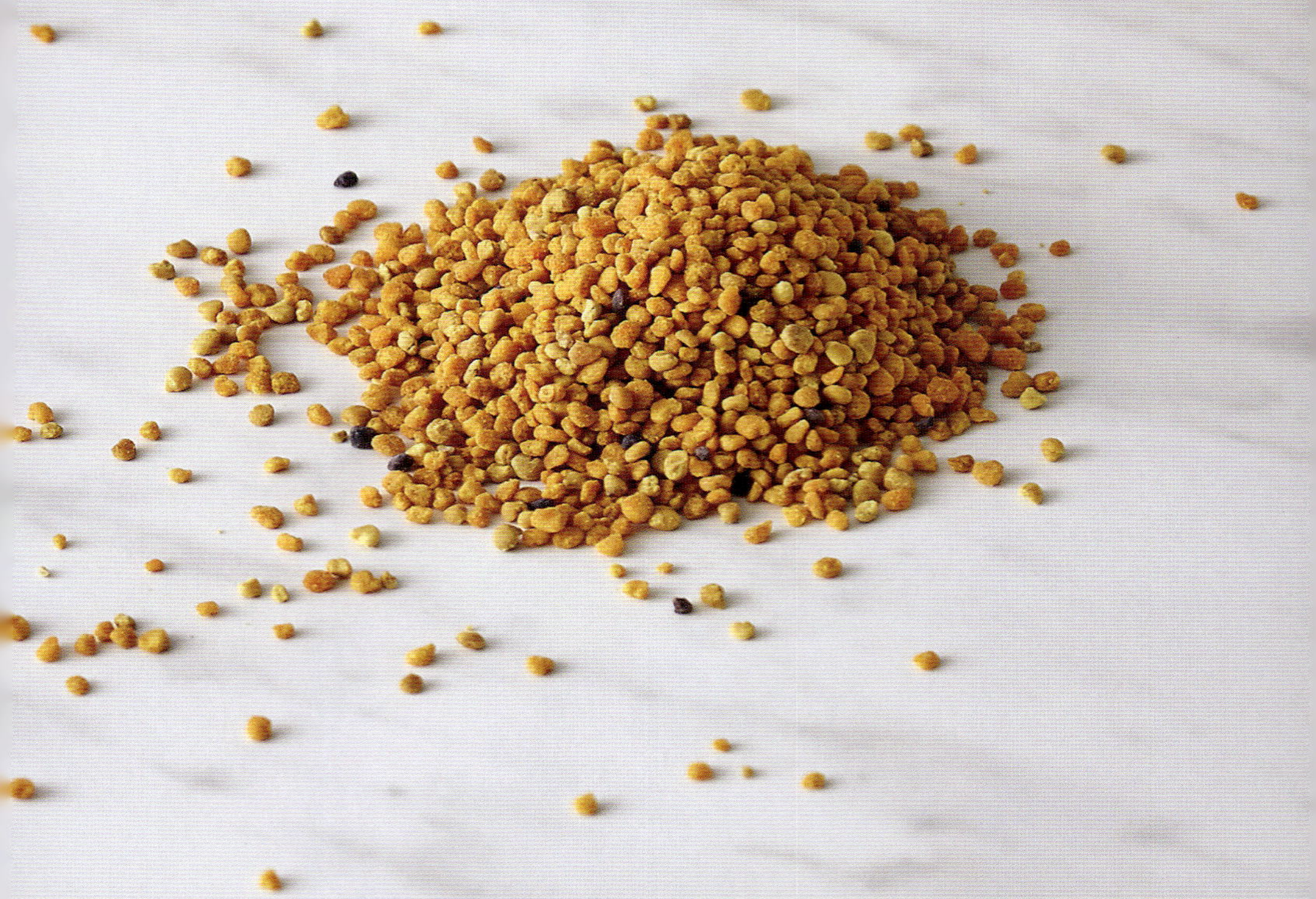

みつばちが集めた花粉でつくる「命の源」

ビーポーレンとは、みつばちが集めた花粉を、巣に持ち帰るために自らの分泌する酵素で団子状に固めたものです。

古代エジプト、中世のヨーロッパや中国など各地で、民間療法に使われてきました。アメリカでは先住民が「命の源」と呼んで宗教儀式で用いたといわれています。

今では、ヨーロッパやアメリカでポピュラーな自然食品です。アメリカでは、ビーポーレンをとることで花粉への耐性をつくり、花粉症を予防する治療も行われています。

「自然界に存在するもっとも完璧なスーパーフード」といわれるほど栄養素が豊富。ビタミンやミネラルが多く含まれます。

おすすめの料理　パインとキウイのキヌアヨーグルトボウル

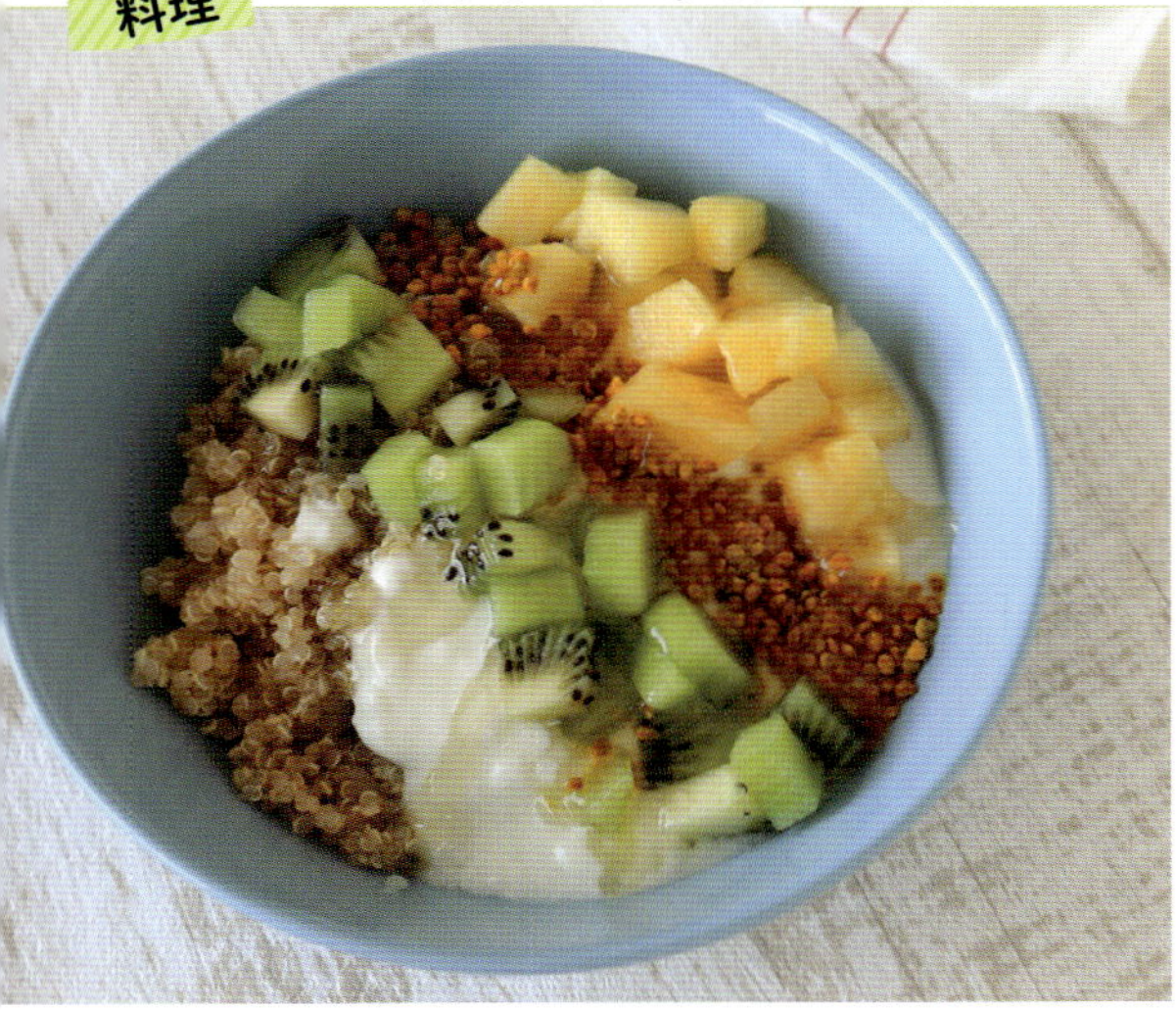

とり方のポイント

主流となっている粒タイプは、ヨーグルトやアイス、シリアル、サラダなどのトッピングに。粒を粉末状にしたパウダータイプは、クッキーやケーキ、パンに練り込んだりして使うのがおすすめ。

味・風味	はちみつ由来のほのかな甘みがある。
調理法	加熱調理可能。 焦げやすいので加熱し過ぎに注意。
保存法	直射日光、高温多湿を避け、常温で保存する。

成分＆健康効果　ビタミンB群のナイアシンや葉酸が体を強くする

ビタミンB群のナイアシンが豊富に含まれる。たんぱく質の代謝を助けて免疫機能を上げる働きがある。血液をつくる働きがある葉酸とビタミンB_{12}も含まれる。

その他、ミネラルや脂肪酸も豊富に含まれ、わずかな量で非常に多くの栄養素がとれる。

- ビタミンB群
- ビタミンE
- 葉酸
- アミノ酸
- 鉄
- 亜鉛
- 必須脂肪酸

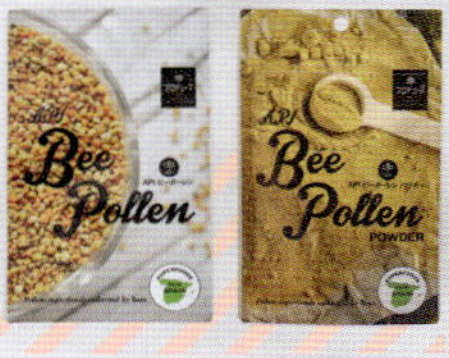

参考商品

（左）APIビーポーレン
70g／1,500円（税抜）
（右）APIビーポーレンパウダー
50g／1,500円（税抜）
（アピ株式会社）

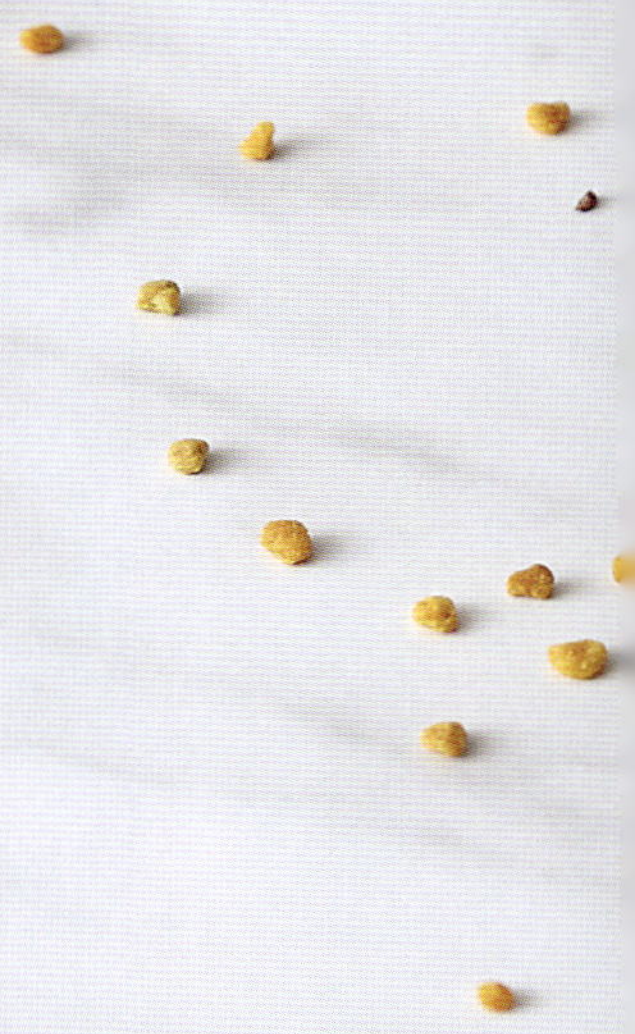

基本DATA

別名
みつばち花粉、花粉荷《かふんか》

原産地
スペイン

主な産地
スペイン、オーストラリア、ブラジル、中国など

食用部分
すべて

主な形状
ドライ、パウダー

生活習慣病予防　アンチエイジング　リラックス　集中力アップ

カカオ由来のポリフェノールとテオブロミンで心身ともに健康に

パウダー　ドライ

カカオ

CACAO

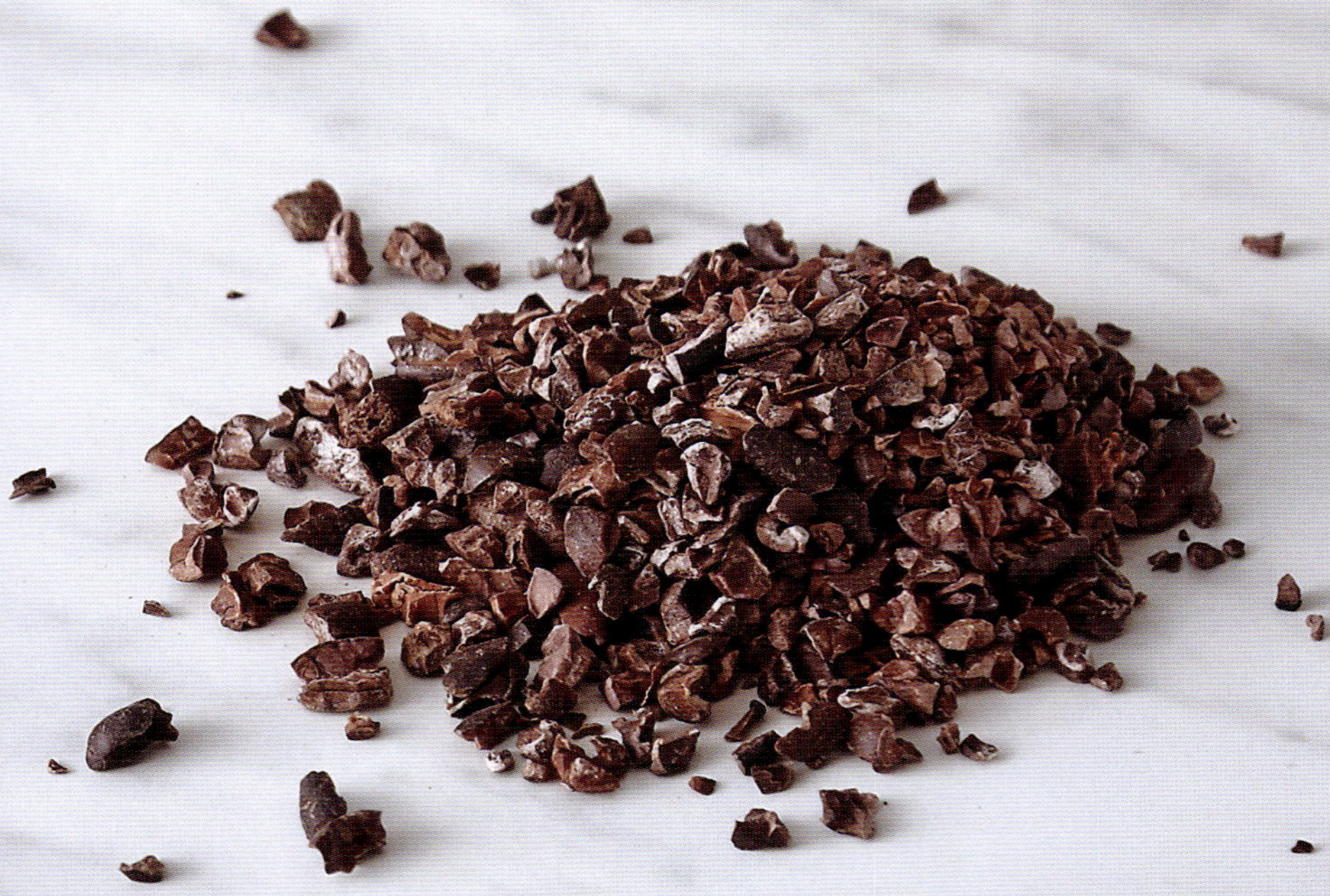

″神の食べ物″という異名をもつ芳醇な実

カカオは、学名で「テオブロマ・カカオ」といいます。ギリシャ語で、神の（テオ）食べ物（ブロマ）という意味です。

中南米原産で、マヤ・アステカ帝国の時代から、「ショコラトル」という飲み物にされたり、貨幣として使われたりして、貴族の間で大切にされました。

その後、アフリカや東南アジアでも栽培されるようになりました。木の幹にラグビーボールのような実をつけ、中に白い果肉に包まれた約2〜3㎝の種子が入っています。これがカカオ豆です。

カカオ豆から胚乳だけとり出したものをカカオニブと呼び、これを加工するとチョコレートになります。ただし、カカオニ

写真はローストしたカカオニブです。

おすすめの料理

レシピはP104

バナナのカカオスムージーボウル

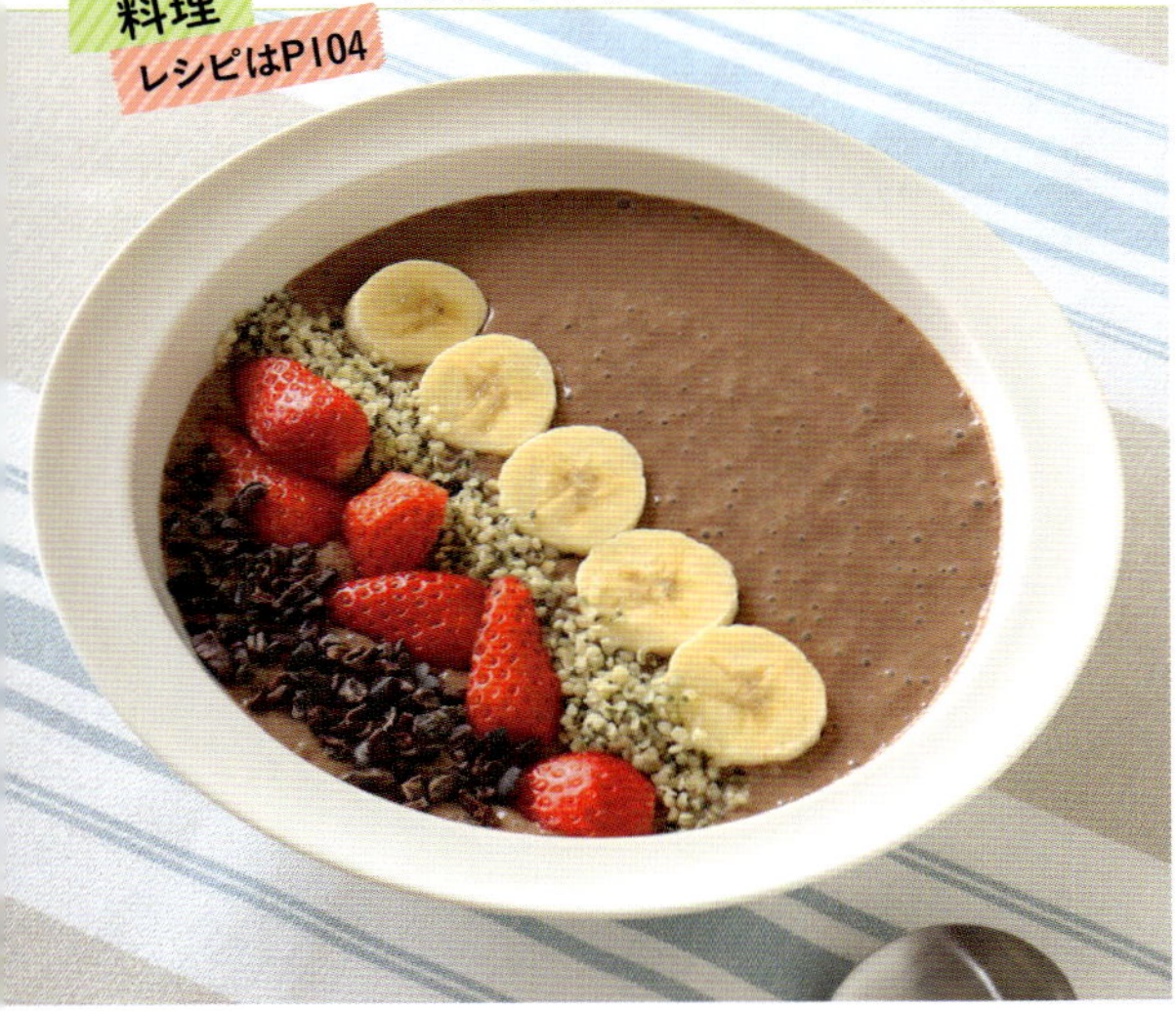

とり方のポイント

ヨーグルト、シリアルなどに入れて食べる。ニブはそのままトッピングするほか、ミキサーでバナナやアボカドなどの食材と混ぜて、スムージーのようにしても。パウダーはドリンクなどに。

味・風味 香ばしくマイルドな苦味と、少し発酵香もある。

調理法 ニブとパウダーは粒子の違いで使い分ける。

保存法 直射日光、高温多湿を避けて、冷暗所で保存する。

成分＆健康効果

カカオポリフェノールの抗酸化作用で体の酸化を防ぐ

カカオポリフェノールには、強い抗酸化作用があり、動脈硬化予防や美肌に効果があるほか、血圧を下げたり、ストレスを軽減する働きがある。また、テオブロミンやフェニルエチルアミンがホルモンや神経伝達物質に働きかけて、リラックス効果と集中力を高める。

- カカオポリフェノール
- テオブロミン
- フェニルエチルアミン
- 食物繊維
- マグネシウム

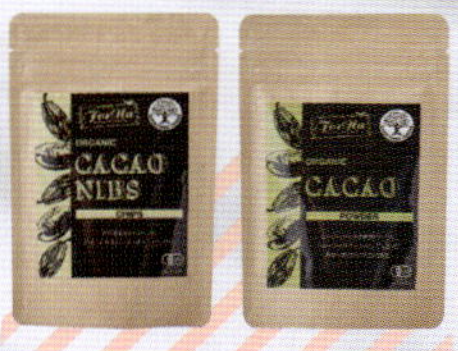

参考商品

（左）オーガニックカカオニブス
50g／812円（税抜）
（右）オーガニックカカオパウダー
50g／845円（税抜）
（スーパーフーズトレーディング株式会社）

基本DATA

原産地
中南米

主な産地
中南米、アフリカ

食用部分
種子

主な形状
ドライ（ニブ）、パウダー

ブ自体には甘みはなく、ナッツのような味わいです。食物繊維が豊富なほか、カカオ特有のカカオポリフェノールや、テオブロミンなどの成分が含まれるのが、ほかの食材にはないポイントです。

毎日のオイルと甘味料をスーパーフードにかえて病気予防

油や砂糖などの調味料には、体によいものと悪いものがあります。
料理や食事に毎日使うからこそ、
何を選ぶかによって体への影響は大きくかわってきます。

油に含まれる、よい脂肪酸と栄養素

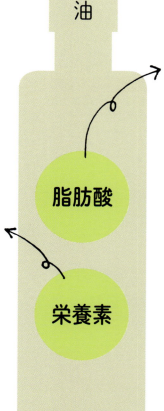

栄養素

脂溶性ビタミン
――ビタミンEなど

油に溶ける性質があるビタミン。抗酸化作用があるビタミンEなどは、植物油から効率よくとれる。

その他の成分
――ポリフェノール、γ-オリザノールなど

油の原料の植物に含まれる栄養素。抗酸化作用や、血中のコレステロールを減らす作用があるものがある。

脂肪酸

中鎖脂肪酸
（飽和脂肪酸）

酸化しにくく、常温では固体。早く吸収・分解されてエネルギーになるため、太りにくい。

α-リノレン酸
（オメガ3系脂肪酸）

不飽和脂肪酸の一つで、必須脂肪酸。酸化しやすい。脳の機能アップや、動脈硬化予防につながる。体にたまりにくい。

オレイン酸
（オメガ9系脂肪酸）

酸化しにくい。血中の悪玉コレステロールを減らす働きがある。とり過ぎても悪影響はない。

リノール酸
（オメガ6系脂肪酸）

不飽和脂肪酸の一つで、必須脂肪酸。酸化しやすい。体の機能に不可欠だが、とり過ぎると体内の細胞を傷つける。

Point

上記のよい脂肪酸が
多く含まれ、
栄養素が豊富な
油を選ぶ。

おすすめのスーパーフードオイル

写真は焙煎タイプのエゴマ油です。

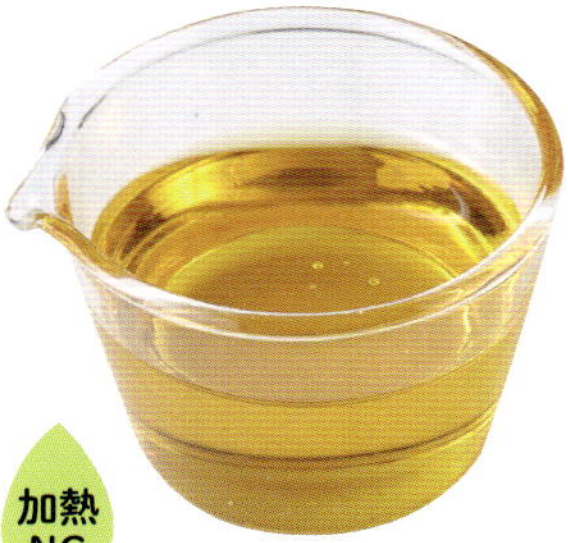

加熱NG

エゴマ油

α-リノレン酸

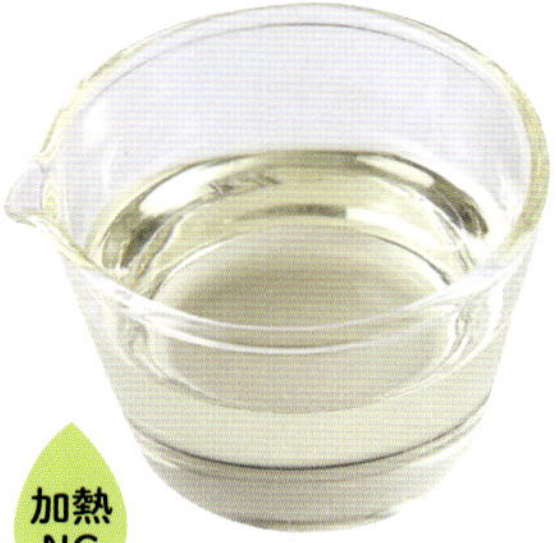

加熱NG

アマニ油

α-リノレン酸

血管を強くするα-リノレン酸が含まれる

オメガ3系脂肪酸のα-リノレン酸が全体の約6割と高い割合で含まれる。植物油の中でトップクラス。動脈硬化を予防して血圧を下げ、血管の傷を修復する効果がある。

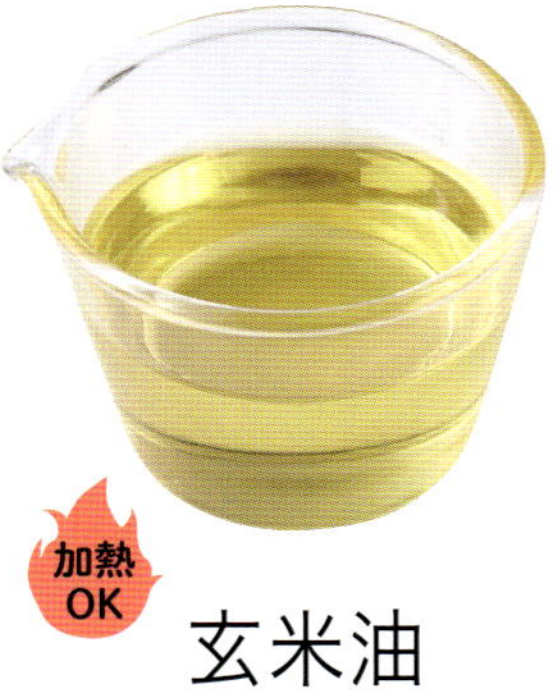

加熱OK

玄米油

ビタミンE

γ-オリザノール

加熱に強く 自律神経を整える

玄米特有のγ-オリザノールが含まれる。血中の悪玉コレステロールを減らしたり、自律神経を整える働きがある。

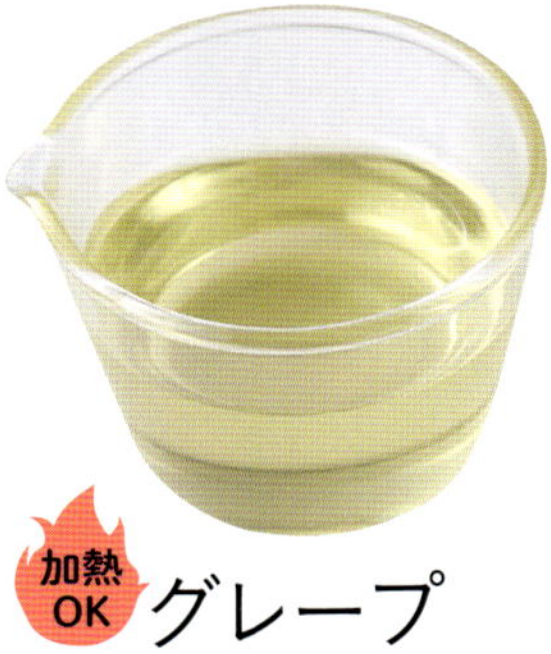

加熱OK

グレープシードオイル

植物ステロール

ビタミンE

抗酸化作用の 強い油

炎症を抑える植物ステロールのカンペステロールや、血中の悪玉コレステロールを減らすβ-シトステロールが含まれる。

参考商品

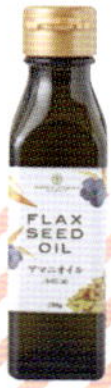

アマニオイル
110g／900円（税抜）
（株式会社波里）

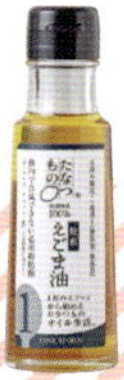

焙煎えごま油
93g／1,674円（税込）
（株式会社GNS）

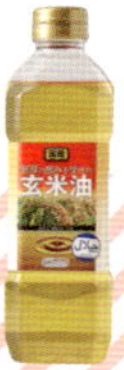

玄米油
600g／700円（税抜）
（オリザ油化株式会社）

よい脂肪酸・栄養素の油を選んでとる

オイルや甘味料のように、料理などで毎日使うものは、特に選び方が重要です。

悪いものを毎日とり続けると体への悪影響が蓄積します。よいものをとれば体への負担も少なく、病気予防につながります。

油を選ぶときのポイントは、よい脂肪酸と栄養素が含まれること。積極的にとりたい脂肪酸は、オメガ3系脂肪酸のα-リノレン酸です。必須脂肪酸ですが不足しやすく、きちんととれば生活習慣病予防につながります。

栄養素ではビタミンEです。植物油全般に多く含まれますが、できるだけ含有量の多いものを選ぶとよいでしょう。

甘味料は血糖値の上がりにくいものを選ぶ

甘味料を選ぶときのポイントは、血糖値が上がりにくいこと。血糖値の急上昇は、動脈硬化や糖化（P122）を引き起こし、生活習慣病の原因になります。

健康のためには、血糖値の上がりやすさを示す「GI値」（P62）が低いものを選びましょう。

おすすめのスーパーフード甘味料

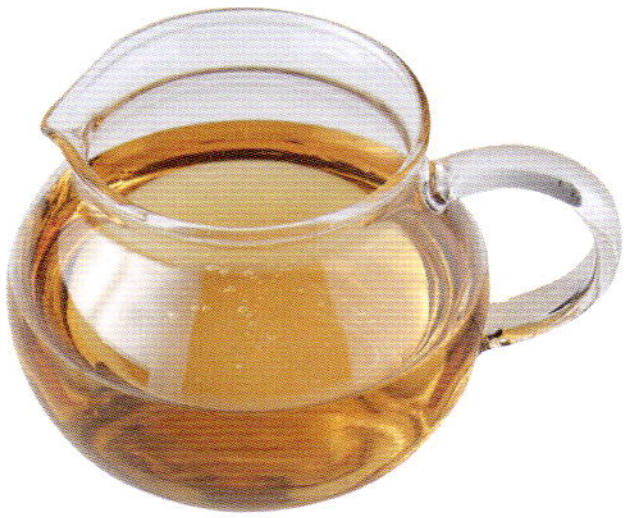

アガベシロップ

低GI

イヌリン

食物繊維のイヌリンが便秘を解消

メキシコのリュウゼツランの茎を圧搾したシロップ。甘みが砂糖の1.3倍と強い。イヌリンという水溶性食物繊維を含み、血糖値を上がりにくくしたり、整腸作用やデトックス効果が期待できる。

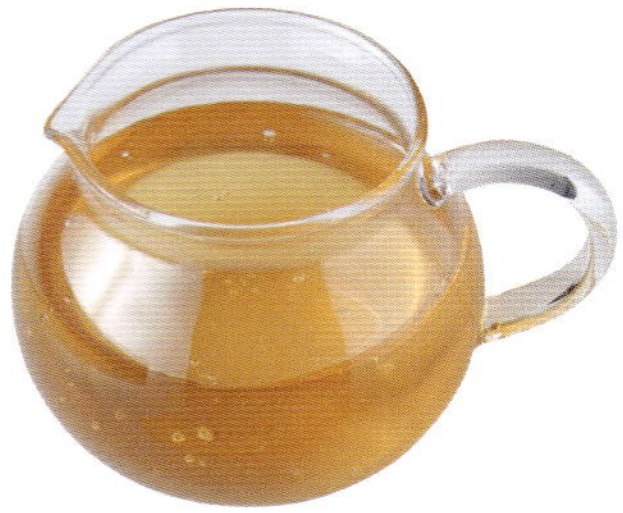

生はちみつ

酵素

ミネラル

酵素が腸内環境を整える

加熱処理をしていない収穫したままのはちみつ。酵素が生きたまま含まれるといわれ、代謝をアップさせ、ダイエットを助けるとされる。不要なものを排出するカリウムなどのミネラルもとれる。

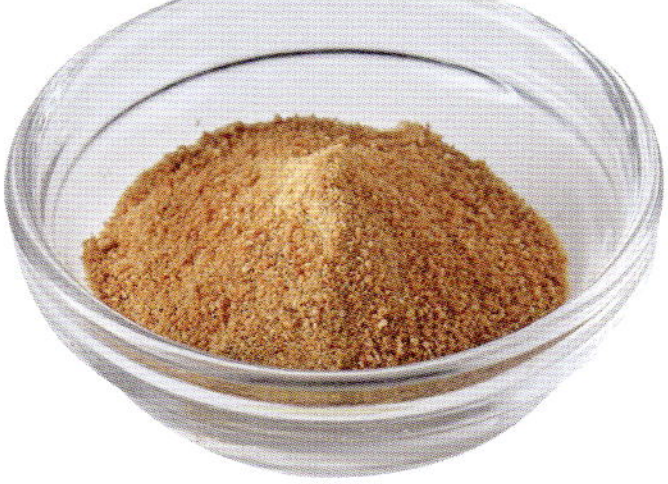

ココナッツシュガー

低GI

ミネラル

ミネラル豊富で 体の調子を整える

ココヤシの花の蜜からとれる砂糖。低GIなので血糖値が上がりにくい性質がある。カリウムやマグネシウムといったミネラルなども含まれる。

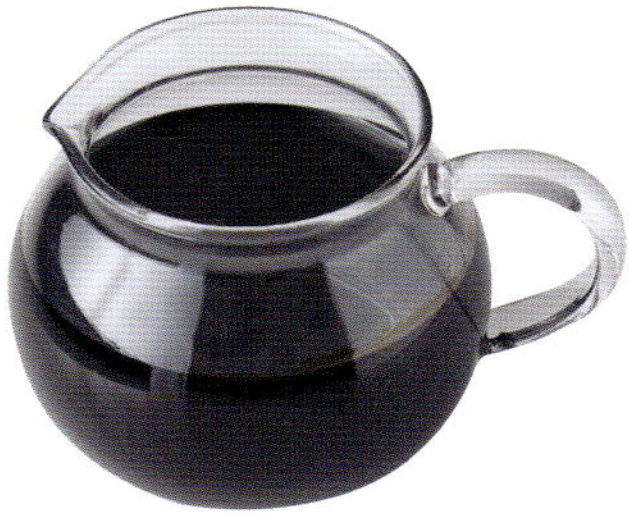

ヤーコンシロップ

低GI

ミネラル

低GIで ダイエットを助ける

南米のアンデス山脈で食べられてきた根菜・ヤーコンのエキスを煮詰めたシロップ。黒い色をしていて、カラメルのようなほんのり苦味のある味。低GIなので、血糖値が上がりにくいといわれる。

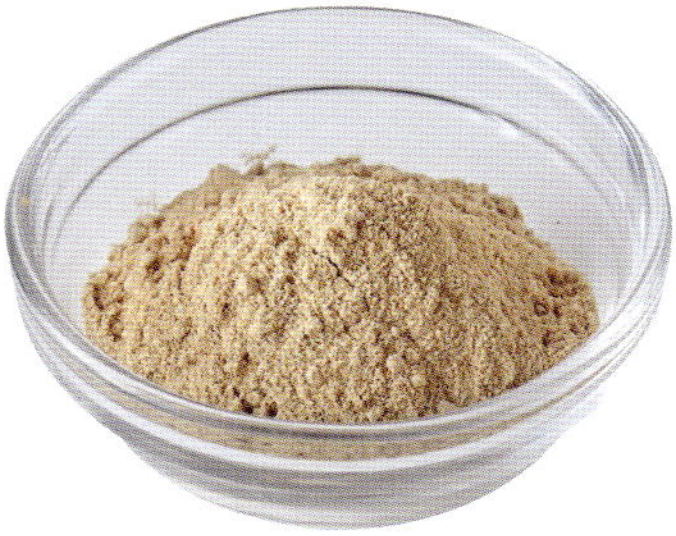

メスキート

低GI

食物繊維

食物繊維や ミネラルもとれる

南米ペルーに生えるメスキートという木になる豆を鞘ごと粉末状にしたもの。ナッツのような風味とカラメルのような甘さがある。低GIで、食物繊維やたんぱく質、鉄や亜鉛などのミネラルもとれる。

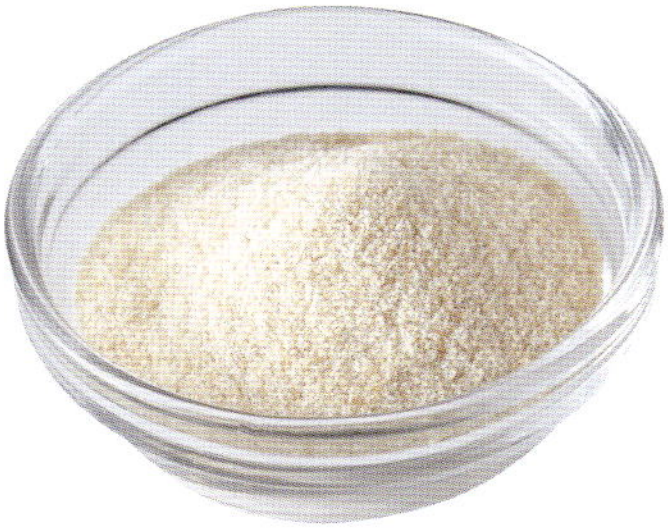

きび砂糖

低GI

精製度が低いので 吸収が穏やか

さとうきびから搾られた砂糖液を、精製せずに煮詰めてつくられる。カリウムやマグネシウムなどのミネラルがそのままの状態で含まれる。体に吸収されにくく、血糖値が上がりにくい。

不要なものを
出して
すっきりしたい！

デトックスに効くワケ

便秘解消&解毒作用で たまったものを排出する

便秘を解消したり、体内の不要なものを排出するには、腸内環境を整えることが大切です。食物繊維や、解毒作用のある成分が含まれるスーパーフードで、腸内環境を整えましょう。

不要なものがたまる原因は……

腸内環境が悪くなる

炭水化物を抜いたり、野菜や海藻の摂取量が減ったりすると、腸の善玉菌のエサになる食物繊維が不足するため腸内環境が悪化する。

臓器の機能が低下する

年齢による体調の変化やストレス、疲労により、肝臓や腎臓などのデトックス（排出）に関わる臓器の機能が低下する。

この栄養素で解決！

食物繊維で腸内環境を整える

食物繊維をとることで腸内の善玉菌を増やし、お腹の調子を整える。腸の動きが正常になるほか、便のかさを増したり、便の流れをよくすることで、便秘を解消する。

ポリフェノールなどで機能アップ

ポリフェノールの中には、コレステロールを排出したり、肝機能を高めるものがあるので積極的にとる。また、解毒作用のある機能性成分スルフォラファンもデトックスに効果的。

こんなスーパーフードが効く

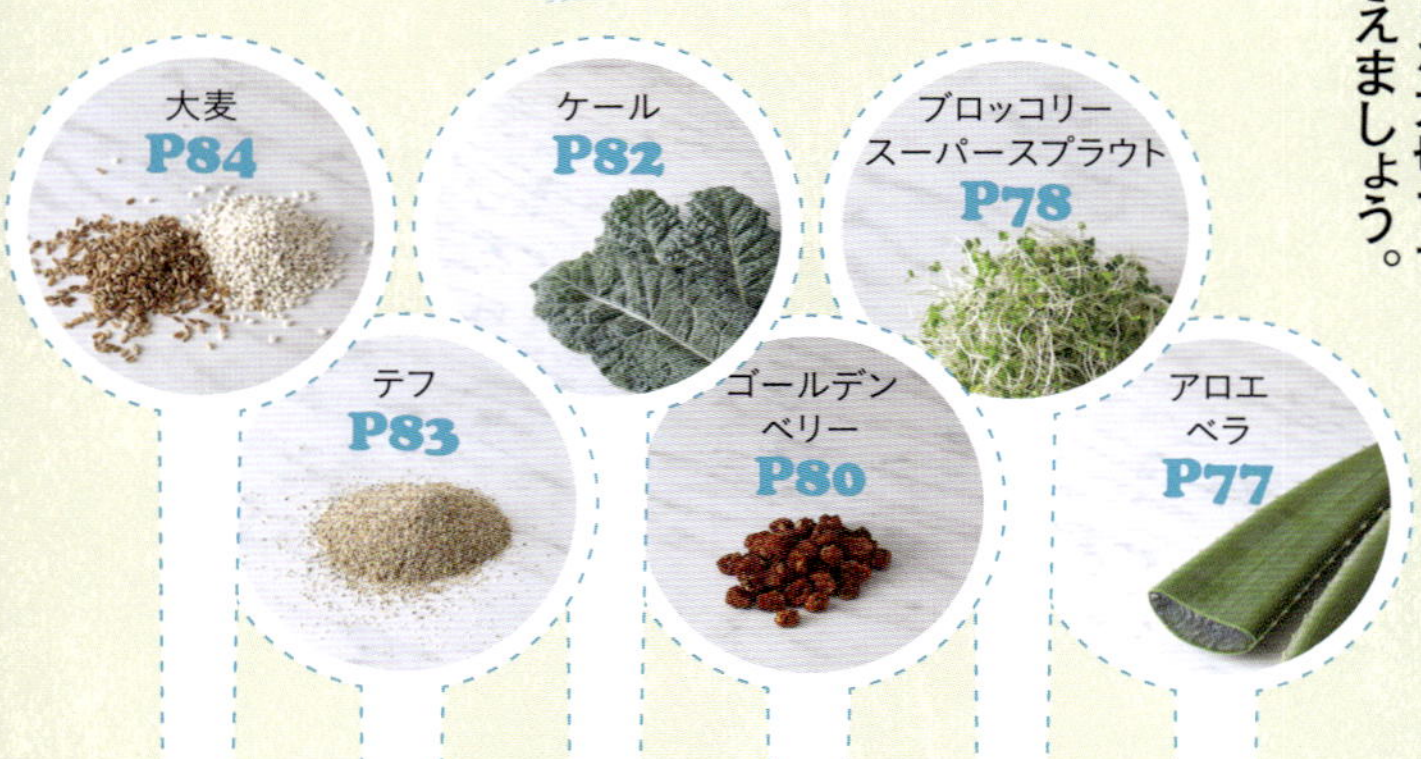

大麦
P84
ケール
P82
ブロッコリースーパースプラウト
P78
テフ
P83
ゴールデンベリー
P80
アロエベラ
P77

デトックス　殺菌作用　消化機能アップ

透明のゲル質に、消化を助ける成分や抗炎症成分が含まれる

フレッシュ

アロエベラ

ALOE VERA

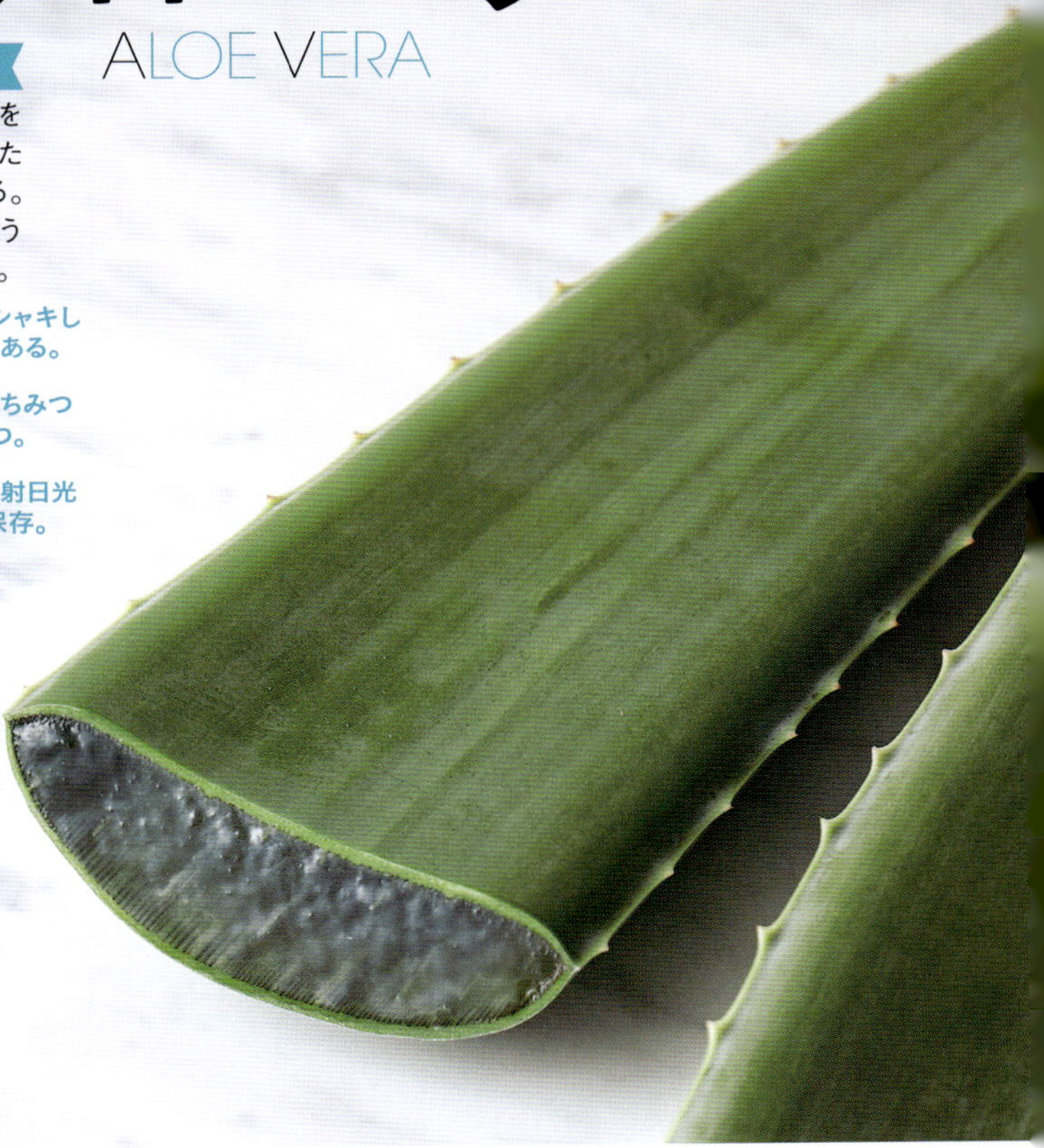

とり方のポイント

皮をむき、切って中のゲル質を取り出す。スムージーに混ぜたり、サラダの具材にして食べる。お刺身のようにそのまましょうゆやポン酢をかけて食べても。

味・風味	味はない。シャキシャキした食感とねばりがある。
調理法	基本的に生食。はちみつ漬けなら1か月もつ。
保存法	新聞紙で包み、直射日光を避けて常温で保存。

基本DATA

別名

真性アロエ、バルバドスアロエ

原産地

アフリカ、アラビア半島

主な産地

アフリカ、アメリカ、アジア、ヨーロッパの主に砂漠地帯。日本では沖縄など

食用部分

葉肉

主な形状

フレッシュ

〝不死の植物〟といわれる薬効食材

アロエベラは、ユリ科の多肉植物の野菜。観賞用のアロエと違い葉が厚くて大きく、中に透明のゲル質が含まれています。

古代エジプト人が発見し、古くから食用にしていました。「不死の植物」といわれ、傷口に塗る薬や肌の保湿剤としても重宝されました。

成分＆健康効果

ねばねば成分が消化を助け排出を促す

ねばり成分の多糖類が、消化器官の上皮細胞の複製を促し、消化機能を助ける。デトックス作用があり、便秘解消などに効果がある。そのほかアロエベラ特有の成分に中性脂肪を減らす働きや、殺菌作用などもある。

多糖類　アロエマンナン　アロイン　サポニン

デトックス

肝機能アップ

アンチエイジング

解毒作用があるスルフォラファンが、成熟したブロッコリーの20倍

フレッシュ

ブロッコリー スーパースプラウト

BROCCOLI SUPER SPROUT

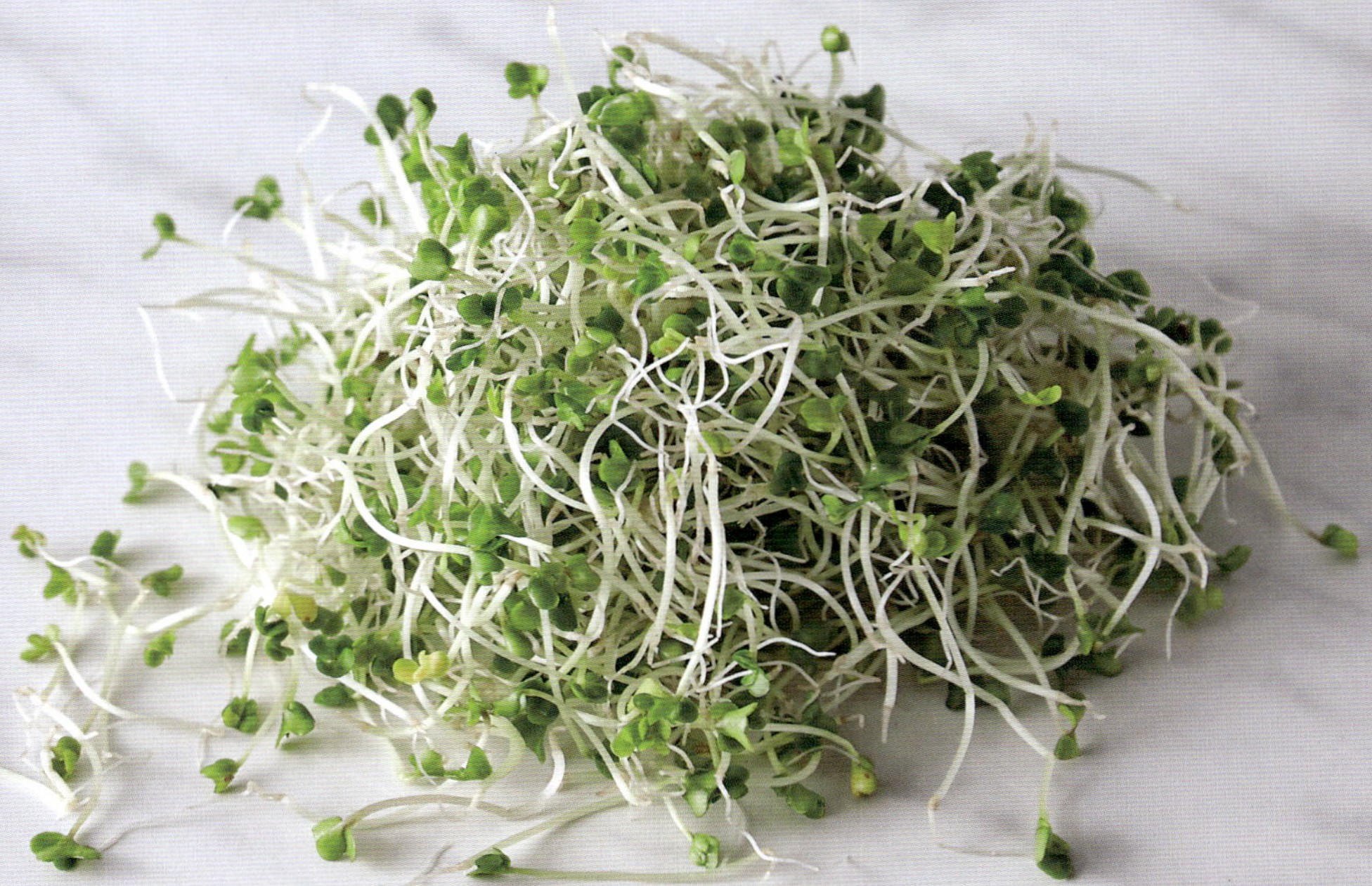

医学博士の研究から生まれた野菜

ブロッコリー スーパースプラウトは、アメリカのジョンズ・ホプキンス大学の予防医学の研究者によって開発された野菜です。

1992年当初、まずブロッコリーには「スルフォラファン」という、体内の抗酸化酵素の働きを高めたり、解毒作用がある優れた成分が含まれることがわかりました。

その後、ブロッコリーの中でも品種によってスルフォラファンの濃度が異なることがわかり、研究が進められました。

1997年には、特に高濃度で含まれる品種が発見され、さらに発芽から3日目の新芽にはもっとも多くスルフォラファンが含まれることが判明。これが

おすすめの料理 ブロッコリー スーパースプラウトとささみのわんぱくサンド

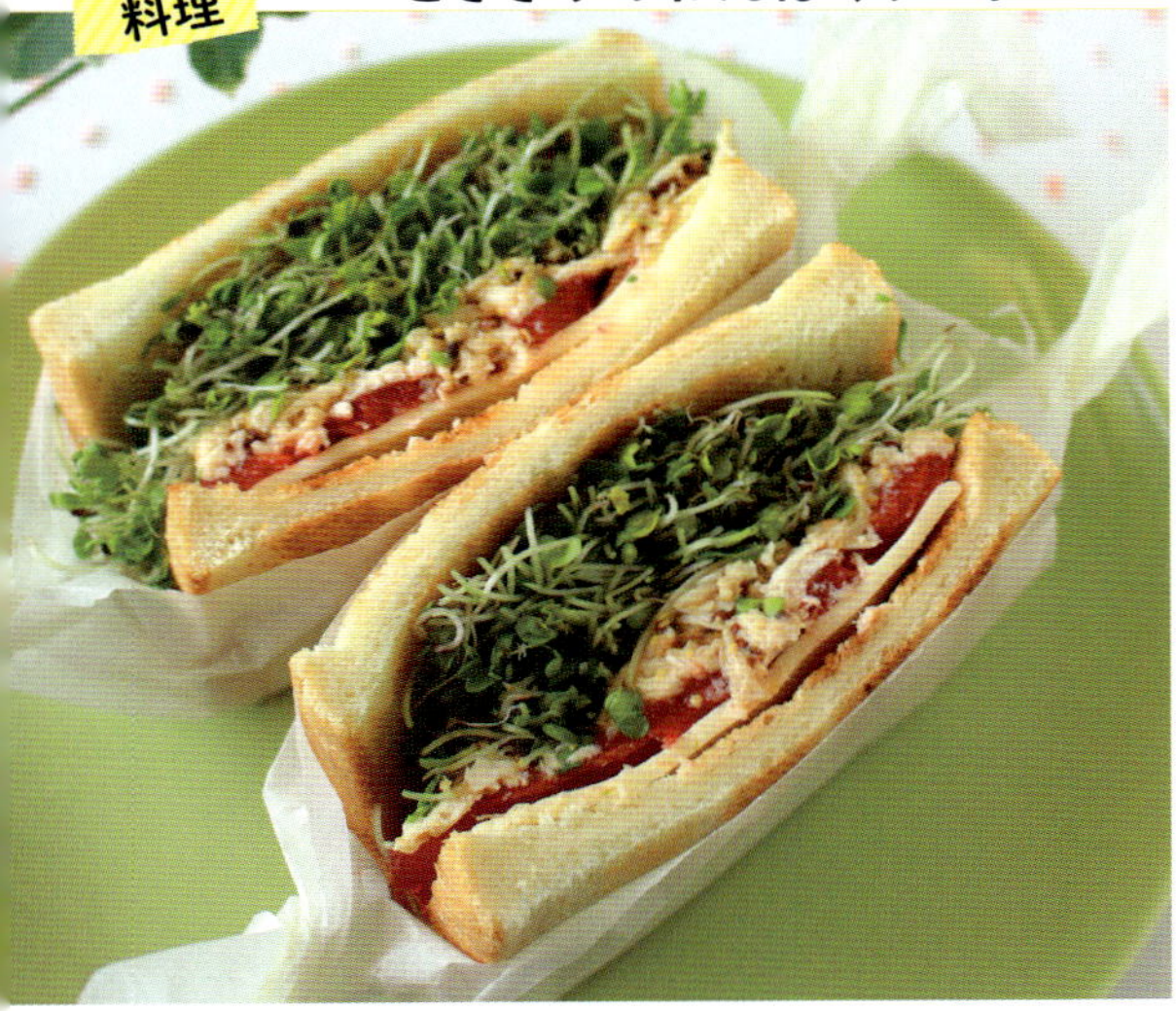

とり方のポイント

サンドイッチにはさんだり、納豆の薬味として使うと、さわやかな風味でよく合う。スルフォラファンを活性化させる酵素が加熱に弱いため、生で食べるほうが効果的。よくかんだり、刻んだりすることでさらに活性化する。

味・風味	ブロッコリーの風味。 マイルドな辛みがある。
調理法	加熱せず生で食べる。 刻んで薬味として使っても。
保存法	冷蔵庫で保存する。

成分＆健康効果

スルフォラファンが解毒や抗酸化に関わる酵素に働きかける

体内では、発がん物質を排出する解毒作用のある酵素や、活性酸素を消す働きのある酵素が生み出される。スルフォラファンにはその酵素の産生を助ける作用があるため、体の中で悪影響をもたらす物質を減らす。そのほか、ビタミン類も豊富に含まれ、抗酸化作用が強い。

- スルフォラファン
- ビタミンC
- ビタミンK
- 葉酸
- ビタミンE
- β-カロテン

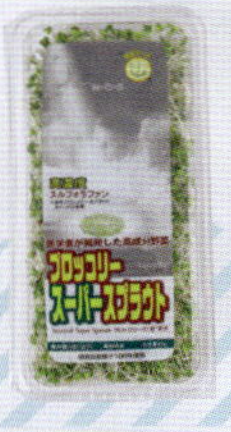

参考商品

ブロッコリー スーパースプラウト
（レギュラーパック）
50g／250円前後
（株式会社村上農園）

基本DATA

原産地
アメリカ

主な産地
日本で手に入るものは静岡県

食用部分
新芽

主な形状
フレッシュ

ブロッコリー スーパースプラウトです。

スルフォラファンの濃度は、成熟した通常のブロッコリーの20倍、通常のブロッコリースプラウトの3倍ともいわれ、効率よくとることができます。

デトックス　粘膜を守る　アンチエイジング　生活習慣病予防

黄色や赤の色素カロテノイドが体を強くする

ドライ

ゴールデンベリー

GOLDEN BERRY

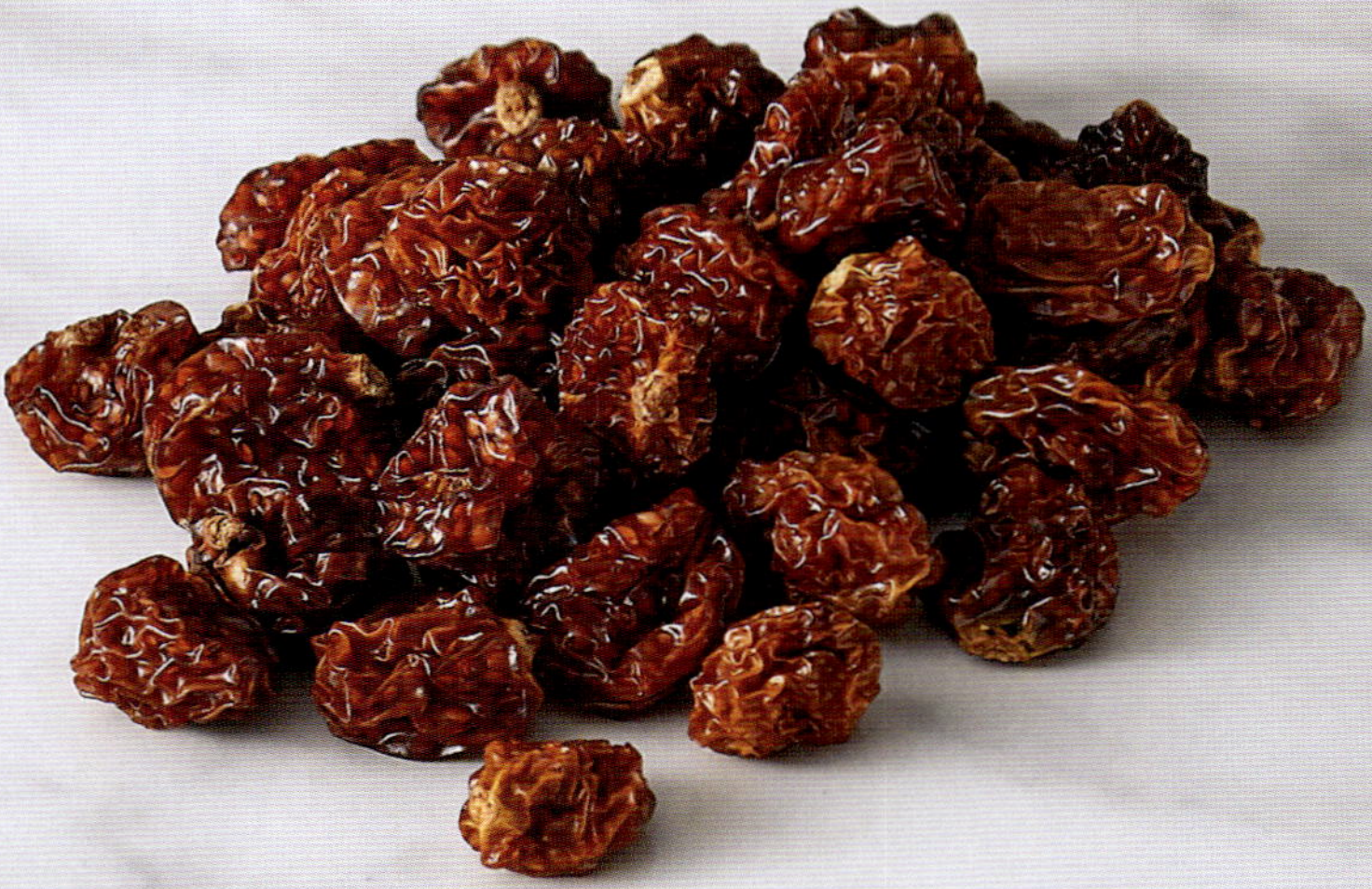

インカ帝国で珍重された食用ほおずきの実

ゴールデンベリーは、ペルー原産の食用ほおずきです。インカ帝国の時代から食べられてきた果実で、「インカの失われし作物」と呼ばれて珍重されてきました。

今では、ペルーをはじめ、ブラジルやコロンビアなどの中南米の国で、先住民たちの手によって栽培されています。

日本でなじみのある、濃いオレンジ色をした観賞用のほおずきとは違い、黄色です。

この黄色の正体は、ゴールデンベリーに豊富に含まれるカロテノイド。β-カロテンやα-カロテンなど、抗酸化物質が豊富に含まれます。ペルーでは、フルーツとして生でそのまま食べられることもあります。

おすすめの料理

ケールとゴールデンベリーのブルーチーズサラダ

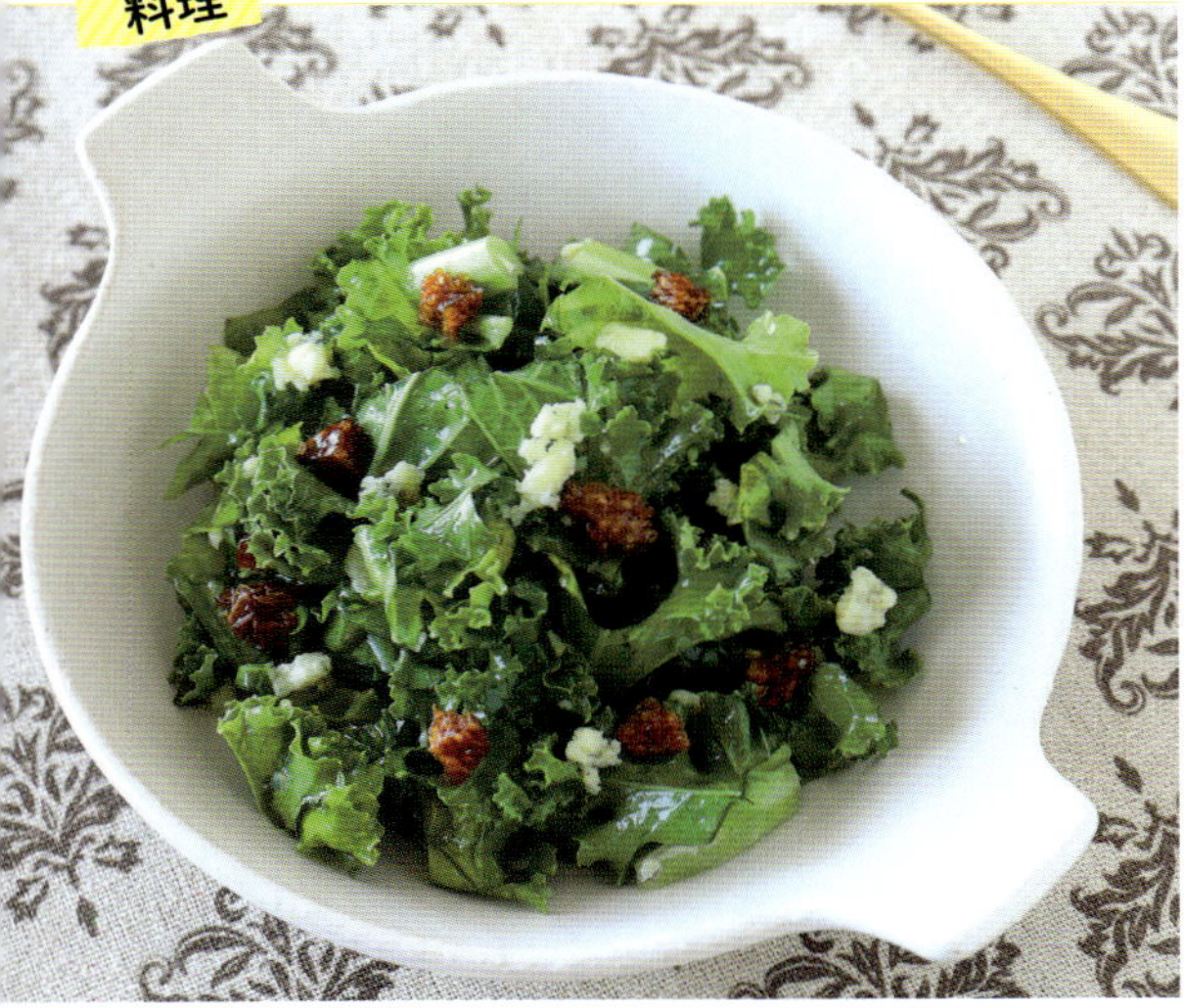

とり方のポイント

サラダやパスタ、ヨーグルト、シリアルなどのトッピングにするほか、和え物に加えたりしてとる。日本に出回っているものはドライフルーツとして加工されているので、シンプルにそのままおやつとして食べても。

味・風味	目が覚めるような酸味と、ほのかな甘みがある。
調理法	加熱せず、そのまま食べる。
保存法	直射日光、高温多湿を避け、冷暗所で保存する。

成分＆健康効果

食物繊維で腸をきれいに。β-カロテンで粘膜も強くする

食物繊維が豊富で腸内環境を整え、便秘解消の効果がある。また、黄色い色素の成分であるβ-カロテンも豊富に含まれる。目や喉の粘膜を強くする働きがあり、風邪をひきにくくする。α-カロテン、ビタミンA、ポリフェノールなどの抗酸化物質も含まれ、アンチエイジングに。

- ビタミンA
- α-カロテン
- β-カロテン
- ポリフェノール

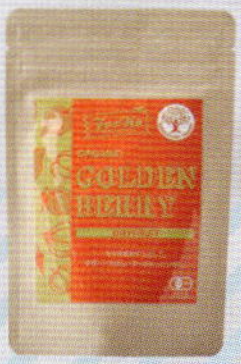

参考商品

オーガニックゴールデンベリー
50g／1,170円（税別）
（スーパーフーズトレーディング株式会社）

基本DATA

別名
インカベリー、アグアイマント

原産地
ペルー

主な産地
ペルー

食用部分
果実

主な形状
ドライ

デトックス　骨や血管を強くする　生活習慣病予防　アンチエイジング

ビタミンKが骨や血管を丈夫に。葉酸が豊富で女性にうれしい

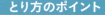

ケール

フレッシュ

KALE

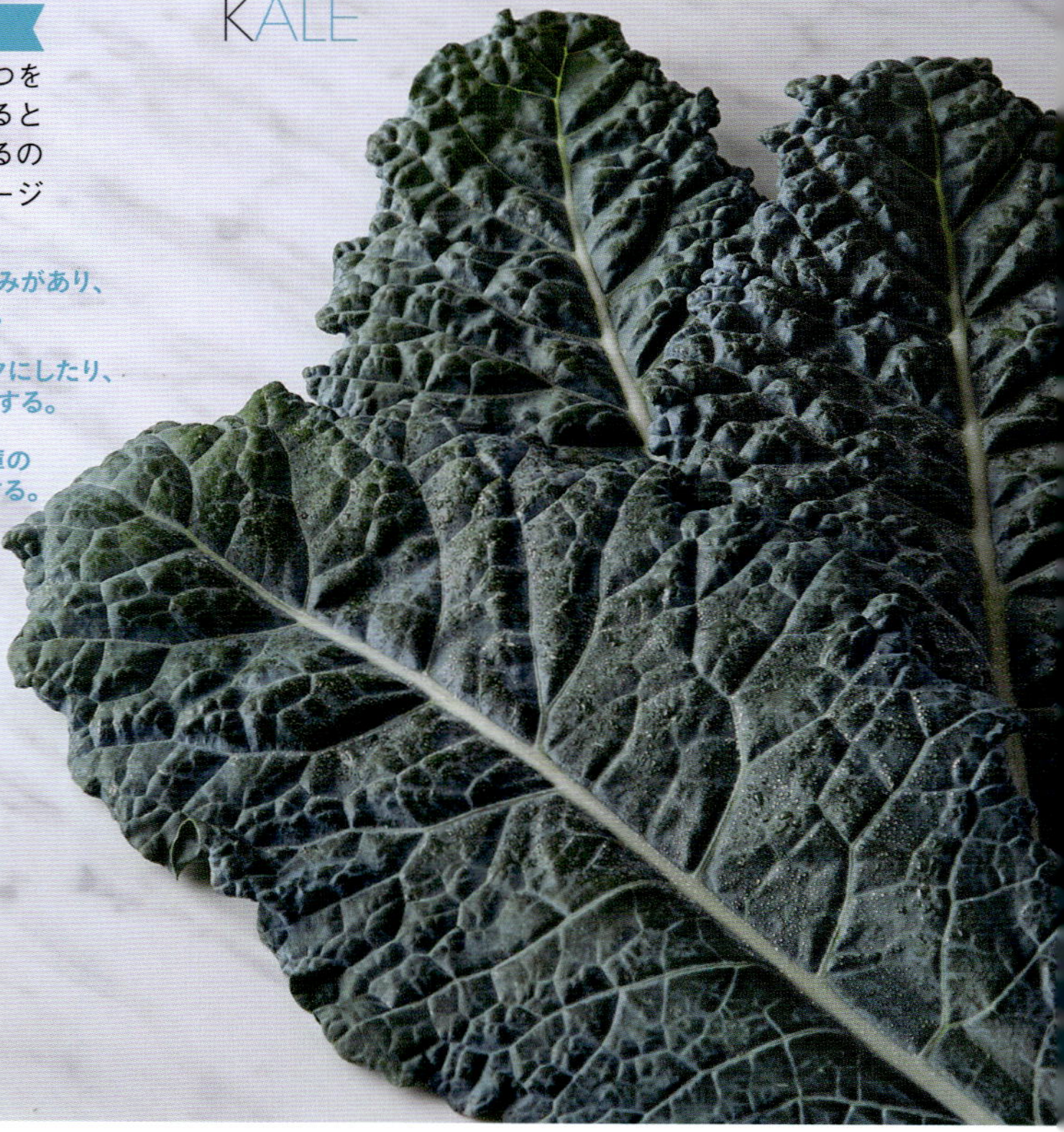

とり方のポイント

青汁ならフルーツやはちみつを加えて飲みやすく。加熱すると甘みが出て苦味が抑えられるので、ロールキャベツやポタージュにするのもおすすめ。

味・風味	独特の香りと苦みがあり、少しクセがある。
調理法	生のままドリンクにしたり、加熱調理したりする。
保存法	購入後は冷蔵庫の野菜室で保存する。

基本DATA

別名
ハゴロモカンラン、葉キャベツ

原産地
地中海沿岸

食用部分
葉

主な形状
フレッシュ、パウダー

〝緑黄色野菜の王様〟と呼ばれ、栄養価が高い

ケールは、青汁の材料としてよく知られているアブラナ科の野菜です。約２０００年前からギリシャやローマなどで栽培がはじまり、日本には18世紀頃にもたらされました。

葉酸のほか、さまざまな栄養素が含まれ、「緑黄色野菜の王様」といわれています。

成分＆健康効果

ビタミンKが骨や血管の機能を助ける

キャベツの仲間で食物繊維が多く含まれるため、便秘解消に。ビタミンKがカルシウムを骨にとどめ、骨を丈夫にする。また葉酸が豊富で、赤血球をつくり貧血を改善したり、たんぱく質を合成して体の発育を助ける働きもある。

ビタミンK　食物繊維　葉酸

ケールには多くの種類があり、写真と異なる場合もあります。

デトックス　ダイエット

腸内環境を整えるレジスタントスターチが不要なものを排出

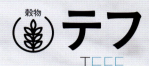

穀物

テフ

TEFF

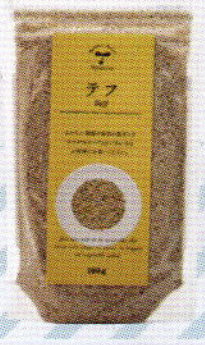

参考商品

テフ
100g／750円（税抜）
（株式会社種商）

基本DATA

原産地
エチオピア

食用部分
実

主な形状
穀物

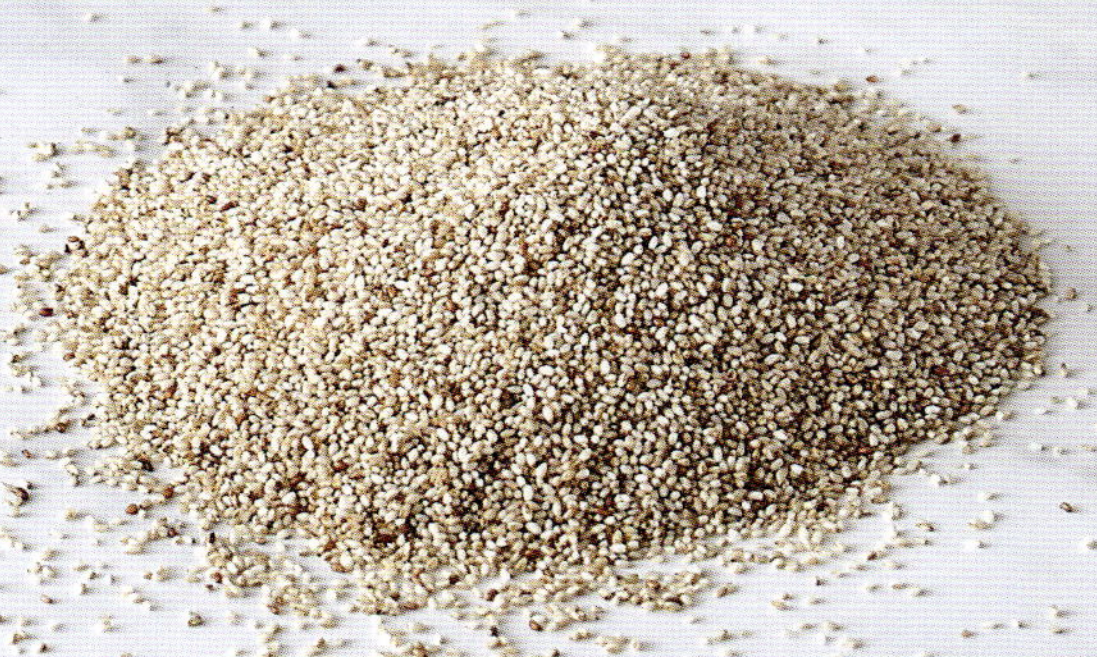

とり方のポイント

白米1合に対してテフ大さじ1と水大さじ1を加えて炊くのが手軽なとり方。サラダやスープに入れるのもおすすめ。

味・風味　クセのない味。食感は焼きたらこに似ている。

調理法　下ゆでして料理に使う。お米と一緒に炊く。

保存法　直射日光、湿気を避け、常温で保存する。

アフリカで愛された古代雑穀の一つ

テフは、アフリカ原産のイネ科の植物で穀物の一種。エチオピアでは約5000年前から栽培されていたといわれます。「テフ」は現地の言葉で「見失う」を表し、非常に小さい粒です。エチオピアでは、石臼でひいて製粉され、インジェラというパンになります。

成分＆健康効果

レジスタントスターチが腸内環境を改善する

レジスタントスターチという、難消化性でんぷんが含まれる。消化されにくく、腸内を移動しながら不要なものを排出する。ミネラルが豊富だが、特に鉄が多く、髪や肌の再生を助ける。

- レジスタントスターチ
- 食物繊維
- カルシウム
- 鉄
- マグネシウム
- グルテンフリー

デトックス　便秘解消　コレステロール値を下げる

食物繊維の一種、β-グルカンが腸内をきれいにしてくれる

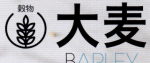

穀物

大麦

BARLEY

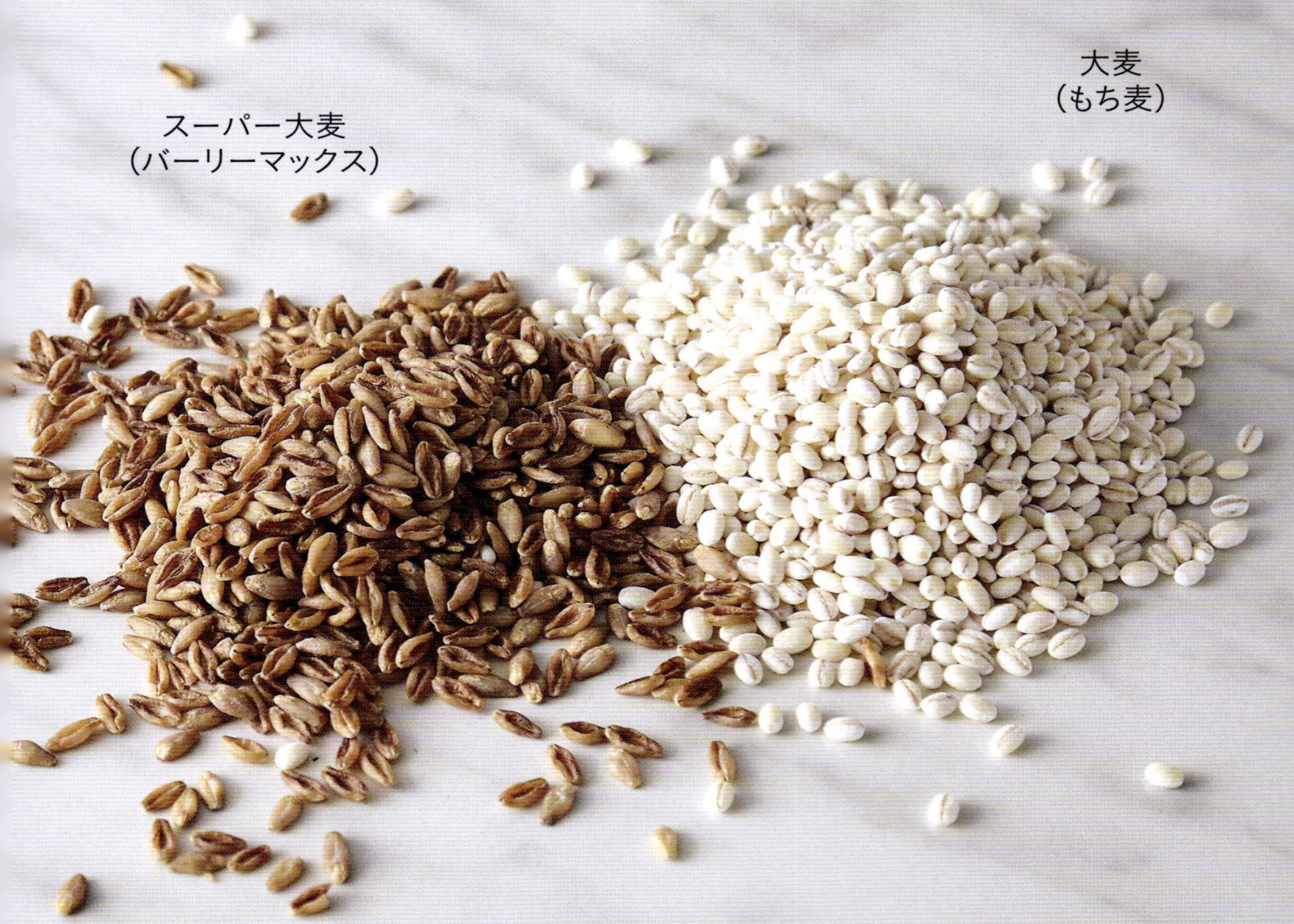

約1万年前から栽培されている穀物

大麦は、世界でもっとも古くから栽培されている穀物の一つです。約1万年前のメソポタミア文明では、すでに栽培されていたといわれています。

雑穀の中でも特に食物繊維が多く含まれます。大麦には、もち種とうるち種の2種類があります。中でも、もち種のもち麦は、β-グルカンという水溶性食物繊維が含まれます。

食物繊維には、水溶性食物繊維と不溶性食物繊維がありますが、穀類に含まれるのは、ほとんどが不溶性食物繊維です。腸の調子を整えるにはその両方が必要ですが、水溶性食物繊維は不足しがち。大麦はその両方を豊富に含むため、腸の調子を整える効果が期待できます。

おすすめの料理　さつまいもとたまごのみそマスタードサラダ

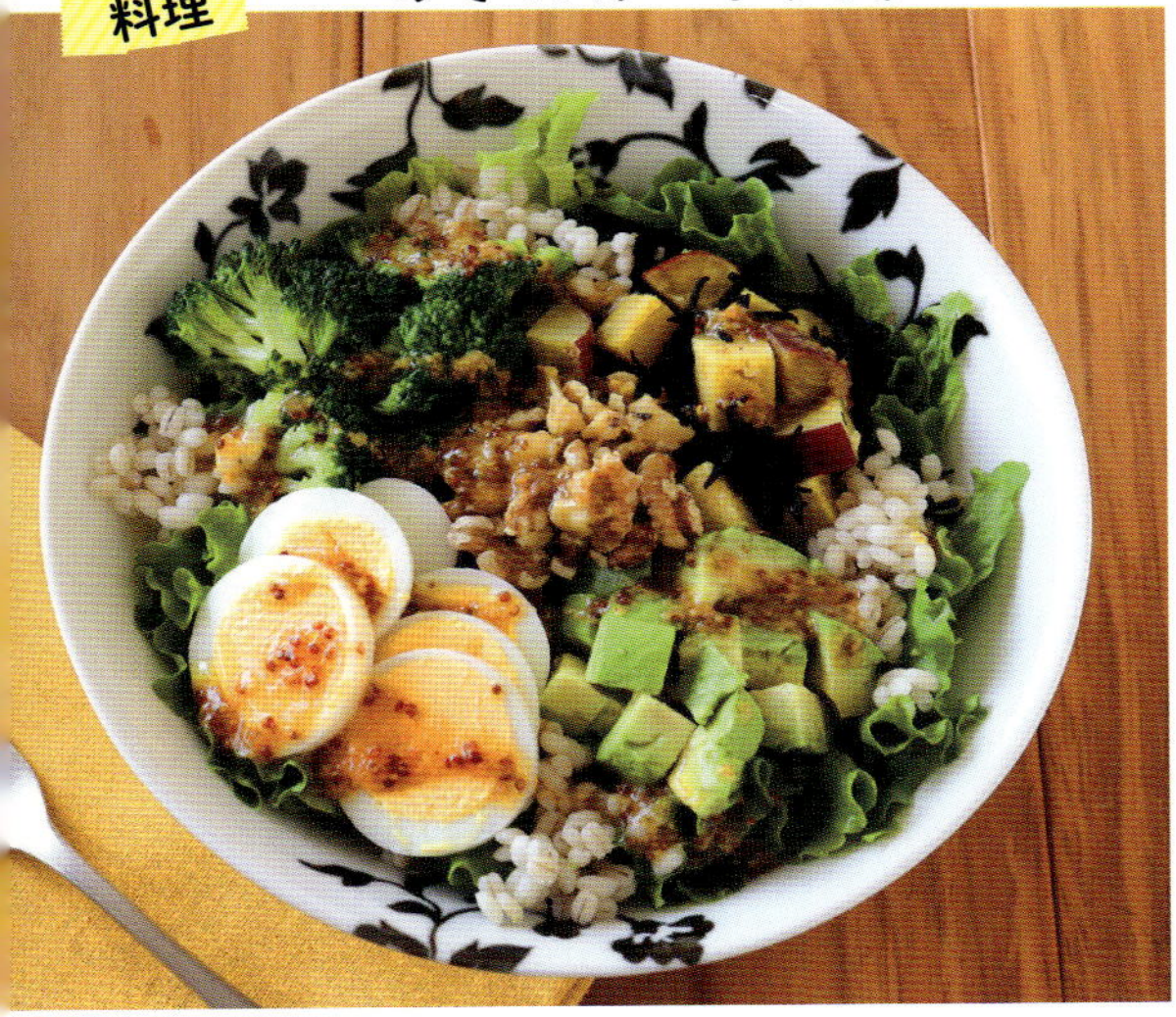

とり方のポイント

サラダやスープの具材にするのがおすすめ。大麦を15～20分下ゆでして料理に加える。お米と一緒に炊いて食べる場合は、白米2～3合に対して大麦50gと水100mlを加えて炊く。

味・風味	ほんのりと甘みがある。 もちもち、プチプチとした食感。
調理法	下ゆでして料理に。 お米と一緒に炊いて雑穀ごはんに。
保存法	直射日光を避けて常温で保存。 ゆでたものは冷凍保存も可能。

成分＆健康効果　水溶性・不溶性食物繊維のバランスが良く、便通を改善する

水溶性食物繊維のβ-グルカンが豊富に含まれ、腸内で善玉菌のエサになり、腸の運動を活発にする。不溶性食物繊維も豊富。腸の中で消化されず、便のかさを増す。２つの食物繊維が便秘を解消する。血糖値の急上昇を防いだり、血中コレステロールを減らす働きもある。

水溶性食物繊維
不溶性食物繊維
β-グルカン

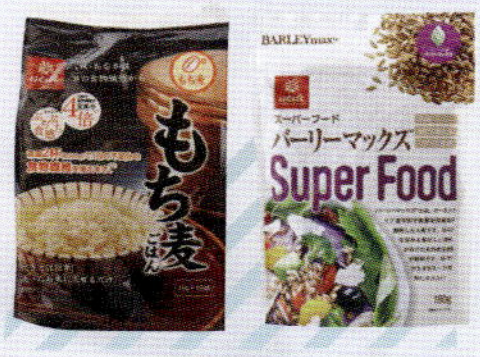

参考商品

（左）もち麦ごはん
600g／450円（税抜）
（右）スーパーフード
バーリーマックス
180g／1,000円（税抜）
（株式会社はくばく）

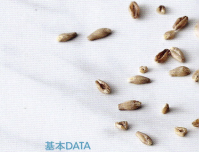

基本DATA

原産地
中央アジア

主な産地
日本、アメリカ、カナダ

食用部分
実

主な形状
穀物

これもおすすめ

バーリーマックス
Barley Max

オーストラリア連邦科学産業研究機構によって開発された新種の大麦。食物繊維と難消化性でんぷんの含有量を増やしたもの。ほのかな甘みがあり、ゆでて料理に使える。

脳を活性化させたい!

脳の活性化に効くワケ

脳の血流アップ、認知症予防の成分が脳の働きを高める

認知症の予防効果があるといわれる栄養素や、脳の血流をアップする働きがある栄養素を含むスーパーフードで、脳を活性化させましょう。

脳の活性化　ダイエット　二日酔い防止

黄色の色素クルクミンに、認知症を予防する効果がある

パウダー

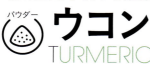

ウコン

TURMERIC

アーユルヴェーダやカレーでおなじみ

ウコンはターメリックともいい、カレーに使われるスパイスです。インドの伝統医学のアーユルヴェーダや、中国の漢方の薬として使われてきました。

黄色い色素であるクルクミンはファイトケミカルの一種で、強い抗酸化作用があります。

二日酔い予防のイメージがありますが、最近では認知症との関連も注目されています。

アンチエイジング　美髪、育毛　生活習慣病予防

タンニン、クロロフィルなど特徴的な成分が豊富

パウダー　ドライ

ゴツコラ

GOTUKORA

中国やインドで、脳や長寿に効くとされてきた

ゴツコラは、ツボクサとも呼ばれるハーブの一種。インドでは料理によく使われたり、アーユルヴェーダでは「神の知恵をもたらすもの」といわれ、脳や神経を活性化する強壮剤として使われたりしてきました。

中国では「若さの泉」を意味する呼び名も。神秘的な食べ物、長寿の薬として使われてきた歴史のあるハーブです。

とり方のポイント

カレーのスパイスや、ターメリックライスに。ウコン茶にしたり、炒め物やスープに加えるのもおすすめ。色が鮮やかになり、食欲を増進させる。

味・風味	味はほとんどないが、スパイシーな風味がある。
調理法	加熱調理が可能。炒め物や煮込み料理にも。
保存法	直射日光、高温多湿を避け、冷暗所で保存する。

成分＆健康効果

クルクミンが脳に作用する

肝機能や脂質代謝を改善する働きのほか、アルツハイマー型認知症の原因「アミロイドβ」の蓄積を抑え、認知症の進行を防ぐという研究結果も出ている。

クルクミン

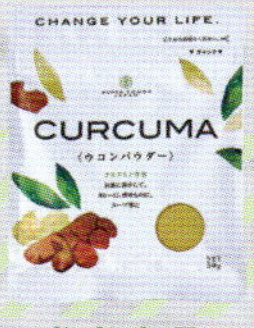

参考商品

ウコンパウダー
50g／360円（税抜）
（株式会社波里）

基本DATA

別名
ターメリック、ウッチンなど

原産地
インド

食用部分
根茎

主な形態
パウダー

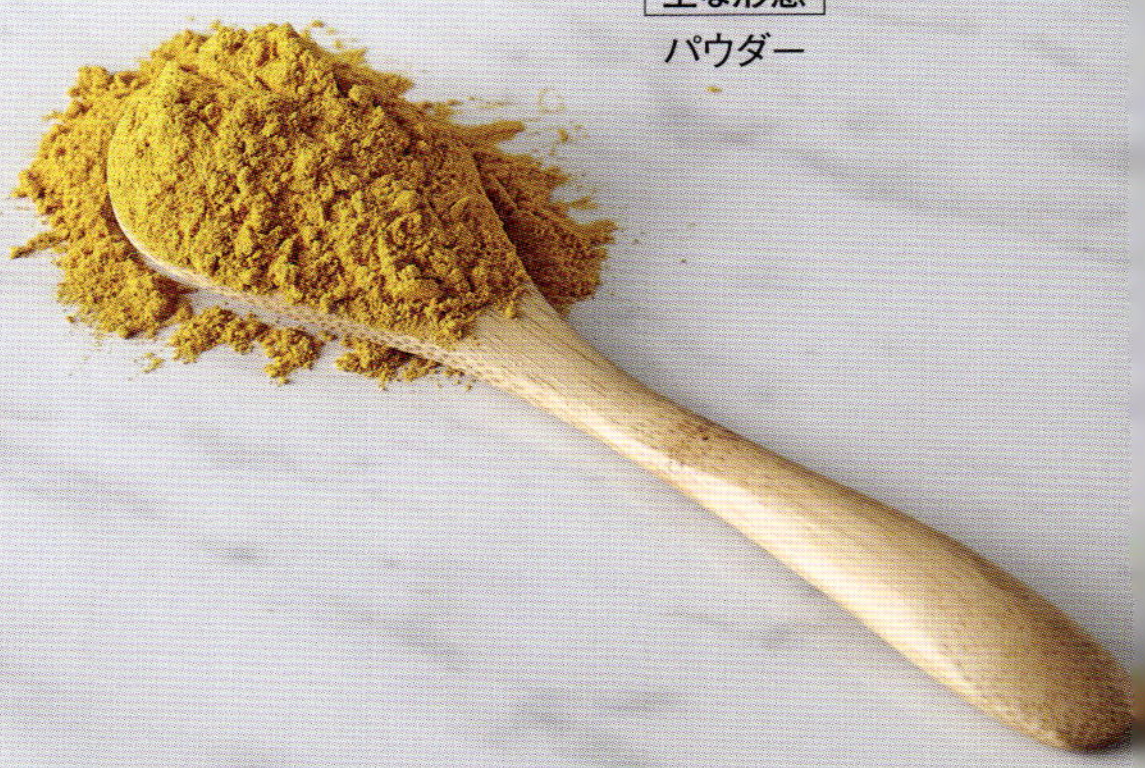

脳の活性化　血行促進

とり方のポイント

お茶にしたり、水でもどしてサラダや炒め物にして食べる。または、みそ汁やおひたしにするのもおすすめ。クセがなく、日本食にも合う。

味・風味	少し青っぽい風味。三つ葉に似ている。
調理法	生食か、さっと加熱する。高温、長時間の加熱は望ましくない。
保存法	直射日光を避け、冷暗所で保存する。

成分＆健康効果

クロロフィルが血液を改善させる

ポリフェノールの一種タンニンが含まれ、抗酸化作用がある。緑色の色素のクロロフィルが含まれ、血流を改善する働きも。脳の血流アップも期待できる。

タンニン　クロロフィル　アントシアニン　カルシウム

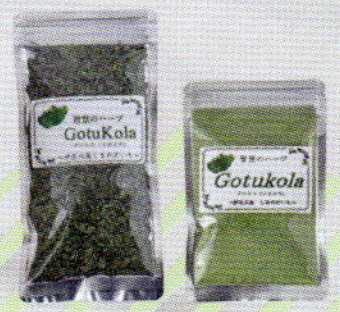

参考商品

（左）ツボクサ茶（伊豆大島産）
20g／1,880円（税抜）
（右）ツボクサ粉末
30g／2,980円（税抜）
（伊豆大島 しまのだいち 事務局
株式会社大吉）

基本DATA

別名
ツボクサ、ゴツコーラ、ブラフミー、タイガーハーブ

原産地
インド、スリランカ

主な産地
インド、スリランカ、日本（伊豆大島）

食用部分
全草（葉、茎）

主な形態
ドライ（茶葉）、パウダー

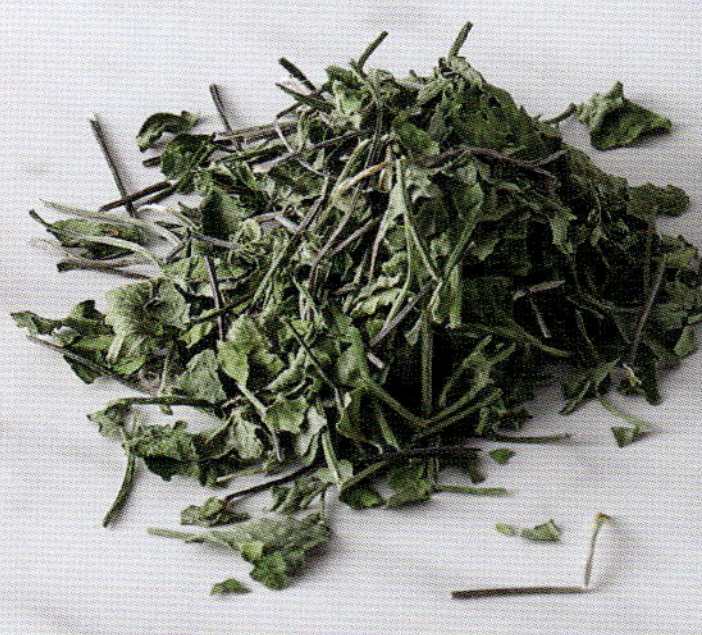

写真はドライタイプ（茶葉）。

健康に長生きしたい!

長寿に効くワケ

老化を防ぐ抗酸化物質と長寿の伝説で、心も体も若さを保つ

元気で長生きするためには、意欲的で心が前向きであることが大切です。長寿にまつわるエピソードのあるスーパーフードで、気分を上げましょう。

長寿　美肌　アンチエイジング

抗酸化ビタミンが豊富。
長寿へ導く成分が含まれるともいわれる

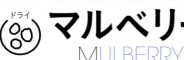

ドライ

マルベリー

MULBERRY

漢方では不老長寿をもたらすといわれる

日本でも食べられてきた桑の実のこと。アメリカなどではマルベリーという名で知られています。中国では、お茶や漢方薬として長年使われてきました。

長寿遺伝子「サーチュイン」を活性化するレスベラトロールが含まれると考えられています。

果実の色が黒や赤の品種のものには、ポリフェノールが含まれるといわれています。

長寿　美肌　アンチエイジング

フラボノイドとポリフェノールが豊富

果汁・ピューレ

シークニン

SHIKUNIN

長寿と子宝の島 徳之島の特産品

シークニンは、長寿と子宝の島として知られる、鹿児島県徳之島の山に自生するみかんの一種です。すっぱくて（シー）、実がなるまでに9年かかる（クニン）ことから、こう呼ばれます。

柑橘由来のフラボノイドとポリフェノールが含まれ、生活習慣病を予防したり、アレルギーを抑える作用があるともいわれています。

とり方のポイント

おやつとしてそのまま食べたり、シリアルやサラダにトッピングする。甘酸っぱい風味を活かしてフルーツサラダにも。

味・風味	甘ずっぱく、キャラメルのような風味もある。
調理法	基本的にそのまま食べる。48℃以下を保つのが望ましい。
保存法	高温多湿を避け、冷暗所で保存する。

成分＆健康効果

ビタミンEが細胞を若々しく保つ

抗酸化作用の強いビタミンEが豊富に含まれる。体の細胞を酸化の害から守り、がんや生活習慣病を予防して、長生きにつながる。

ビタミンB_2　ビタミンE　ビタミンB_6　ミネラル

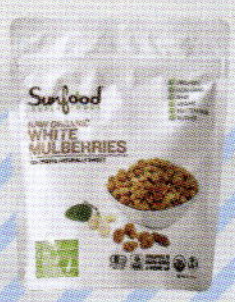

参考商品

オーガニックホワイトマルベリー
227g／3,200円（税抜）
（株式会社アリエルトレーディング）

基本DATA

別名
桑の実
原産地
中国、朝鮮半島、日本
主な産地
中国、日本、トルコ、イラン
食用部分
果実
主な形状
ドライ

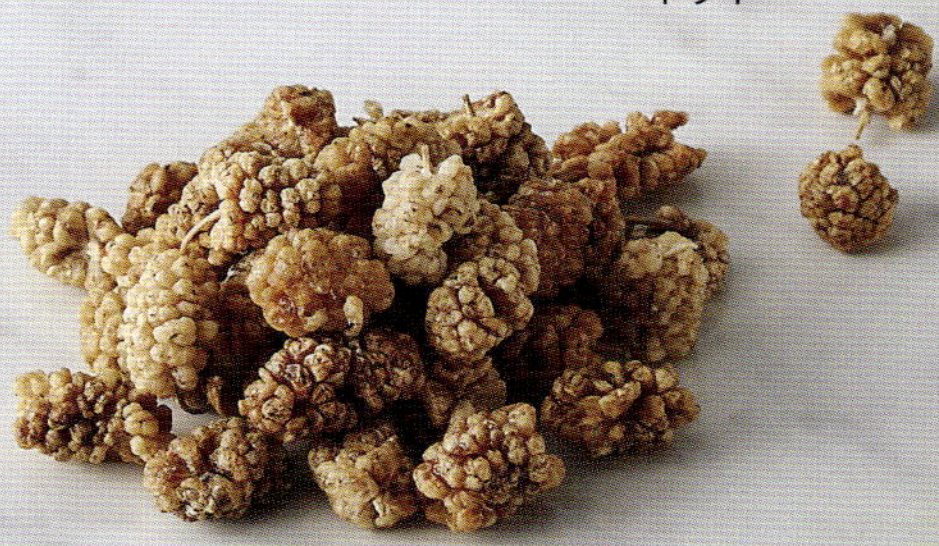

マルベリーには、赤・黒・白などがある。写真はホワイトマルベリー。

とり方のポイント

ゼリーなどのデザートに加えたり、水や炭酸水で割って飲むのがおすすめ。かぼすのかわりに焼き魚に搾っても。

味・風味	非常に酸味がある。
調理法	少量ずつ料理に加える。多く入れると柑橘の苦味が強くなる。
保存法	直射日光を避けて常温で保存する。開封後は冷蔵庫へ。

成分＆健康効果

柑橘由来成分が生活習慣病予防に

フラボノイドのノビレチンが、細胞の炎症を抑え、生活習慣病を防ぐ。ポリフェノールのヘスペリジンには、ビタミンCの抗酸化作用を助ける働きがある。

ノビレチン　ヘスペリジン　ビタミンA　ビタミンC

参考商品

ヤマシークニン果汁
（みかんジュース）ストレート
300ml／2,160円（税込）
（ダイキチ食品株式会社）

基本DATA

別名
ヤマクニン
原産地
鹿児島県徳之島
主な産地
鹿児島県徳之島
食用部分
果汁
主な形状
果汁

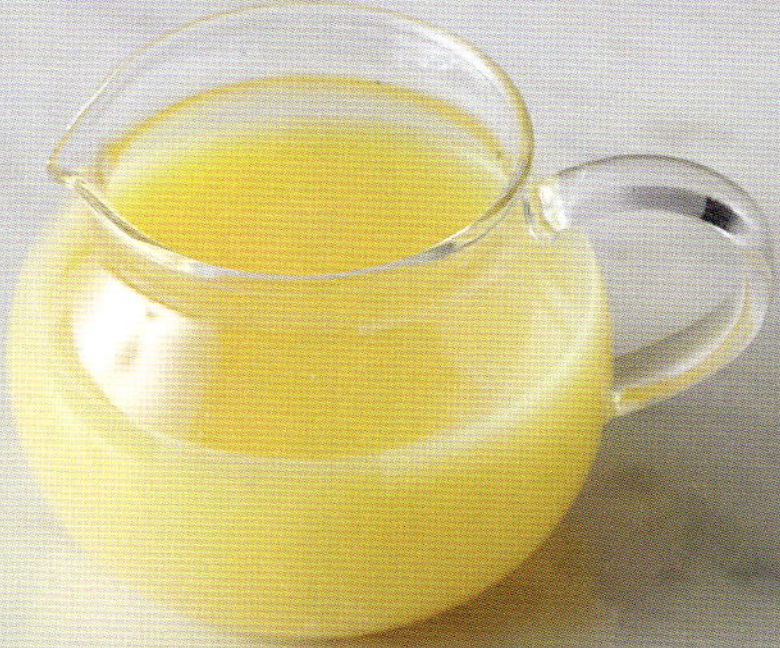

ホルモンバランスの不調をやわらげたい!

ホルモンの不調に効くワケ

神経やホルモンに働きかけるアミノ酸をとる

ホルモンバランスには、体内のアミノ酸や自律神経などが関係しています。神経系に働きかける栄養素を含むスーパーフードが、ホルモンの不調をやわらげます。

滋養強壮　アンチエイジング　ストレスケア

ホルモンや神経系に作用して、心身ともにパワーみなぎる

パウダー

マカ MACA

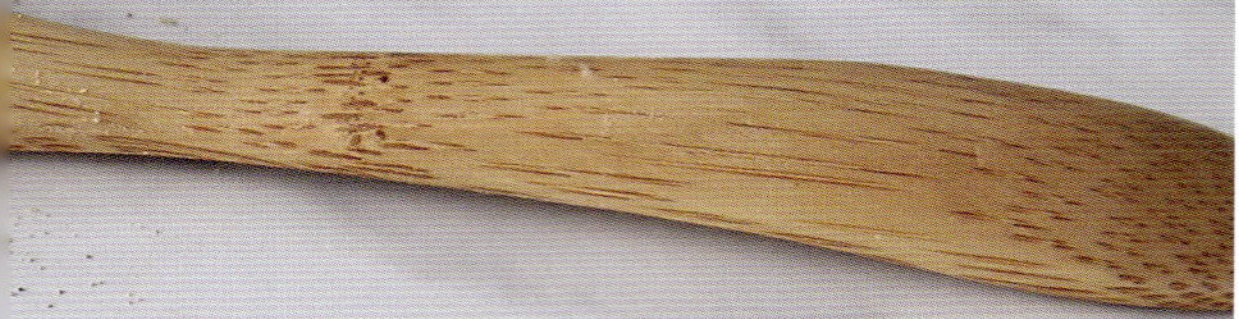

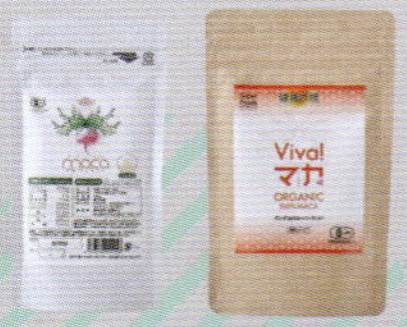

参考商品

（左）光健マカフェミニー マカ粉末 有機JAS認証100％マカパウダー 100g／1,680円（税込）（株式会社光健）

（右）健康大陸Viva!マカ 90g／1,980円（税抜）（株式会社ラティーナ）

アンデス山脈の過酷な環境で育まれる

マカは、ペルーのアンデス山脈の高地を原産とする、かぶの仲間です。マカが栽培される標高4000mの地帯では、一日の寒暖差が20℃もあり、さらに強烈な紫外線が降り注ぎます。

この過酷な条件から身を守るために、マカは強い抗酸化作用をもつようになったのです。

収穫後、約3か月間天日乾燥されます。天日乾燥されたマカ

おすすめの料理 マカみそ唐揚げ

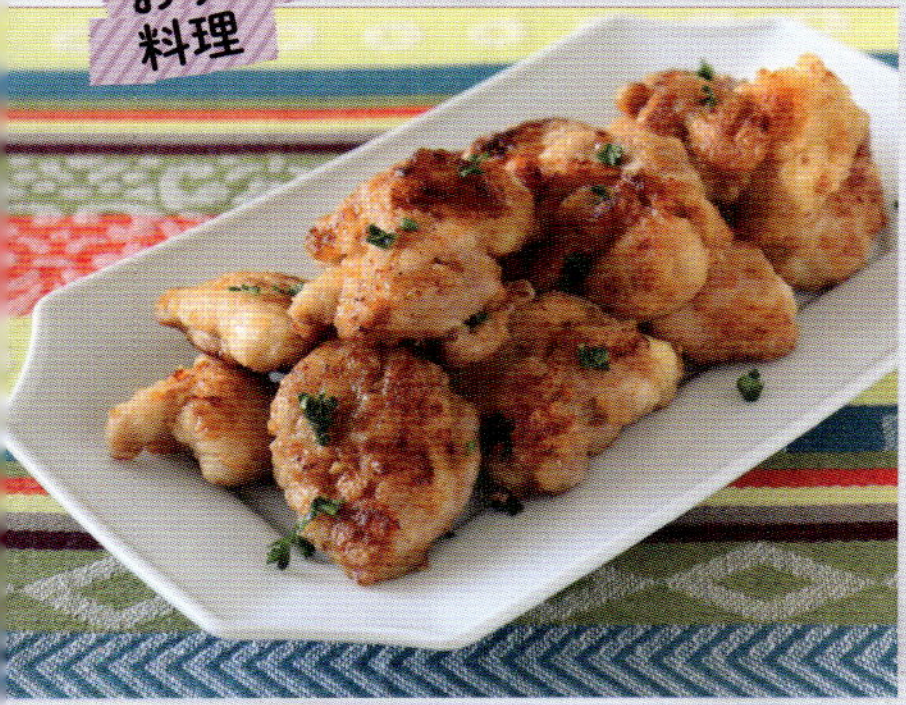

とり方のポイント

コーヒーやココア、みそ汁など温かい飲み物に少量入れると手軽にとれる。揚げ物の衣に混ぜたり、汁物に入れたりするのもおすすめ。

味・風味	きなこや切り干し大根のような甘みとコクがある。
調理法	水に溶けにくいので、少量の水分で少しずつ溶く。加熱調理OK。
保存法	直射日光、高温多湿を避けて涼しいところで保存する。

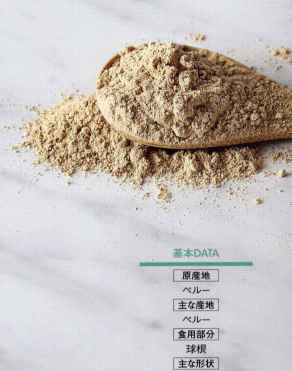

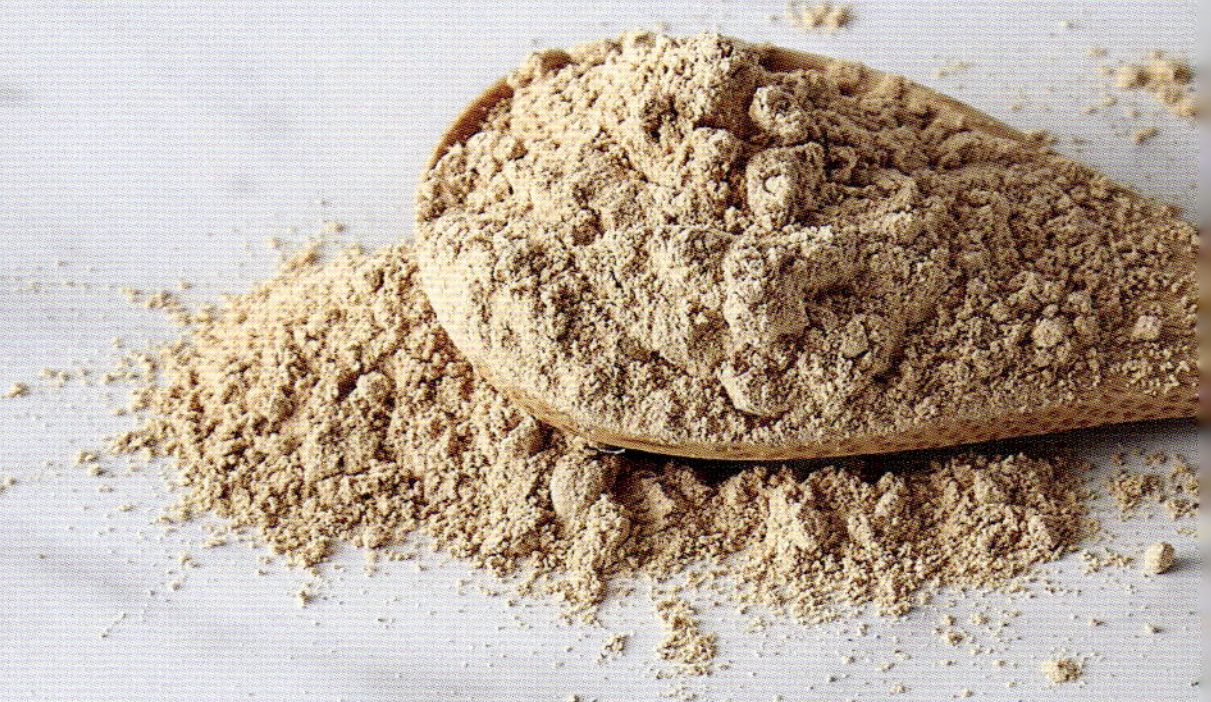

基本DATA

原産地
ペルー

主な産地
ペルー

食用部分
球根

主な形状
パウダー、顆粒

には、ファイトケミカルやアミノ酸が豊富に含まれます。このアミノ酸の中に、ホルモンに作用する成分があります。

　マカは男性の精力剤というイメージが強いですが、ホルモンの不調を改善する働きがあり、男女問わずとりたい食品です。

成分&健康効果 アルギニンがホルモンの生成を助ける

天日乾燥されたマカには、たんぱく質や鉄、カルシウムなどのミネラルが豊富に含まれる。たんぱく質を構成するアミノ酸の中にはアルギニンがある。アルギニンは脳や内分泌系に働きかけ、成長ホルモンや性ホルモンの分泌を促す。男女両方のホルモンバランスを整える。

- アルギニン
- ベンジルグルコシノレート
- 鉄
- カルシウム

目の健康　アンチエイジング　美肌

アントシアニンと
デルフィニジンが豊富

パウダー
マキベリー
MAQUIBERRY

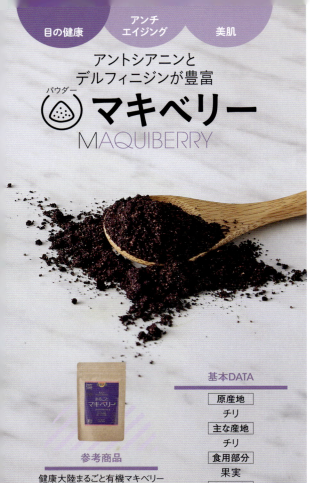

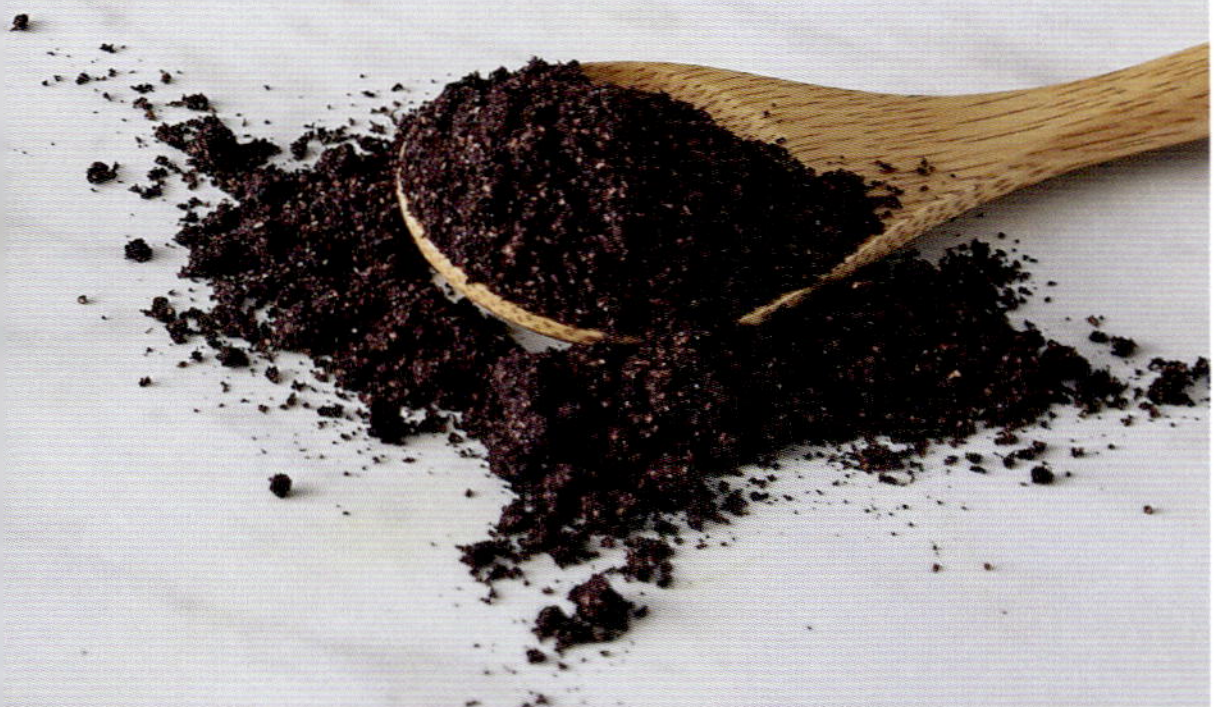

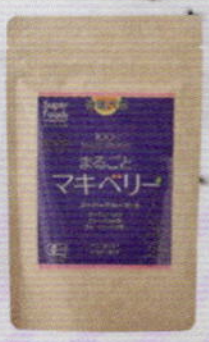

参考商品

健康大陸まるごと有機マキベリー
90g／2,800円（税抜）
（株式会社ラティーナ）

基本DATA

原産地	チリ
主な産地	チリ
食用部分	果実
主な形状	パウダー

かすみ目、
疲れ目を
何とかしたい！

目の健康に効くワケ

むらさき色の栄養素が目の網膜を補修する

むらさき色のスーパーフードに共通するのは、目の疲れや衰えを改善する効果があることです。目の毛細血管の血流をよくし、網膜を修復する成分が含まれます。

寒さや紫外線から守るために強くなった

マキベリー、ブルーベリー、カシスは、いずれも濃いむらさき色の果実です。ポリフェノールの一種アントシアニンが豊富に含まれます。

マキベリーは砂漠と山脈に囲まれた過酷な自然環境の中で、ブルーベリーとカシスは寒さが厳しい場所で育ちます。環境から身を守るために、高い抗酸化作用を備えているのです。

“カシスアントシアニン”が
注目されている

フレッシュ　ドライ

カシス

CASSIS

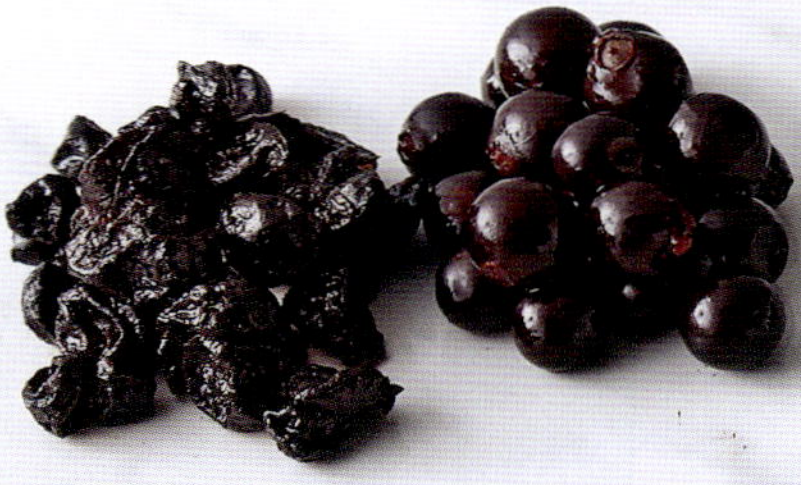

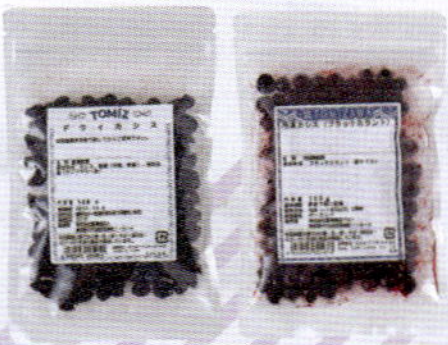

参考商品

(左)ドライカシス
100g／553円(税抜)
(右)冷凍カシス
100g／310円(税抜)
TOMIZ〈富澤商店〉

基本DATA

別名

クロスグリ、ブラックカラント

主な産地

北欧、北米、ニュージーランド

食用部分

果実

主な形状

フレッシュ、ドライ

アントシアニンが豊富で
目を守るとされる

フレッシュ

ブルーベリー

BLUEBERRY

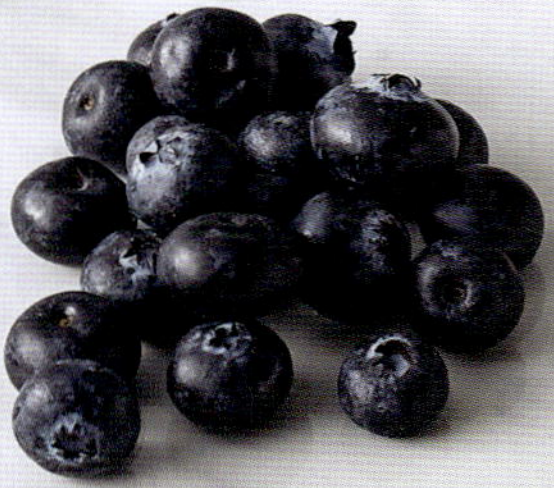

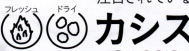

基本DATA

原産地

アメリカ

主な産地

アメリカ、カナダ

食用部分

果実

主な形状

フレッシュ、ドライ

成分＆
健康効果

アントシアニンが
目の網膜に作用する

ポリフェノールの一種でむらさき色の色素であるアントシアニン。目の網膜で光を受け止めるロドプシンという物質の合成を助け、目の疲れをやわらげる。目の毛細血管の血流を改善する効果もある。マキベリーに含まれるデルフィニジンにも同様の働きがある。

アントシアニン

ミネラル

食物繊維

とり方のポイント

マキベリーパウダーは、スムージー、アイスクリーム、ヨーグルトに加える。ブルーベリーとカシスは生で食べるほか、ヨーグルトやシリアルのトッピングに。

味・風味	いずれも甘酸っぱい味。
調理法	そのままトッピングにしたり、スムージーなどに混ぜる。
保存法	パウダー、ドライは冷暗所で保存。フレッシュは冷蔵保存。

毎日とりたいデイリースーパーフード

欧米で注目されている食材だけでなく、日本でなじみ深い食材にも
スーパーフードと呼ばれるものはあります。
毎日の食卓で積極的にとり入れてみてください。

穀類

食物繊維やミネラル豊富で体の調子を整える

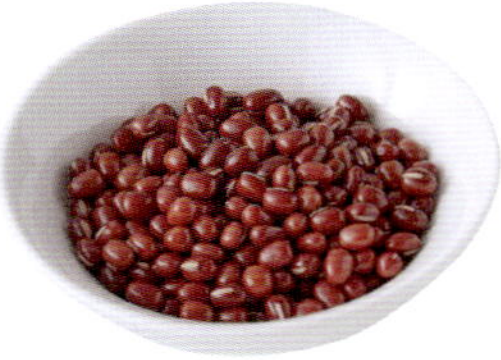

小豆

サポニンが体内の毒素を排出させる

サポニンには解毒・利尿作用がある。体内の余分な水分の排出を助け、むくみを解消する。また、皮に含まれるアントシアニンは抗酸化作用が強く、目の疲れをやわらげる。

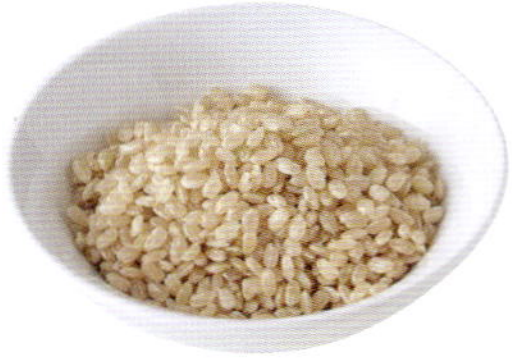

玄米

食物繊維が白米の6倍含まれ便秘予防に

ぬかや胚芽がついたままの米で栄養価が高い。食物繊維は白米の6倍も含まれ、便のかさを増したり、腸のぜん動運動を促して便秘を解消。よくかんで食べると胃腸への負担が減る。

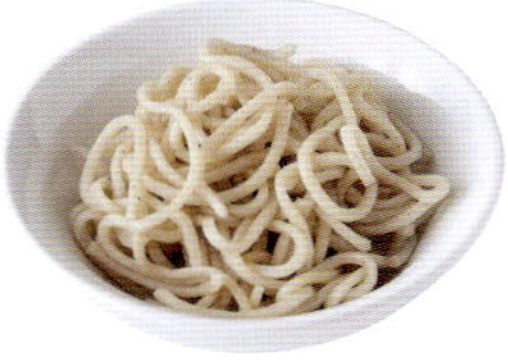

そば

ルチンが血管を強くし、動脈硬化を防ぐ

フラボノイドの一種であるルチンが、毛細血管を強化して血流をよくする。その結果、動脈硬化や高血圧が改善されるとの研究結果も。水溶性なので、そば湯を飲むと効率よくとれる。

海藻

ミネラルや海藻特有の成分が病気を予防する

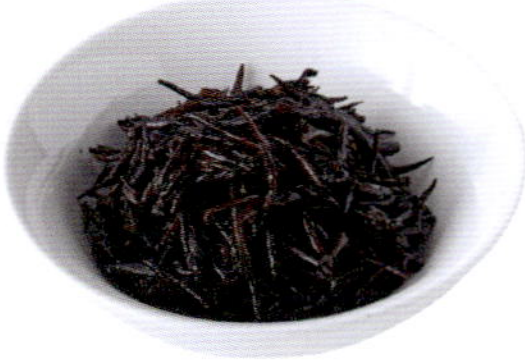

ひじき

カルシウムが豊富で骨を強くする

植物性食品の中でトップクラスのカルシウム含有量。歯と骨を強くする。赤血球の材料になる鉄も豊富で、貧血の症状改善につながる。ビタミンCと一緒にとると吸収率が上がる。

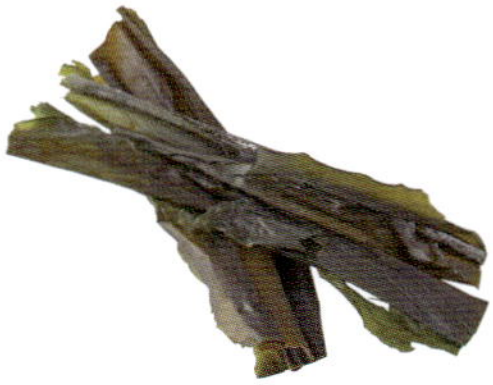

こんぶ

新陳代謝に欠かせないヨウ素が含まれる

ヨウ素は、体の発育や新陳代謝に必要な甲状腺ホルモンを分泌するための栄養素。代謝をよくし、太りにくい体質をつくる。食物繊維のフコイダンには、抗ウイルス効果も期待できる。

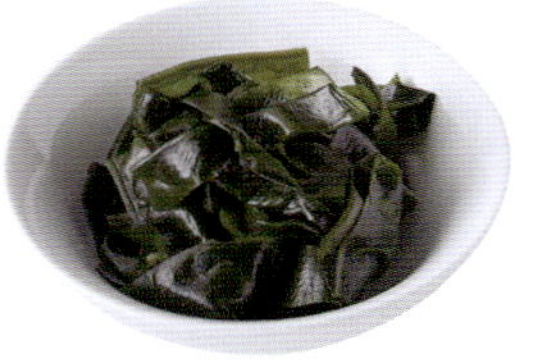

わかめ

アルギン酸がコレステロールの吸収を抑える

ぬめり成分のアルギン酸が、腸内で余分なコレステロールの吸収を抑える働きがある。血中の悪玉コレステロールを減らし、動脈硬化の予防につながる。水溶性食物繊維も豊富。

日本の伝統食品

発酵や乾燥など加工の過程で栄養価アップ

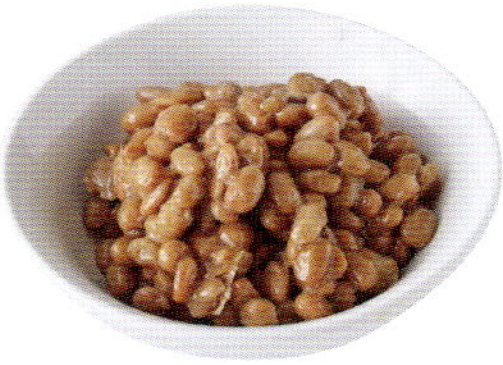

納豆

納豆菌が腸内環境を整え、免疫もアップ

納豆菌は、プロバイオティクスと呼ばれる腸内環境を整える善玉菌の一つ。腸内で活性化し、善玉菌を増やして腸内環境を整える。抗がん作用、免疫機能アップの効果もある。

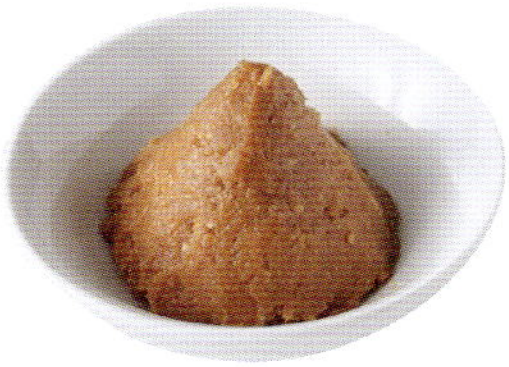

みそ

乳酸菌が腸内の善玉菌を増やす

発酵食品なので植物性の乳酸菌がたっぷり含まれる。腸内の善玉菌を増やす効果があり、便秘を解消する。みその酵素が死んでしまうので、50℃以上の加熱は避けるのが望ましい。

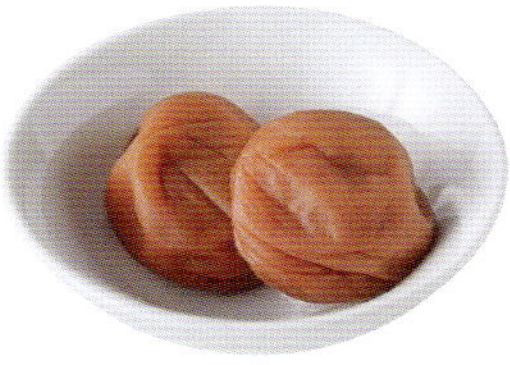

梅干し

クエン酸が体のエネルギー代謝を高める

強い酸味の成分であるクエン酸が豊富。エネルギー代謝を高めてやせやすい体に。疲労物質の乳酸を分解する働きもあり、疲労回復に効果がある。デトックス効果や殺菌作用も。

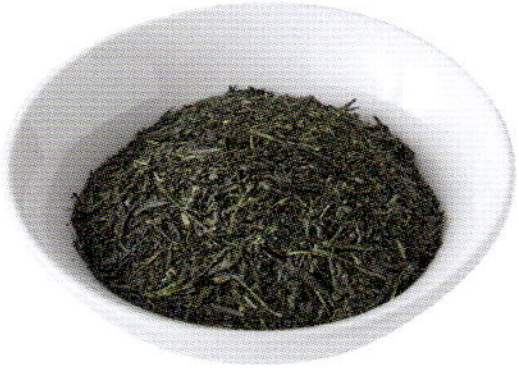

緑茶

タンニンが血中コレステロールを下げる

緑茶の渋み成分であるタンニンが豊富。タンニンには、発がん性物質を抑制する効果が期待できる。血中の悪玉コレステロールを減らしたり、血糖値の上昇を防いだりする働きもある。

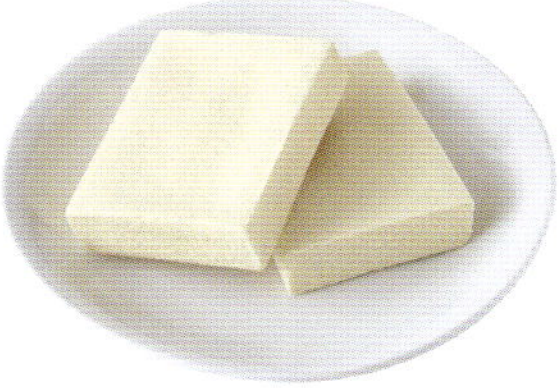

高野豆腐

豊富なアミノ酸が脂肪を燃焼させる

１枚で１日のたんぱく質の必要量の約16％がとれるといわれるほど、たんぱく質が豊富。中性脂肪を減らすレシチンも含まれる。栄養価が高く低カロリーなので、ダイエットにも。

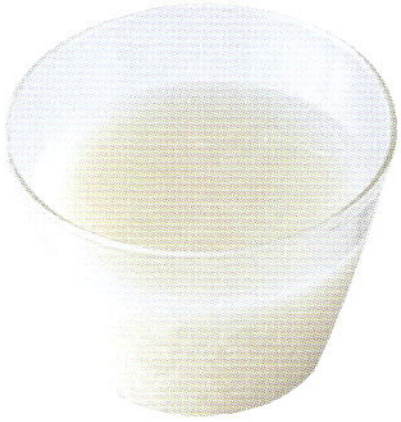

甘酒

オリゴ糖が腸内の善玉菌を増やす

「飲む点滴」といわれるほど栄養価が高い。腸内の善玉菌のエサになるオリゴ糖が多く含まれる。ビタミンB群も豊富で、糖質・脂質・たんぱく質の代謝をよくする働きがある。

香味食材

香味成分に体によい効果がある

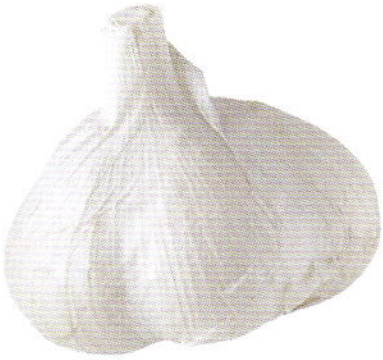

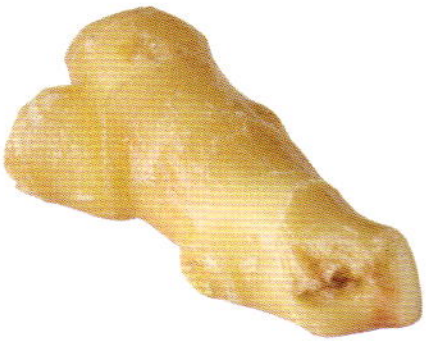

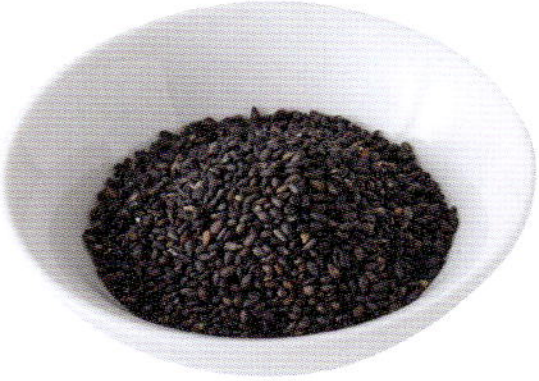

にんにく

アリシンで高血圧予防が期待できる

にんにくの香り成分であるアリシンには、殺菌効果や胃液の分泌を促す作用がある。全身の血流をよくし、血圧を下げる効果もある。細かく刻むとより効果が出やすくなる。

しょうが

ジンゲロールに解毒・抗酸化作用がある

しょうが特有の辛み成分ジンゲロールが含まれる。解毒作用があり、血流改善、発汗作用があり、冷え性を改善する。抗酸化作用も高い。刻んだり、すりおろしたりすると効果アップ。

黒ごま

抗酸化作用の強いリグナンが病気を予防

ポリフェノールの一種であるリグナンが豊富に含まれる。中でもごまに特有のセサミンやセサミノールが含まれ、強い抗酸化作用がある。すりごま、ねりごまにすると吸収率アップ。

野菜・果物・イモ類

ビタミンや酵素が体を強くする

アボカド

豊富なビタミンEで美肌と若返りに

果肉に脂肪分が多く、「森のバター」と呼ばれる。体にたまりにくい不飽和脂肪酸と、ビタミンEが豊富。抗酸化作用が強く、特に美肌への効果が高いといわれる。

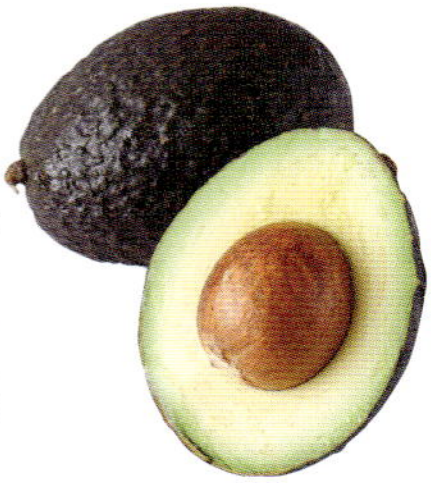

トマト

リコピンの抗酸化作用で老化を防止

強力な抗酸化作用があるリコピンが含まれ、がんや老化の予防につながる。加熱しても働きが保たれる。脂溶性のため、油と一緒にとるとより効果的。

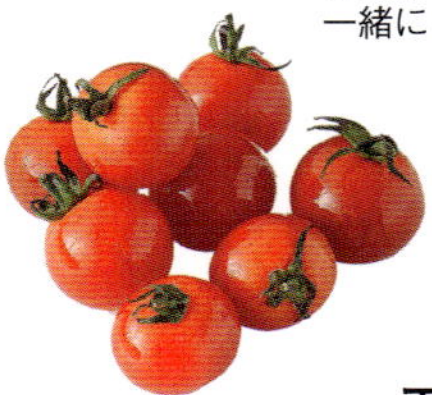

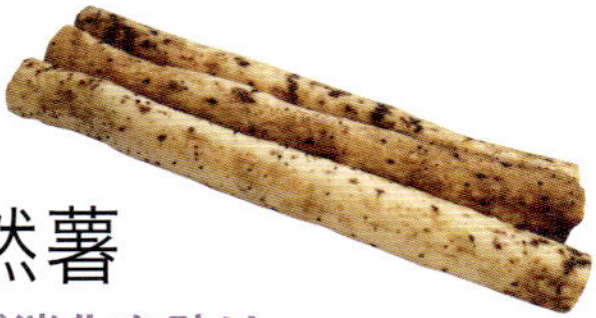

自然薯

アミラーゼが消化を助け、ダイエットに

山に自生するヤマイモの一種。食物繊維が糖質の吸収を抑え、血糖値の急上昇や各種病気を防ぐ。また糖質をエネルギーに換えるアミラーゼが含まれ、ダイエットにも。

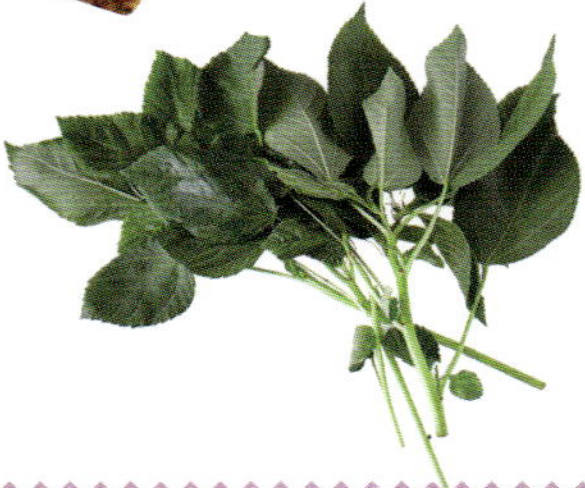

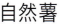

モロヘイヤ

ねばり成分が粘膜を強くする

ねばねば成分が胃腸などの消化器官の粘膜を保護し、また肝機能を高める。カルシウムやビタミンEも含まれるため、高い抗酸化作用がある。細かく刻むとさらに効果がアップ。

PART 4

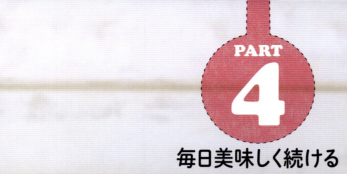

毎日美味しく続ける

スーパーフードレシピ

Super Food Recipes

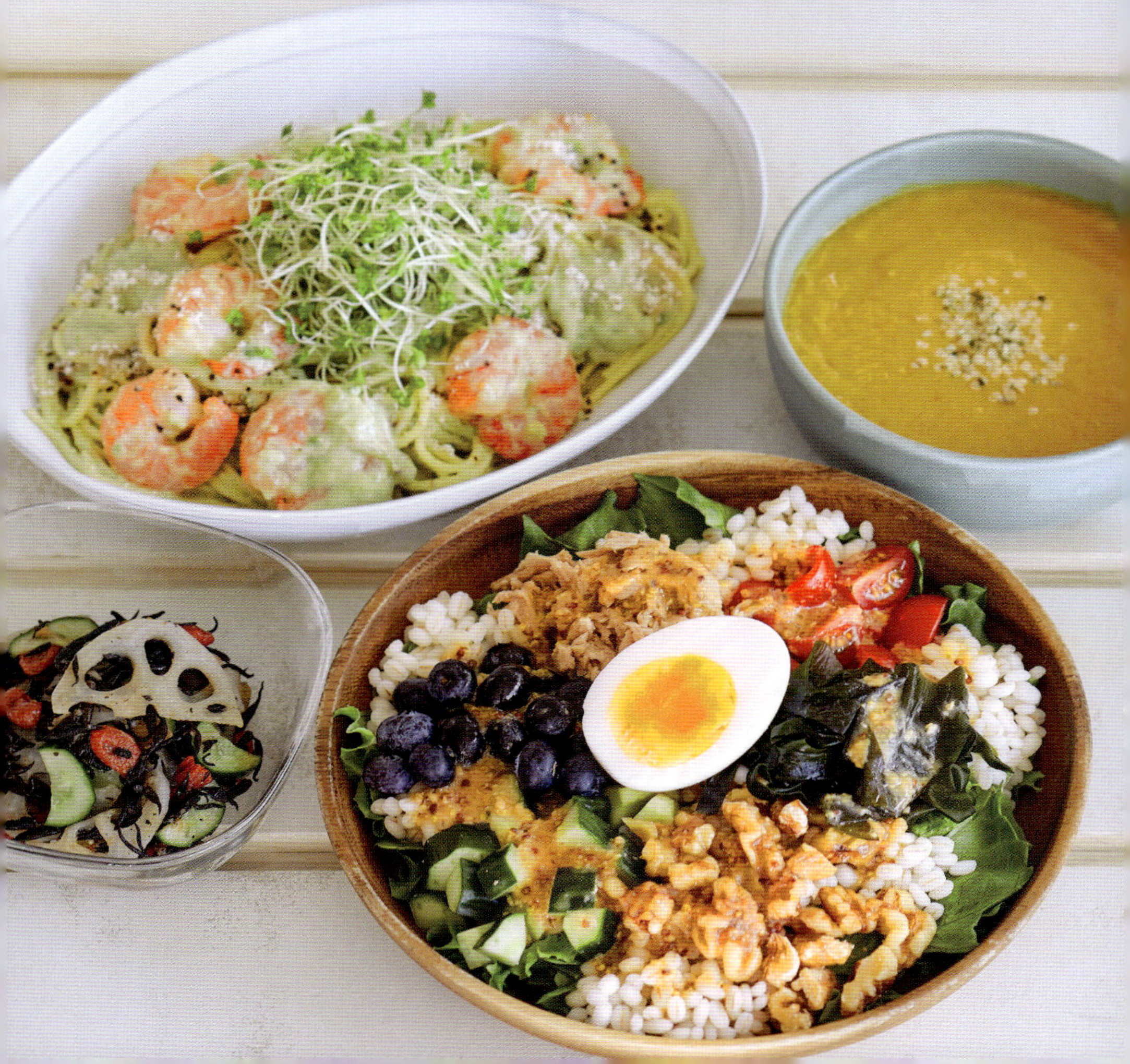

パウダータイプのとり方

スープにまぜたり炒め物に加えたりする

水分に入れるときは少しずつ溶く

パウダータイプのスーパーフードには、マカやスピルリナ、モリンガ、ルクマ、マキベリーなどがあります。

パウダーにすることで、生のままだと鮮度が保たれにくい希少な食材は成分が安定し、栄養素が壊れにくくなります。また、そのままだと食べにくい食材も食べやすくなります。

スムージーやスープなどにまぜることはもちろん、加熱可能なものは炒め物に加えるなど、料理にも使えます。

水分にまざりにくいパウダーもあるので、ドリンクなどに入れるときは少量の水分で溶いてから加えるようにします。みそ汁の場合は、先にみそにまぜておくと溶けやすくなります。

+αで健康効果アップ

オメガ3系脂肪酸のオイルを入れても

かぼちゃに含まれるβ-カロテンは、油と一緒にとると吸収率が上がります。また、マカのビタミンB群には、脂質の代謝を助ける働きが。体に不足しがちなオメガ3系脂肪酸が含まれる、エゴマ油やアマニ油を加えると、相乗効果が期待できます。火を止めてから入れましょう。

置きかえテクニック

ウコンパウダーやスピルリナを使っても

スピルリナやウコンは、加熱調理が可能なので、スープや炒め物に使えます。ただしウコンは「マカとかぼちゃのポタージュ（P99）」でマカと同量で置きかえると、苦味が出るので、量は控えめに。スピルリナは見た目が緑色になります。

材料（2人分）

- 梅干し……1個
- じゃこ……20g
- 長ねぎ……½本（50g）
- ごま油……大さじ1
- 雑穀ごはん……2杯
- 白ごま……大さじ½
- スピルリナ（パウダー）……小さじ½〜1

作り方

1. 長ねぎはみじん切りにする。梅干しは包丁でたたき、ペースト状にする。
2. フライパンにごま油を入れて火にかけて長ねぎを炒め、梅干し、じゃこを入れてさらに炒め合わせる。
3. 雑穀ごはんを加えて全体にまぜ合わせたら、白ごま、スピルリナパウダーを加える。

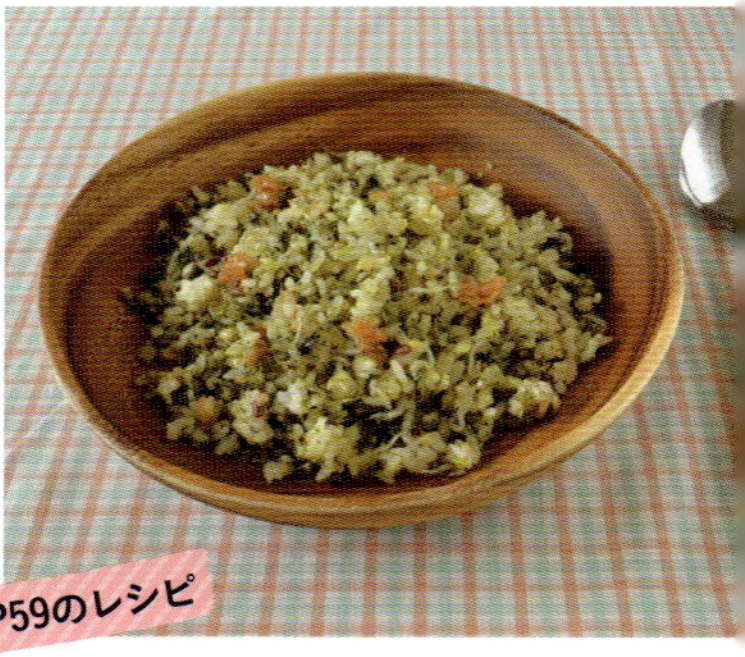

P59のレシピ

スピルリナの梅じゃこチャーハン

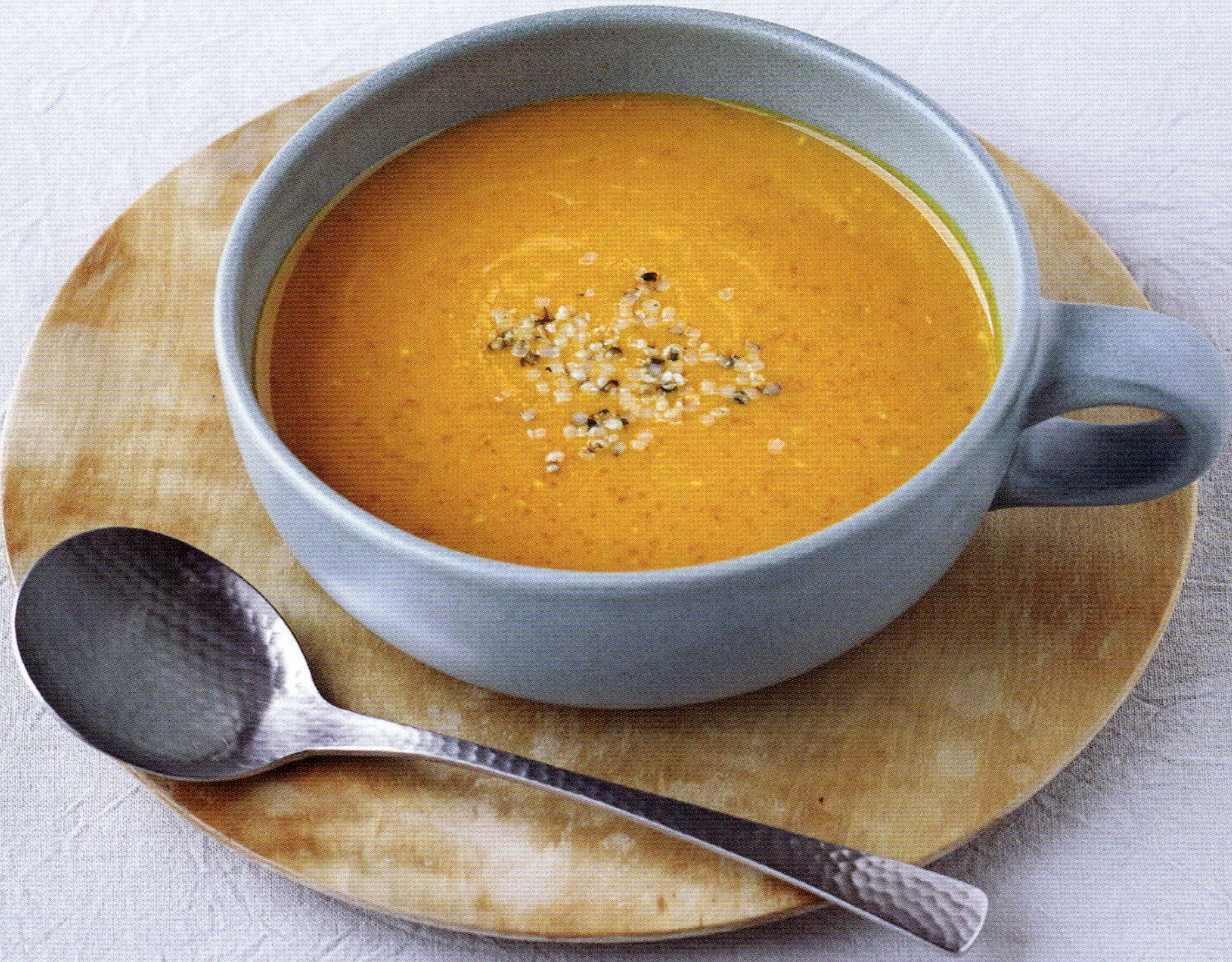

マカとかぼちゃでコクのある甘み

マカとかぼちゃのポタージュ

P2のレシピ

材料（2人分）

	材料	分量
	かぼちゃ	正味200g
	だし汁	200cc
A	マカ（パウダー）	小さじ1
A	みそ	大さじ½
A	塩・こしょう	少々
A	豆乳	100cc
	（飾り）ヘンプシード	適量

Point

マカパウダーはダマになりやすい。あらかじめみそとまぜておく。

つくり方

1. かぼちゃの皮をむき、薄切りにする。
2. 鍋にだし汁とかぼちゃを入れて蓋をして火にかける。かぼちゃが柔らかくなったら、鍋の中でマッシャーを使ってつぶす（マッシャーがない場合は、フォークやスプーンの背でつぶす）。
3. あらかじめ、別の器でAを上から順にまぜ合わせておく。
4. 2に3を入れて温め、沸騰直前で火を止める。器に盛り付け、ヘンプシードを飾る。

フレッシュタイプのとり方

料理のトッピングなどで、できるだけ生でとる

生きたビタミンや酵素をとる

フレッシュタイプのスーパーフードには、ピタヤやブロッコリー スーパースプラウト、アロエベラ、ケールなどがあります。

加工されたスーパーフードは、その過程で栄養素が流出したり、働きが弱くなったりすることがあります。その点、フレッシュタイプのスーパーフードは、抗酸化物質やビタミン、ミネラルなどの栄養素が、自然の状態で含まれ、酵素などが生きた状態でとれることが魅力です。

そのため、できるだけ自然に近い状態で食べるのがおすすめ。生野菜サラダにしたり、パスタにトッピングしたりしましょう。ブロッコリー スーパースプラウトは、薬味のように使っても美味しいです。

+αで健康効果アップ

発酵食品と一緒にとればお腹の調子も整う

フレッシュタイプのスーパーフードには、食物繊維が豊富に含まれています。発酵食品と一緒にとると、そこに含まれる乳酸菌と食物繊維の相乗効果で、お腹の調子が整います。
納豆やみそ、チーズなどを一緒にとりましょう。

置きかえテクニック

ケールやベビーリーフをトッピングしても

「アボカドのカルボナーラ（P101）」のトッピングを置きかえるなら、ケールがおすすめ。苦味が少しアクセントになり、よりさっぱりと食べられます。ほかにも、ベビーリーフやほうれんそうなど、栄養豊富な緑の野菜を積極的に加えましょう。

材料（2人分）

A	粉ゼラチン	5g
	水	50cc
B	はちみつ	50g
	水	200cc
	りんご酢	50cc
	クランベリー（冷凍）	50g

作り方

1. 鍋の中にAを入れてゼラチンをふやかす。
2. 1の鍋にBを入れてゼラチンとはちみつが溶けたら、火からおろし、りんご酢とクランベリーを入れる。
容器に入れて冷蔵庫で冷やし固める。
3. スプーンなどで崩しながら器に盛り付ける。

Point

酸味が飛ばないようにりんご酢は火を止めてから入れる。

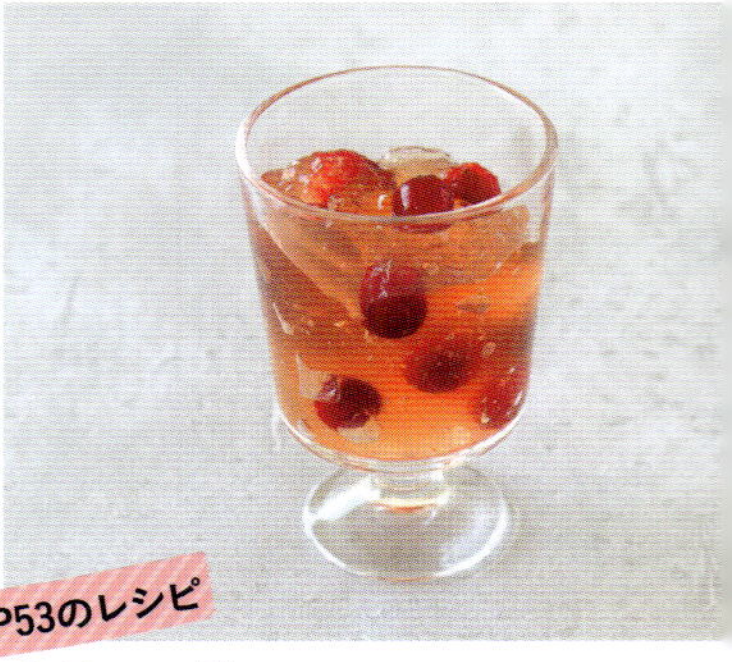

P53のレシピ

クランベリーのサワーゼリー

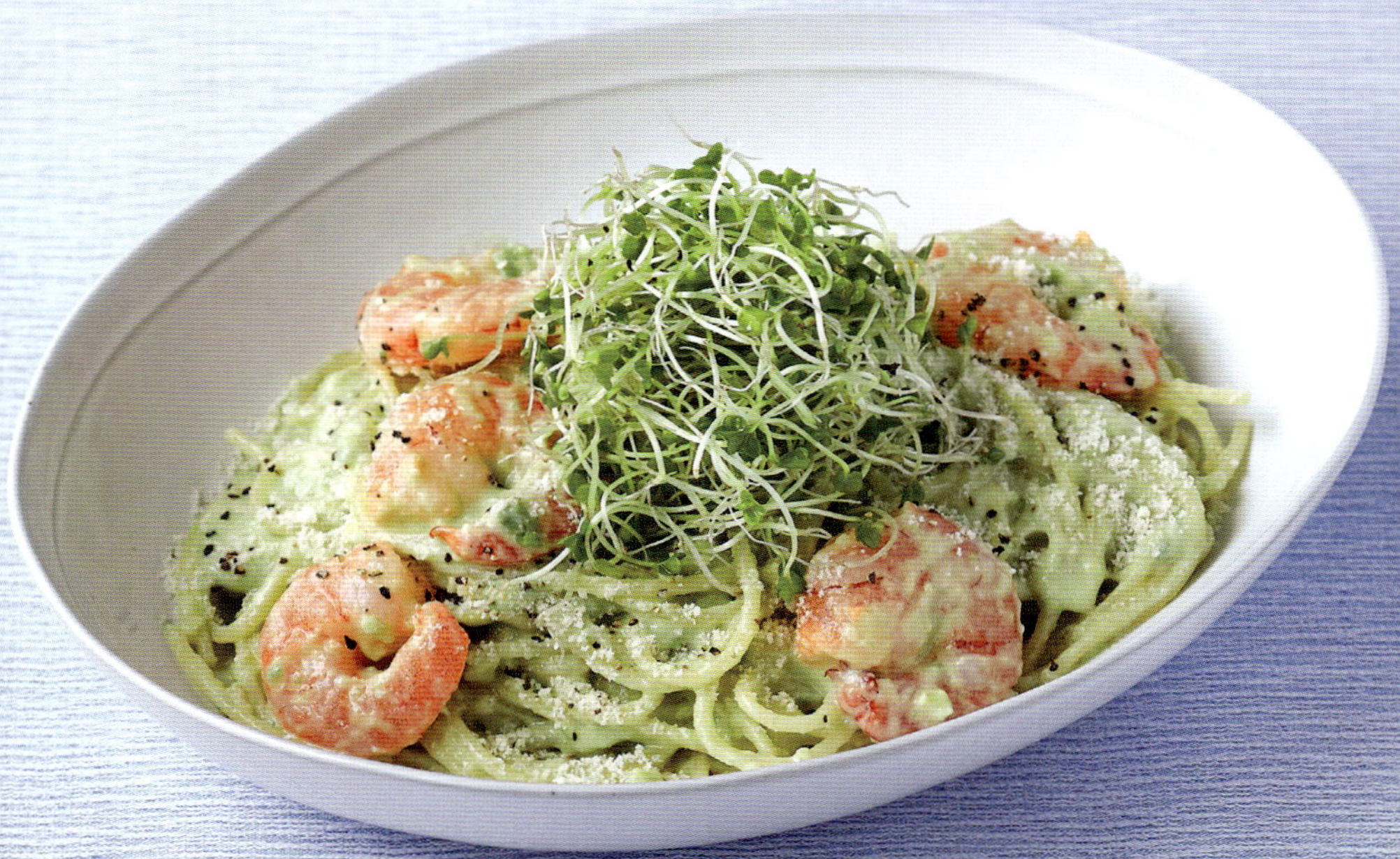

アボカド・豆乳・オリーブオイルで、クリーミーなのにヘルシー

アボカドのカルボナーラ ブロッコリー スーパースプラウトのせ

P4のレシピ

材料 (2人分)

	スパゲッティ	160g
	むきえび	150g
	アボカド	1個
A	粉チーズ	大さじ2
A	生はちみつ	小さじ1
A	塩	小さじ½
A	シークニン果汁	小さじ2
A	オリーブオイル	大さじ1
A	豆乳	100cc
	粉チーズ	適量
	ブラックペッパー	適量
	ブロッコリー スーパースプラウト	適量

作り方

1. アボカドは種をとって皮をむき、ボウルに入れてマッシャーなどでつぶす。Aを上から順に入れてまぜ合わせる。
2. スパゲッティを袋の表示時間通りにゆでる。むきえびも一緒に入れてゆで上げる。
3. 2を湯切りし、1のボウルでまぜ合わせる。器に盛り付け、ブロッコリー スーパースプラウトをのせ、粉チーズとブラックペッパーをかける。

Point
ブロッコリー スーパースプラウトは生食がおすすめ。パスタは冷製にしても美味しい。

穀物タイプのとり方

ごはんと一緒に炊くほか、料理に加えても

下ゆでしてさまざまな料理に使える

穀物タイプのスーパーフードには、キヌア、アマランサス、テフ、大麦、フリーカなどがあります。

保存性が高いため扱いやすく、はじめてでもとり入れやすいです。クセのない味のものが多く、ごはんにまぜて炊いて主食としてとるなど、毎日続けやすいのが魅力です。

また、下ゆでしてサラダやスープ、和え物に入れるなど、料理にも幅広く使えます。

血糖値が上がりやすい精白米の割合を減らして、穀物タイプのスーパーフードを増やしたり、アレルギーを引き起こすことがある小麦を、グルテンフリーの穀物に置きかえたりして、少しずつとり入れましょう。

＋αで健康効果アップ

ささ身など、たんぱく質が含まれるものを加える

ドレッシングをオメガ3系脂肪酸の油でつくれば、体によい脂質も補えます。サラダで不足しやすいのはたんぱく質。「大麦のサラダボウル（P103）」ではたまごとツナを入れていますが、鶏のささ身やスモークサーモンなどもおすすめです。

置きかえテクニック

穀物なら何でもOK。好みのサラダボウルに

「大麦のサラダボウル（P103）」は、好みの穀物に置きかえてつくっても美味しくできます。
ワイルドライスなど固いものは下ゆでをしっかりしましょう。

材料（2人分）

- フリーカ（乾）……30g
- たまねぎ……1/4個（50g）
- レッドキドニービーンズ……100g
- A
  - オリーブオイル……大さじ1/2
  - にんにく（みじん切り）……1/2かけ
- スパイス（クミン、チリパウダー、オレガノ、ローリエなど）……適量
- トマト缶（ダイスカット）……1/2缶（200g）
- 水……200cc
- B
  - ケチャップ……大さじ1
  - 塩……小さじ1/4
- （飾り）刻みパセリ……少々

作り方

〈下準備〉
フリーカをよく洗い、30分以上浸水させておく。

1. たまねぎをみじん切りにする。
2. 鍋にAを入れて火にかける。たまねぎを入れてしんなりとしてきたら、スパイスを加えて一緒に炒める。
3. 水気を切ったフリーカとレッドキドニービーンズ、トマト缶、水を加えて蓋をして15～20分煮る。
4. Bを加えて味を整える。器に盛り付け、刻みパセリを散らす。

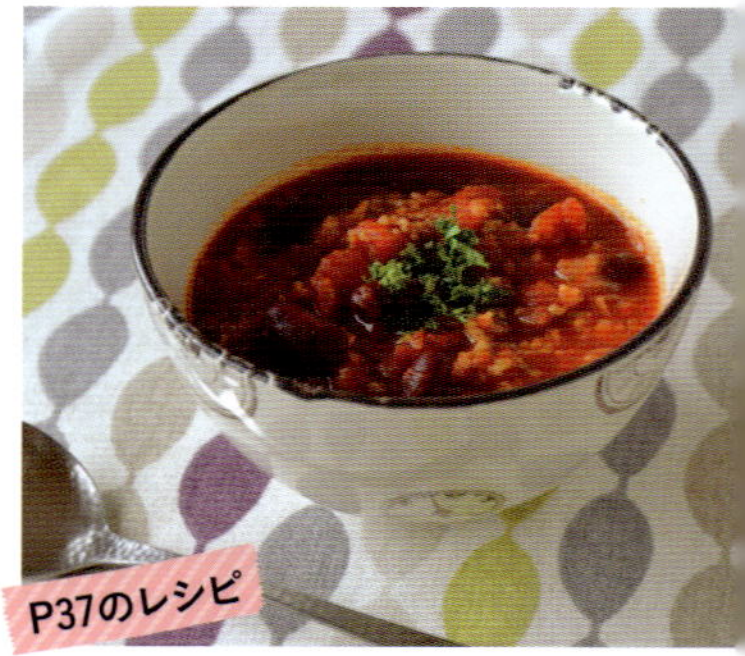

P37のレシピ

フリーカのチリコンカン風スープ

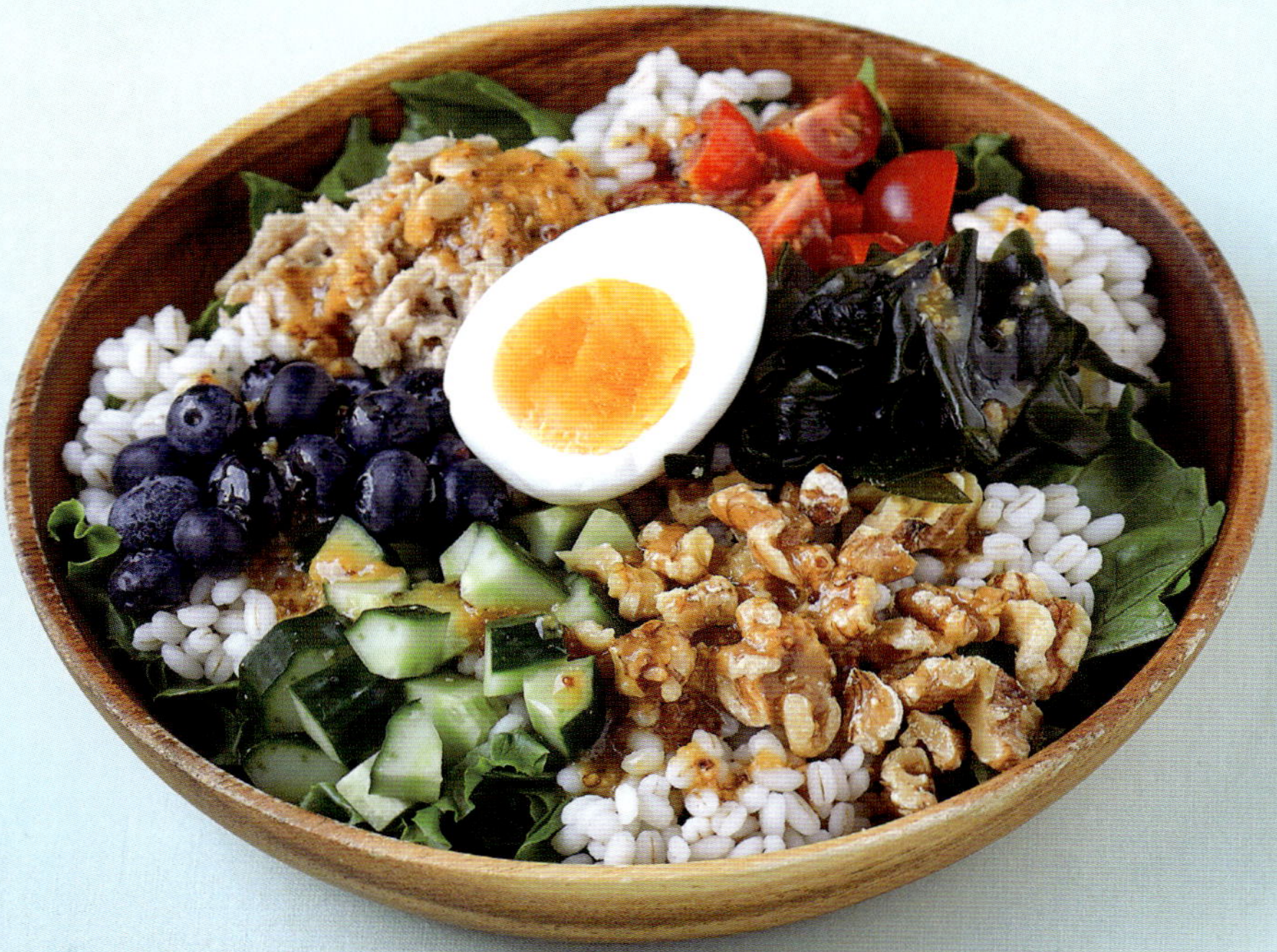

もちもちの大麦でお腹も満足。
ブルーベリーの酸味がアクセントに

大麦のサラダボウル

P4のレシピ

Point
消化しやすくなるように、大麦はしっかりゆでる。まとめてゆでて冷凍保存も可能。

材料（2人分）

	大麦（ゆでたもの）	200〜300g
	たまご	1個
	ツナ缶	1缶
	グリーンリーフ	4〜5枚（100g）
	ミニトマト	5個
	きゅうり	½本（50g）
	わかめ（生）	40g
	ブルーベリー	40g
	くるみ	20g
A	生はちみつ	大さじ1
A	みそ	大さじ2
A	粒マスタード	大さじ2
A	酢	大さじ2
A	サチャインチオイル	大さじ2

作り方

〈下準備〉
鍋にたっぷりの湯を沸かし、大麦を入れて15〜20分くらいゆでる。

1. たまごを15分くらいゆで、ゆでたまごを作り、粗熱がとれたら殻をむいて切る。ミニトマトを4等分に切る。きゅうりをさいの目切りにする。
2. Aを上から順に混ぜ合わせる。
3. お皿やボウルにグリーンリーフを手でちぎって入れ、大麦をのせる。1の材料とツナ、くるみ、ブルーベリー、わかめ、2のドレッシングを好みでかける。

ドライタイプのとり方

和え物やパワーボウルの具材に最適

甘みを活かし、調味料を控えめに

ドライタイプのスーパーフードには、ゴジベリー、ゴールデンベリー、マルベリーなどのベリー系のものや、カカオニブなどがあります。

フレッシュな状態では長持ちしないベリーは、ドライフルーツにすることで、保存性が高まる上に、栄養素と風味が凝縮されます。カカオニブは、生の豆を発酵・乾燥・ローストさせたものなので、長持ちします。

シリアルやオートミール、ドライフルーツやナッツなどをあわせたパワーボウルの具材として加えると、手軽にとれます。

ゴジベリーなど凝縮された甘みや酸味があるものは、和食の和え物に入れてアクセントにするのもおすすめです。

＋αで健康効果アップ

たんぱく質やビタミンCで吸収率アップ

ひじきやほうれんそうに含まれる植物性の鉄は、実は動物性の鉄よりも体に吸収されにくい性質があります。しかし、たんぱく質やビタミンCと一緒にとることで、吸収率を上げることができます。ナッツを加えたり、レモン汁で酸味を足すのも一つの方法です。

置きかえテクニック

ゴールデンベリー、マルベリーなどもおすすめ

梅肉和えや酢の物のように、酸味がある和え物には、甘酸っぱい味のドライタイプのスーパーフードが合います。「ひじきとゴジベリーの梅肉サラダ（P105）」のゴジベリーは、ゴールデンベリーやマルベリーに置きかえても美味しくできます。

材料（2人分）

バナナ	小3本
いちご	3個
A ヨーグルト	200g
A 豆乳	100cc
A カカオパウダー	大さじ2
ヘンプシード	大さじ2
カカオニブ	大さじ1

作り方

1. バナナ2本とAをミキサーにかける。
2. バナナ1本を輪切りにする。いちごを縦4等分に切る。
3. 1をボウルに入れ、バナナ、ヘンプシード、いちご、カカオニブの順に盛り付ける。

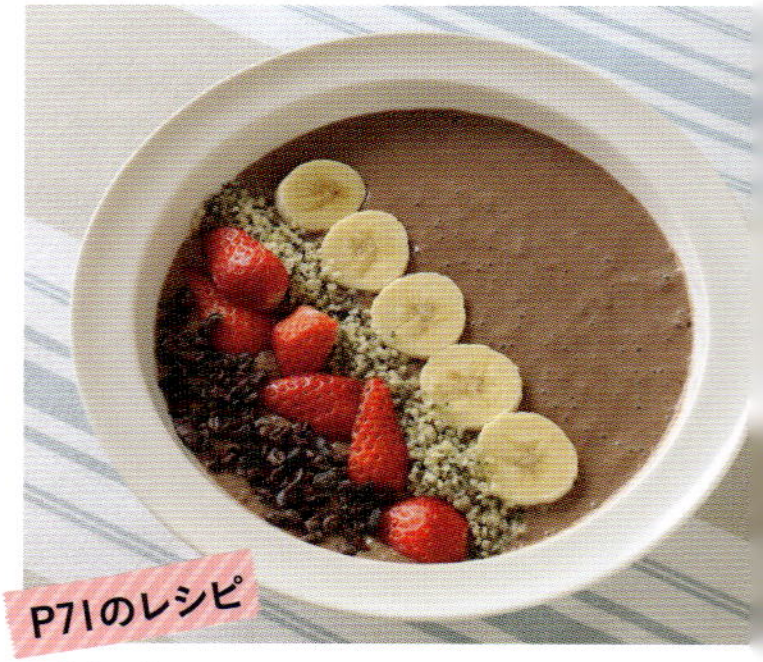

P71のレシピ

バナナのカカオスムージーボウル

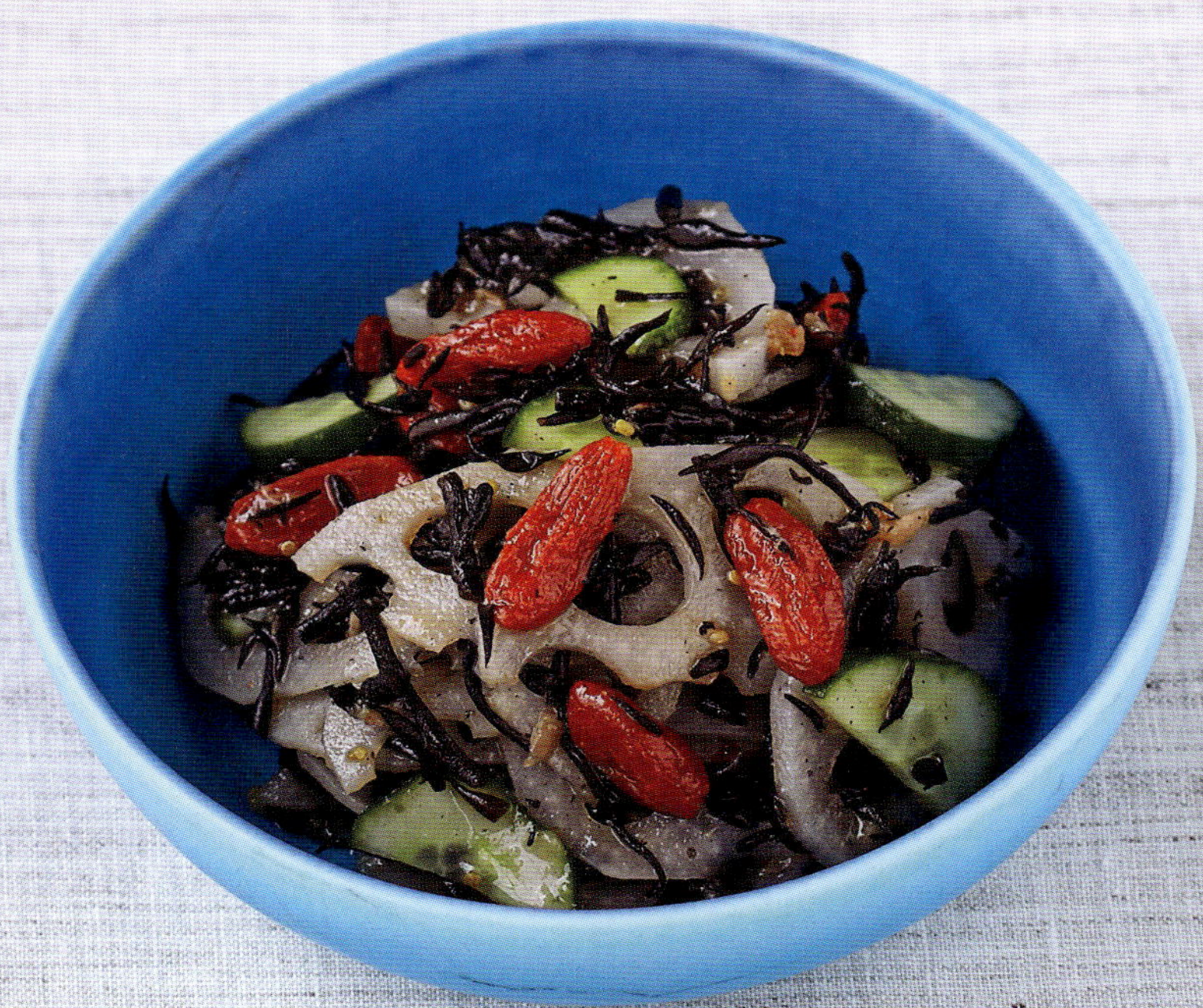

クセのないゴジベリーは和風の味付けにもよく合う

ひじきとゴジベリーの梅肉サラダ

P5のレシピ

材料（2人分）

	ひじき	大さじ2（8g）
	れんこん	½節（75g）
	きゅうり	¼本（25g）
	ゴジベリー	15g
A	梅干し	1個（10g）
A	生はちみつ	小さじ1
A	エゴマ油	小さじ1
A	塩	少々

作り方

1. ひじき、ゴジベリーはそれぞれ水でもどす。れんこん、きゅうりは半月切りにする。
2. れんこんを熱湯でゆで、粗熱をとる。
3. 梅干しを包丁で叩き、ペースト状にする。ボウルにAを入れてまぜ合わせる。
4. 3にれんこん、きゅうり、水気をよく切ったひじきとゴジベリーを入れて和える。

Point

ゴジベリーは少し甘みがあるので、甘味料を控えめにしても美味しくできる。

果汁・ピューレタイプのとり方

ドレッシングやアイスで加熱せずにとる

生に近い状態で、できるだけ早く食べる

果汁・ピューレタイプのスーパーフードには、アサイーやカムカム、シークニンなどがあります。

フレッシュな果実をそのまま搾って加工することで、栄養素や風味が自然に近い状態で保たれます。

栄養素を壊さないように、あまり手を加えずに、早めに食べるのが、美味しくて効果的な食べ方です。

サラダのドレッシングにする、レモンやすだちのかわりに揚げ物や焼き物にかけるなど、加熱せずに料理に使うのがおすすめです。また、ゼリーやアイスなど、デザートにも向きます。

デザートや間食でも、スーパーフードをとり入れましょう。

+αで健康効果アップ

シード・ナッツ類を入れて、食感＆栄養価をアップ

三大栄養素の中でも、特にたんぱく質は不足しがち。サラダやドレッシングなどにはほとんど含まれないので、主菜などでたんぱく質を補いましょう。または、ドレッシングやアイスなら砕いたナッツを加えても。たんぱく質の補給とともに、食感も増して美味しくなります。

置きかえテクニック

シークニン果汁でつくっても美味しい

レモンやお酢のかわりにカムカムを使った「カムカムドレッシング（P107）」は、シークニン果汁に置きかえても。加熱しないのでビタミンCの働きが保たれます。少量でもみかん特有の酸味と苦味が強いので、適宜量を調整してください。

材料（2人分）

アサイーピューレ（無糖）	100g
ヨーグルト	100g
アガベシロップ	大さじ1

作り方

1. 材料すべてを混ぜ合わせる。
2. 製氷機に入れて冷凍庫で冷やし固める。

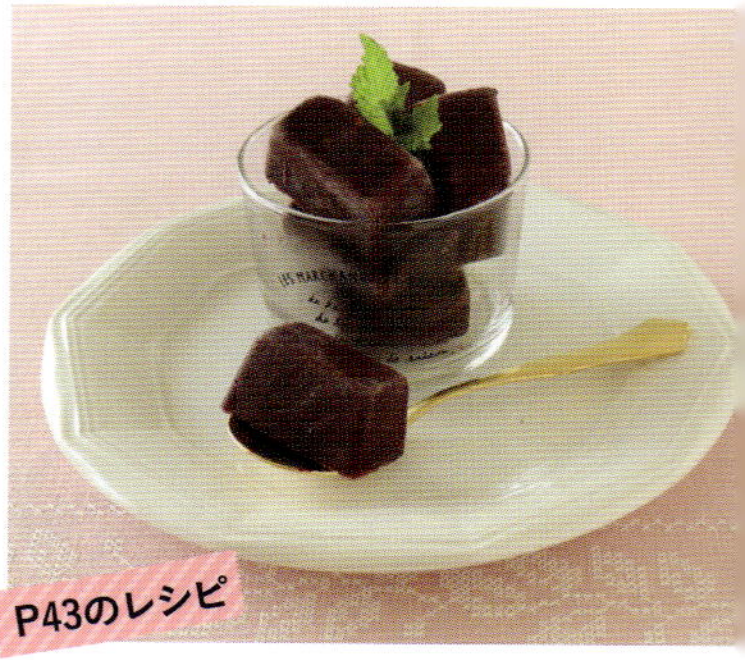

P43のレシピ

アサイーとヨーグルトのキューブアイス

Point

アガベシロップは、はちみつやメープルシロップなどで代用可能。

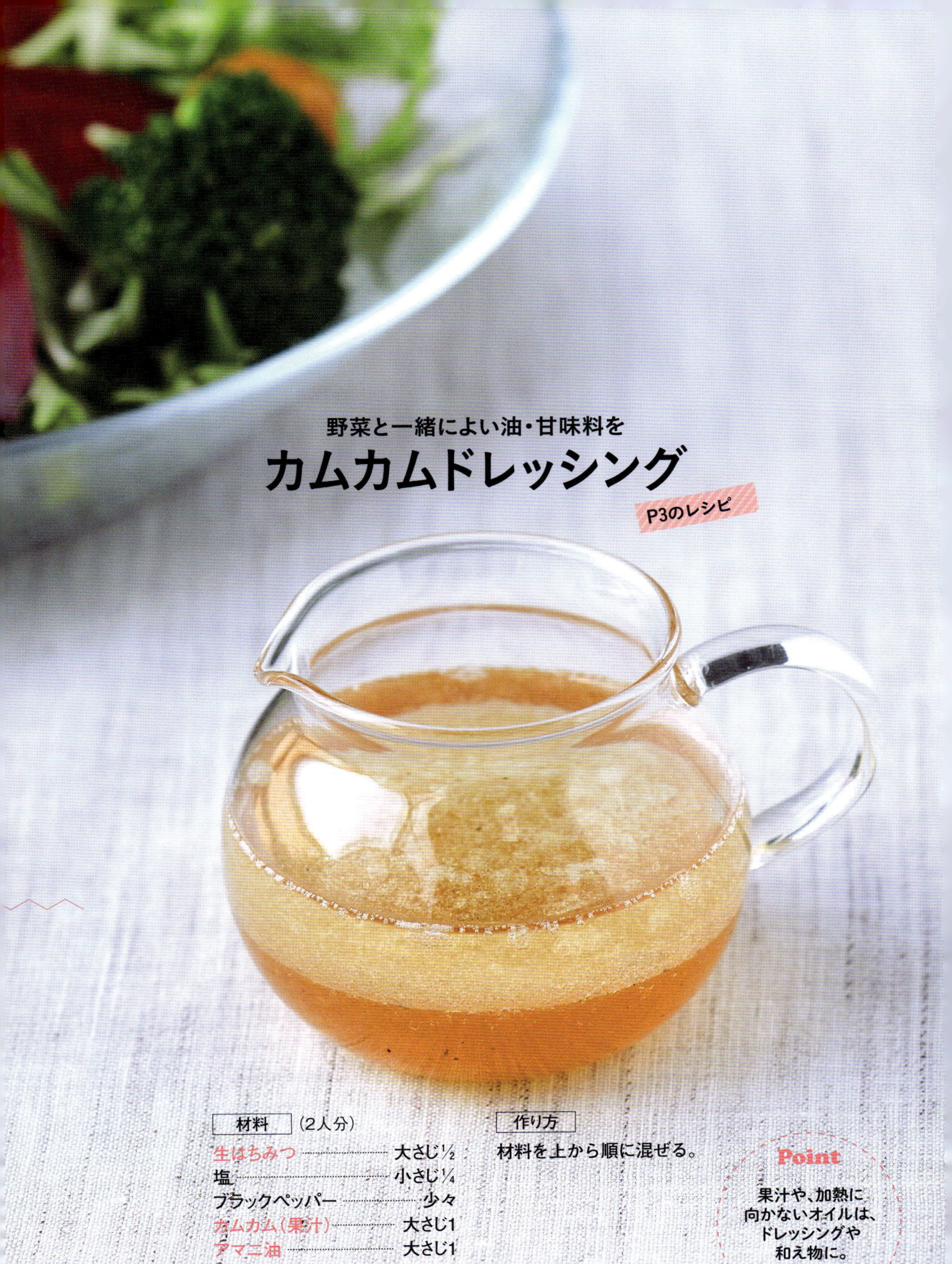

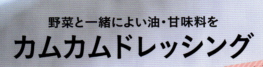

野菜と一緒によい油・甘味料を

カムカムドレッシング

P3のレシピ

材料（2人分）

- 生はちみつ……大さじ½
- 塩……小さじ¼
- ブラックペッパー……少々
- カムカム（果汁）……大さじ1
- アマニ油……大さじ1

作り方

材料を上から順に混ぜる。

Point

果汁や、加熱に向かないオイルは、ドレッシングや和え物に。

シードタイプのとり方

チアシードは浸水させてとる

種子の特性を活かした食べ方をする

シードタイプのスーパーフードには、チアシードやヘンプシード、ブラックシード、アーモンドなどのナッツがあります。

植物の種子なので、発芽するために必要な栄養が蓄えられています。種子の中にはそのまま冬を越して春を待つものもあることから、長期保存が可能です。

ヘンプシードやアーモンドは、ナッツとしてそのまま食べます。または、砕くと風味が増すので、ごまのかわりに薬味として使っても。

チアシードはそのまま食べてももちろんよいのですが、特殊な性質があるので（P28）、浸水させてゼリー状にしてとるのがおすすめ。それぞれの特徴を活かした方法でとりましょう。

＋αで健康効果アップ

ツナ、しらす、ささ身などでたんぱく質を強化

たんぱく質には、豆や穀物などに含まれる植物性たんぱく質と、肉や魚に含まれる動物性たんぱく質があります。理想的なのは両方をバランスよくとること。ツナ、しらすなどの魚や、脂質が少なくてヘルシーな鶏のささ身などの動物性たんぱく質を一緒にとるのがおすすめです。

置きかえテクニック

ナッツ類を砕いてかわりに入れても

ヘンプシードは、ナッツのようなコクがあります。「ほうれんそうと切り干し大根のヘンプシード和え（P109）」は、シードタイプのほかのスーパーフードに置きかえても美味しくできます。細かく砕いて入れると香りもよくなります。

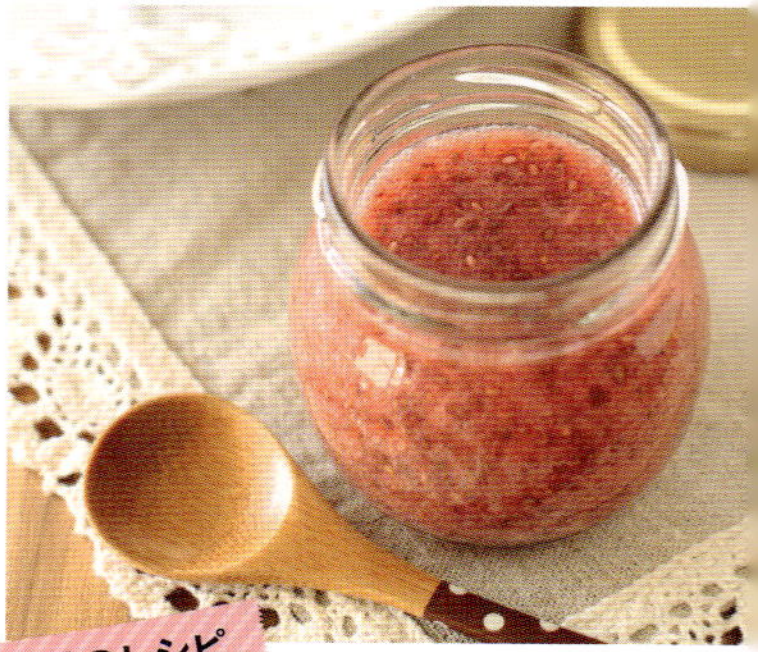

P29のレシピ

いちごのロージャム

材料（作りやすい分量）

いちご	100g
きび砂糖	大さじ1
チアシード	大さじ1
水	50cc

作り方

〈下準備〉
チアシードを水に浸け、ふやかしておく。

1. いちごときび砂糖をミキサーにかける。もしくは、スプーンの背でつぶす。
2. 1と浸水させたチアシードをあわせる。

Point

きび砂糖は、アガベシロップやはちみつで代用可能。

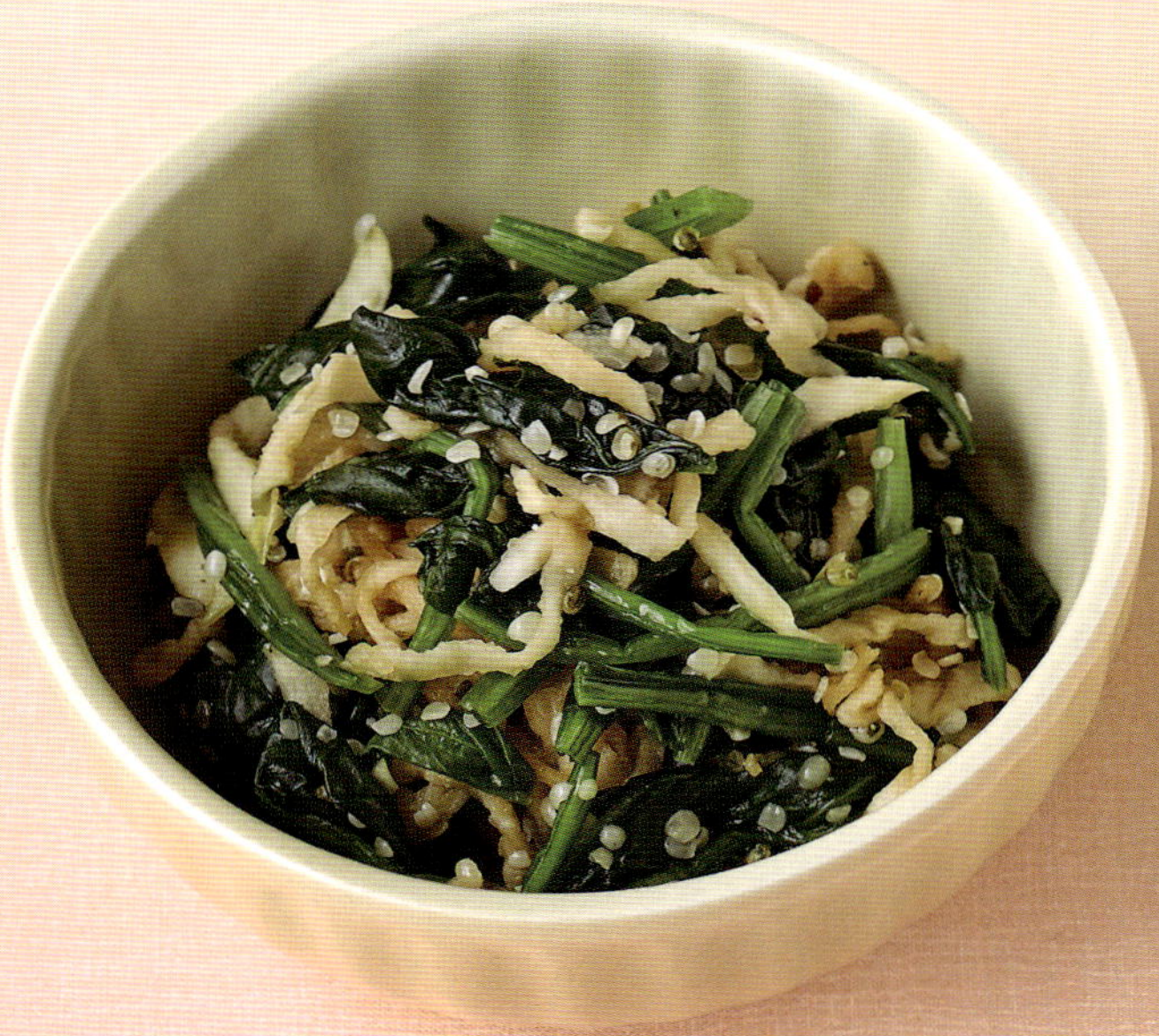

切り干し大根とヘンプシードでうまみたっぷり

ほうれんそうと切り干し大根のヘンプシード和え

P5のレシピ

材料（2人分）

	ほうれんそう	½束（100g）
	切り干し大根	20g
A	ヘンプシード	大さじ2（20g）
A	きび砂糖	大さじ½
A	しょうゆ	大さじ1

作り方

1. 切り干し大根はキッチンばさみなどで小さめに切り、水でもどす。ほうれんそうはざく切りにし、塩を入れた熱湯でさっとゆで、粗熱をとる。
2. ボウルにAを入れてまぜ合わせる。しっかりと水を切ったほうれんそう、切り干し大根を入れて和える。

Point

ヘンプシードは、
ごまのような感覚で
いろいろな
料理に使って。

オイルタイプのとり方

加熱OK・NGのオイルを使い分ける

オメガ3系脂肪酸のオイルは加熱しない

オイルタイプのスーパーフードには、ココナッツオイルやサチャインチオイル、エゴマ油、アマニ油などがあります。

油には脂肪酸が含まれています。脂肪酸の種類によっては、α-リノレン酸のように酸化しやすく、加熱するとその働きが失われてしまうものがあります。エゴマ油、アマニ油、サチャインチオイルがそれにあたります。これらはドレッシングなどにして生でとるのが鉄則です。

一方、ココナッツオイルやオリーブオイルなど、加熱しても酸化しにくい油もあります。これらは、加熱調理に使えます。

加熱OKな油と加熱NGの油を知り、性質に合わせて使い分けましょう。

＋αで健康効果アップ

緑黄色野菜を加えてビタミン補給

緑黄色野菜に含まれるβ-カロテンやビタミンEは、脂質と一緒にとることで吸収率が上がります。ビタミンEは抗酸化作用があるため加熱にも強いので、かぼちゃやにんじん、ほうれんそうなどを加えましょう。ビタミンCをとりたい場合はあまり加熱しないよう注意。

置きかえテクニック

グレープシードオイルなどを使っても

ビタミンEが豊富なグレープシードオイルや玄米油は、酸化しにくく炒め物にも最適。「豚肉のココナッツオイルしょうが焼き（P111）」の炒め油に置きかえても。オレイン酸が豊富なオリーブオイルも、調理油としておすすめ。

材料（2人分）

キャベツ	2枚（100g）
オレンジ	½個
クミン	小さじ⅓
塩	ひとつまみ
アマニ油	大さじ1

作り方

1.キャベツを千切りにし、塩（分量外）をふって揉み込む。5分位してしんなりとしてきたら水で洗ってよく搾る。
2.オレンジは皮をむき、身だけ取り出す。
3.ボウルにオレンジとクミン、塩、アマニ油を入れてまぜる。1のキャベツを入れて和える。

Point

クミンが苦手な場合は、ブラックペッパーなどで代用しても。

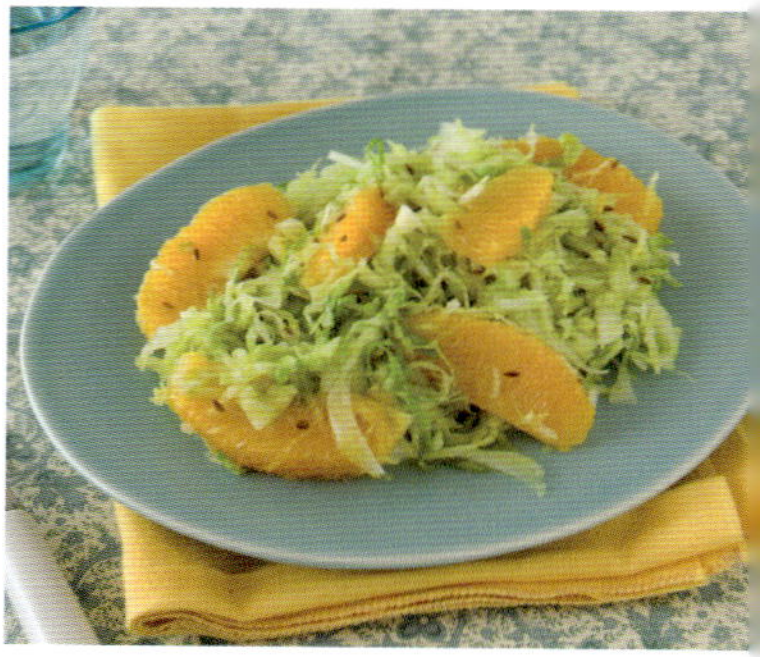

キャベツとオレンジのスパイスサラダ

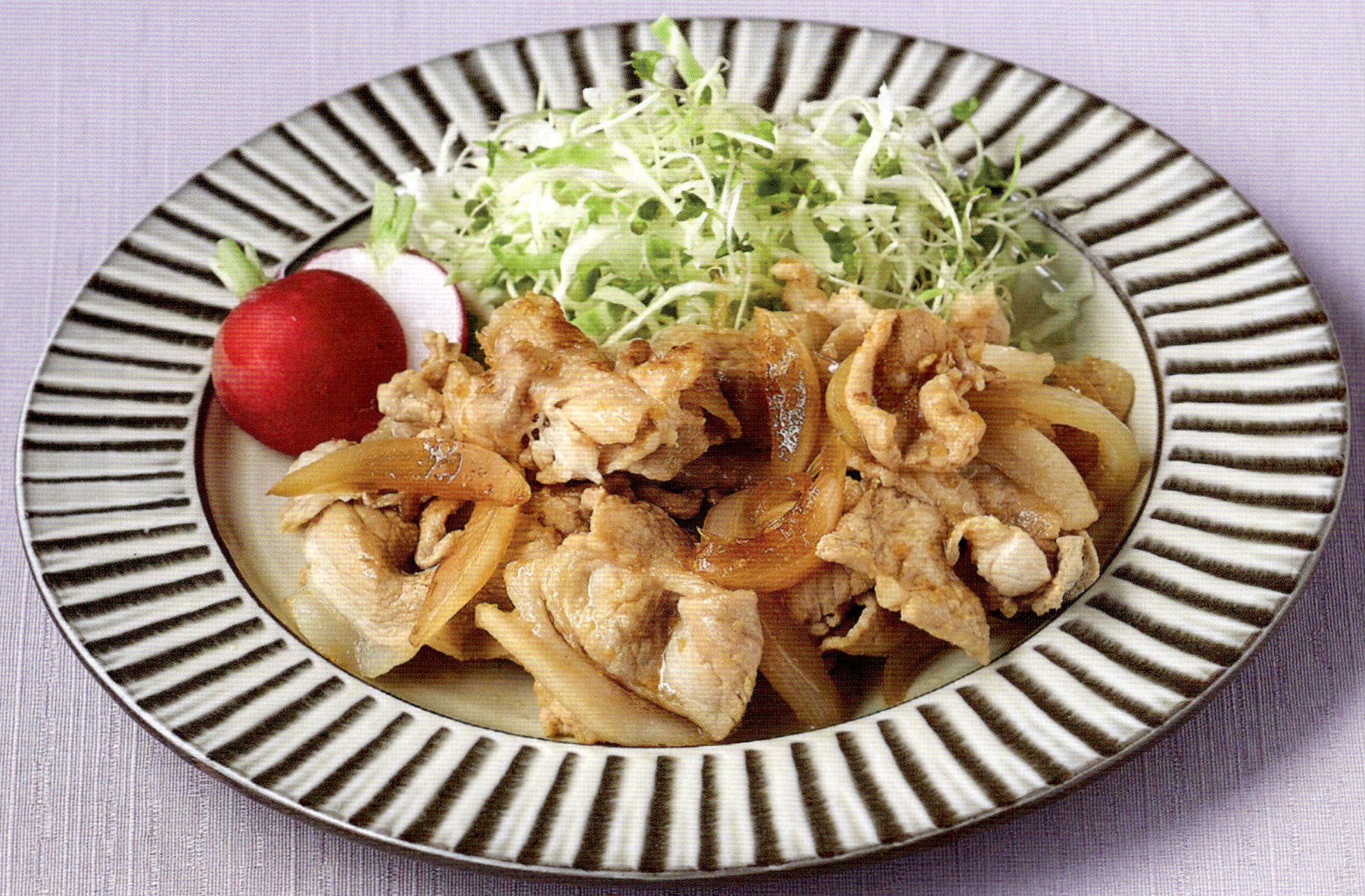

加熱に強いココナッツオイルで、ほんのり甘くてやみつきに

豚肉のココナッツオイルしょうが焼き

P5のレシピ

材料（2人分）

豚薄切り肉		200g
玉ねぎ		½個（100g）
A	酒・みりん・しょうゆ	各大さじ1
A	しょうがのすりおろし	大さじ½
A	ココナッツシュガー	小さじ1
ココナッツオイル		大さじ1

（付け合わせ）

キャベツ	80g
ブロッコリー スーパースプラウト	20g

キャベツを千切りにし、
ブロッコリー スーパースプラウトと合わせる。

作り方

1. 玉ねぎを1㎝幅に切る。
2. フライパンにココナッツオイルを入れて火にかけ、豚肉を中火から弱火で炒める。裏返し、玉ねぎを入れて同様に焼く。
3. 豚肉と玉ねぎに火が通ったら、合わせておいたAを入れて絡め味を調える。付け合わせをのせた皿に盛り付ける。

Point

ココナッツの香りが
気になる人は、
最後に少量のごま油を
加えると、
気にならなくなる。

スーパーフードを毎日の習慣にするために

購入と保存のコツ

毎日とりたいものだからこそ、購入・保存方法に工夫が必要です。
安心できるものを選び、使いやすさを重視して保存しましょう。

購入のコツ

オーガニック認証マークがついているとより安心

多くのスーパーフードはもともと農作物。農薬や添加物は体内に入ると、排出されずに体にたまります。オーガニックで栽培された認証マークがついているものが望ましいでしょう。認証マークは国によって違うことも知っておきましょう。

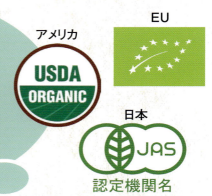

アメリカ

EU

日本

認定機関名

保存のコツ

少量ずつ小瓶に入れて保存するのがおすすめ

毎日とるために、手軽に使える形で保存しましょう。コツは小分けにしてキャニスターや調味料容器に入れること。大袋で販売されているものは少量ずつに分けて、すぐに使えるようにしておきます。

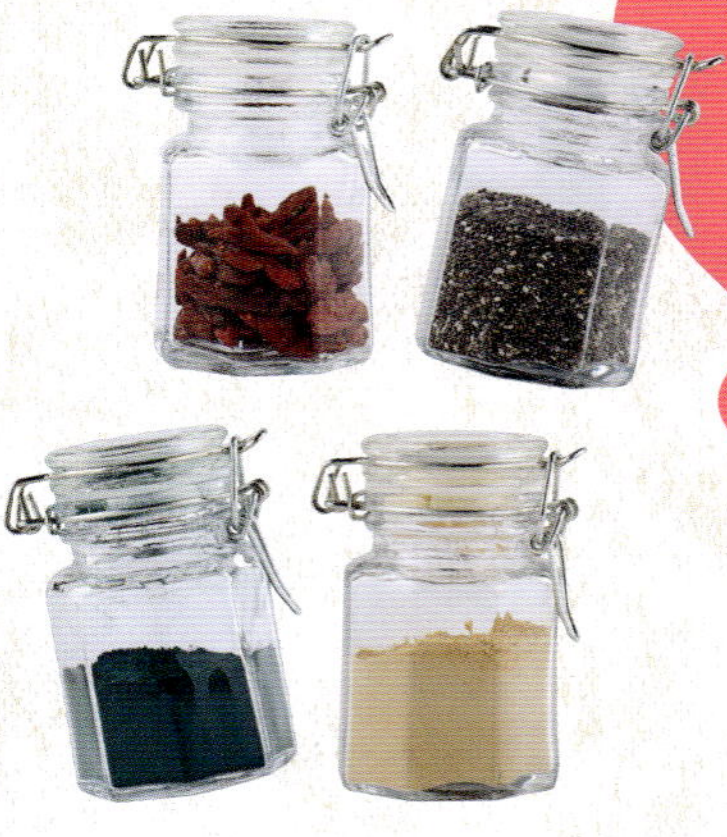

PART

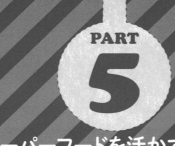

5

スーパーフードを活かすための

酸化＆糖化と体の基本

老化・病気の
二大原因

体の酸化・糖化が老化や病気を招く

酸化・糖化があらゆる病気のもとに

酸化

活性酸素によって体の細胞が傷つけられ、その働きが衰えること。
全身のさまざまな細胞に酸化が及ぶことで、老化や病気が起こる。

活性酸素

酸素の分子構造が異変を起こして毒性をもったもの。スーパーオキシド、過酸化水素、ヒドロキシラジカルなどさまざまな種類がある。

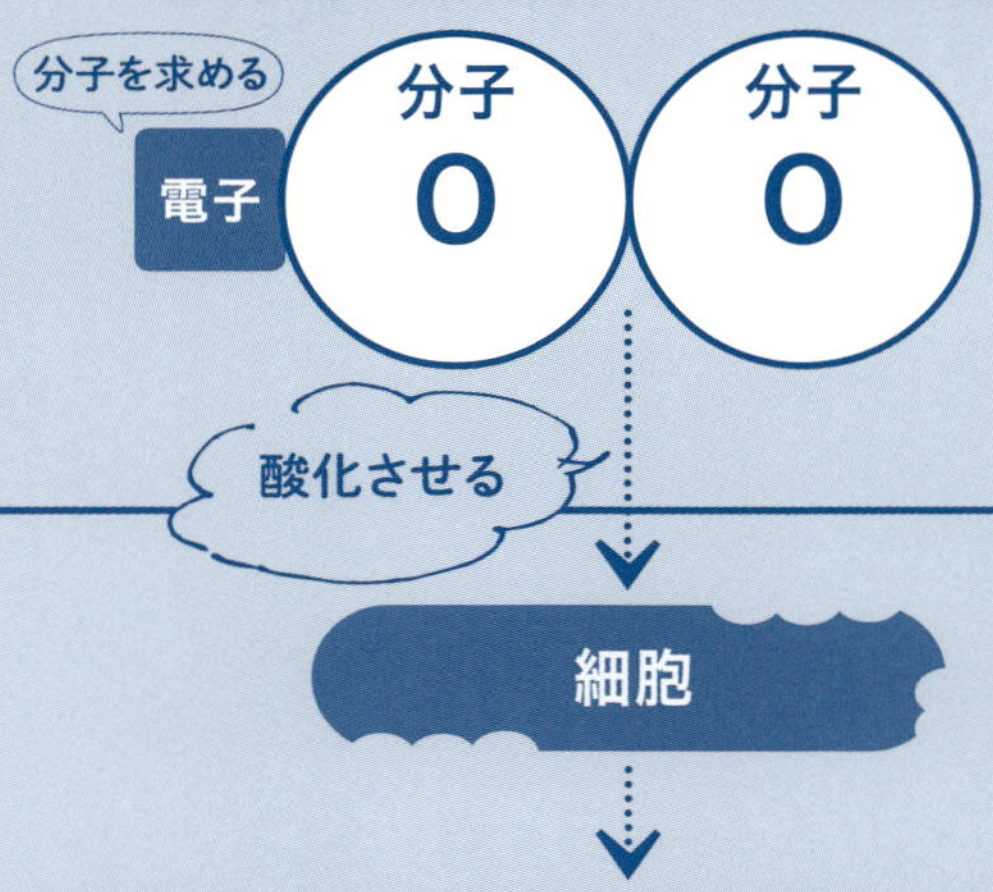

酸化によって傷ついた細胞が病気のもと▶P116

加齢とともに酸化・糖化が加速する

見た目の老化や、さまざまな病気を引き起こす原因といわれているのが、酸化と糖化です。

酸化とは、酸素によって細胞が傷つけられることです。

酸素は、私たちが生きるためのエネルギーを生み出すときに必要不可欠なものです。絶えず呼吸によって体内にとり込んでいますが、その一部が体内で「活性酸素」に変わり、細胞を攻撃して傷つけます。

糖化とは、体内に余った糖質がたんぱく質と結びつき、たんぱく質を変質させることです。

こうしてできた「AGEs」は、細

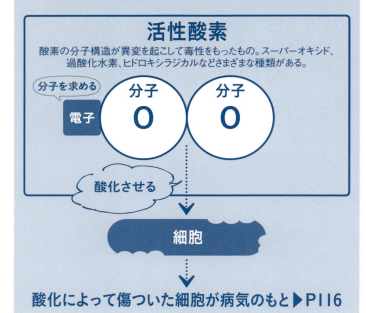

糖化

糖とたんぱく質が結びつき、たんぱく質を劣化させること。
AGEsという物質が生まれ、それが体の細胞を傷つけて老化や病気を招く。

AGEs（終末糖化産物）

糖とたんぱく質が結びついて化学変化を起こしたものの最終形。
終末糖化産物ともいい、一度発生すると元にもどらず体の中にたまる。

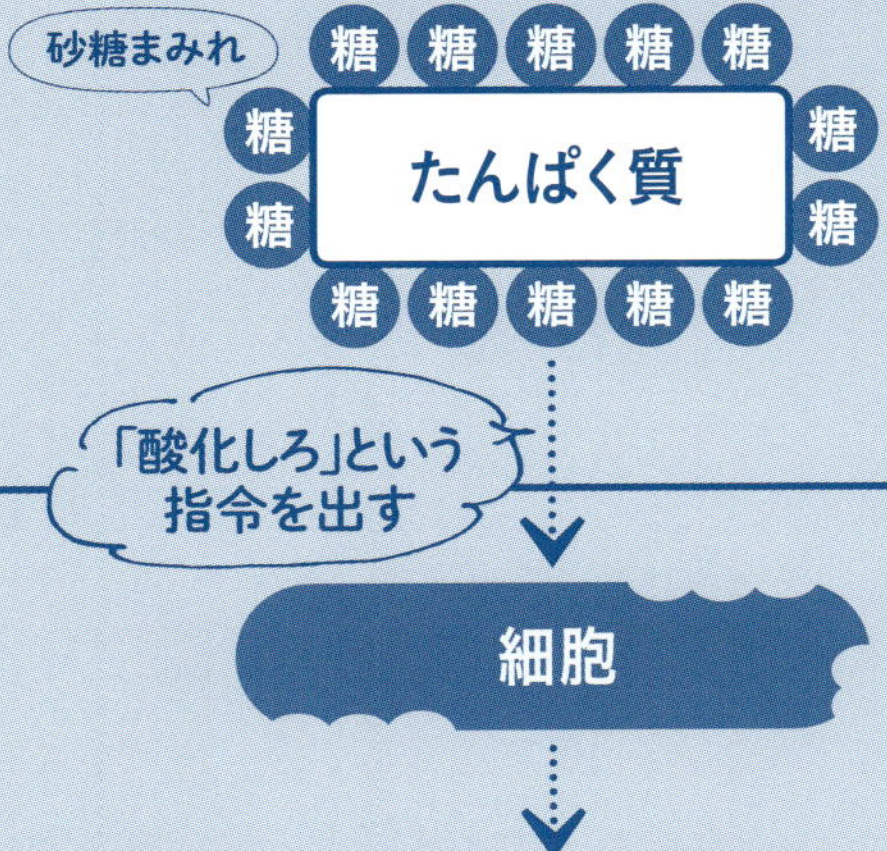

あちこちで糖化が起こり、病気や老化に▶P122

酸化・糖化で引き起こされる主な病気

- 動脈硬化
- がん
- 心臓病（心筋梗塞、不整脈など）
- 脳卒中（脳梗塞、脳出血など）
- アルツハイマー型認知症
- 胃かいよう、肝硬変、肝炎、すい炎
- 腎炎
- 皮膚のしみ、しわ、たるみ
- 白内障
- 骨粗しょう症
など

胞を酸化させる働きがあります。つまり、酸化と糖化は、同時に起こりやすいといえます。

年齢を重ねるほど、体の抗酸化力が落ちたり、食事や生活習慣の乱れからストレスが蓄積したりして、酸化・糖化の影響が見た目や体調に出やすくなります。

酸化・糖化の影響を抑えるためには、まずは活性酸素を減らす栄養素を食事からとることが大切です。

COLUMN

長寿遺伝子は酸化を防ぐ遺伝子

長寿を促すといわれる「サーチュイン」という遺伝子があります。細胞内に作用して活性酸素を除去する働きがあります。長寿と酸化は切り離せない関係にあるのです。
サーチュインは摂取カロリーを抑えることで活性化します。腹八分目にすることが活性酸素を減らし、長生きにつながります。

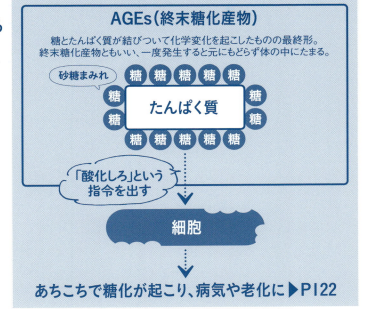

活性酸素が体内の細胞を傷つける

酸化のリスクはつねにある

1 エネルギーを生み出すときに活性酸素が発生する

食事から得た栄養分は、消化器官で分解されて血液中へ、そして細胞へとり込まれる。細胞内では、とり込まれた栄養分が、呼吸によってとり入れた酸素を使って燃やされ、ATPという運動エネルギーが生み出される。このとき、すべての酸素が使われるわけではなく、一部は活性酸素に変化してしまう。

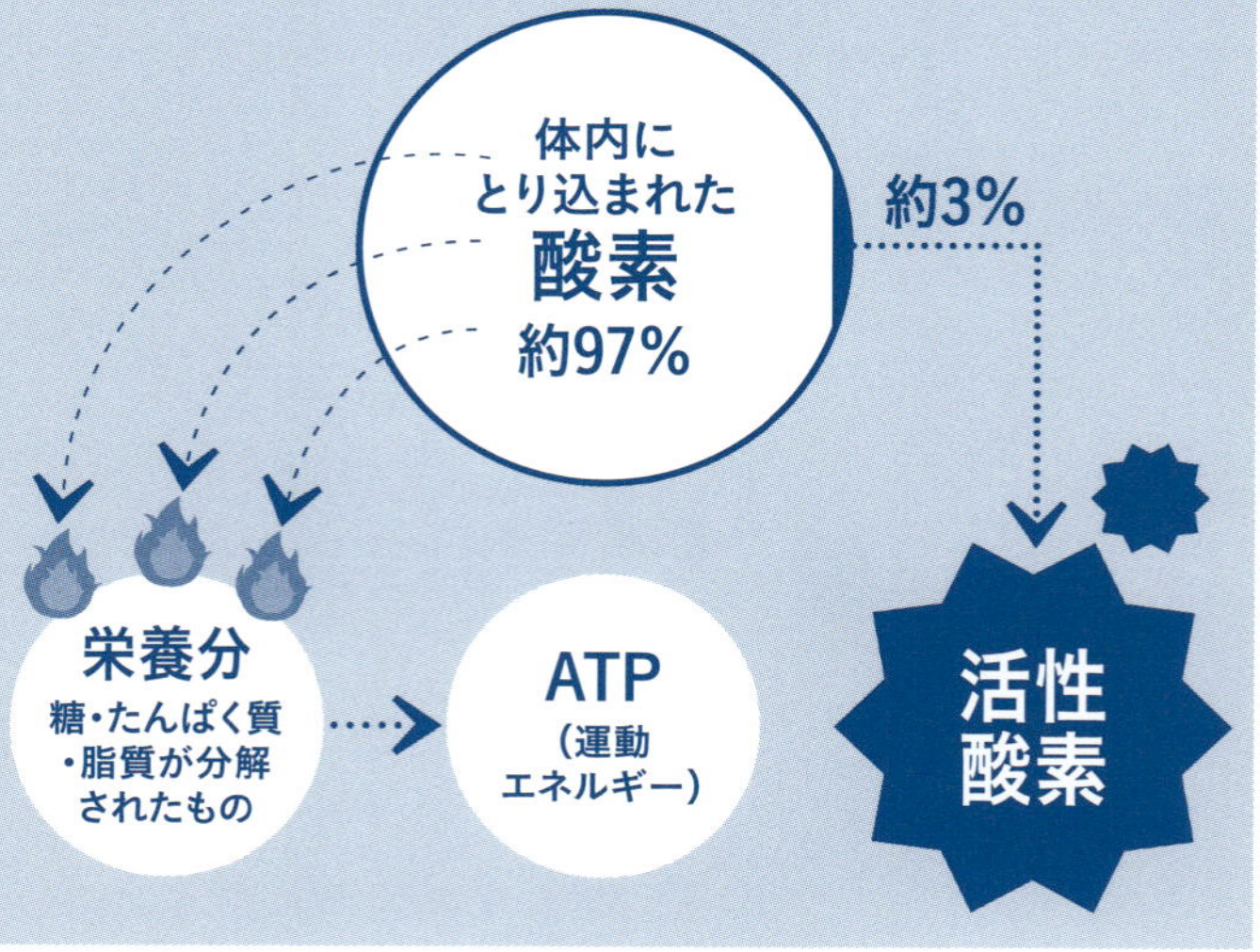

活性酸素にはよい働きと悪い働きがある

酸化を引き起こす活性酸素は、本来は免疫を助け、体を守る役割があるものです。体内に細菌やウイルスが侵入すると、白血球がそれらを退治します。このとき、白血球が細菌やウイルスと戦うために使われるのが、活性酸素です。

一方、活性酸素が体内に増え過ぎると、正常な細胞を攻撃して機能を低下させる悪い働きをします。

酸素は、呼吸によって絶えず体内にとり込まれます。体を動かすエネルギーを生み出したり、古い細胞を生まれかわらせるために使われます。ほとんどの酸素は有効に使われます

2 ストレスによる虚血で活性酸素が増える

血流が滞り、細胞に酸素や栄養が届かない「虚血」の状態になると、細胞内の酵素の働きによって活性酸素が大量に発生する。

ストレスによって筋肉が緊張状態になると、一時的に血流が悪くなるため、酸化が促進される。

3 新陳代謝でも活性酸素が生み出される

新陳代謝とは、古い組織を壊して新しい組織につくりかえる、体が健康を保つために備えられているしくみ。組織を分解したり、再び合成するために、酸化酵素と呼ばれる酵素が働く。

この酵素が働く過程で、活性酸素が生み出される。

4 紫外線などの環境因子で活性酸素が増える

紫外線を浴びると、皮膚の中の光に反応する色素やたんぱく質にエネルギーがたまる。このエネルギーによって酸素が変質し、活性酸素が生まれる。

紫外線以外にも、放射線や排気ガス、たばこなどの環境因子によっても活性酸素は増加する。

5 細菌・ウイルス・薬への反応で活性酸素ができる

細菌などが体内に入ると、白血球が退治してくれる。白血球が外敵と戦うときに、活性酸素を武器として使う。ウイルスの場合、増殖したウイルスが体内で死んだときに活性酸素を生み出す。また、抗がん剤を含む一部の医薬品には、活性酸素を生み出す副作用があるものもある。


が、一部は活性酸素になり、細胞を酸化させてしまいます。

また、ストレスも活性酸素を発生させる大きな原因です。ストレスを感じると体が緊張し、血流が滞ります。すると、細胞の中で悪い化学変化が起こり、活性酸素が発生します。

体内では、ほかにもさまざまな原因で活性酸素が発生します。

体は、つねに酸化のリスクにさらされているといえます。

COLUMN

“適度な”運動は抗酸化に効果あり

運動すると、筋肉が虚血状態になったり炎症を起こしたり、多くとり込まれた酸素をミトコンドリアが処理しきれなくなったりするため、活性酸素が急増します。一方、運動には、活性酸素に対抗するための抗酸化作用が活性化される効果もあります。激しい運動は酸化を促進しますが、適度な運動は抗酸化作用を強化するのに不可欠です。

酸化による影響

細胞が酸化すると血管や臓器、肌が衰える

細胞の損傷が機能低下につながる

活性酸素は、細胞内で次々に化学変化を起こします。そのときに細胞を酸化させます。細胞は傷つけられ、機能が低下します。

細胞の酸化は、体のあちこちで起こります。血中の悪玉コレステロールが酸化すると、血管を傷つけて動脈硬化につながり、心筋梗塞や脳梗塞などの原因となります。

また、肌の細胞が酸化すると、新陳代謝が活発に行われなくなります。しみ、しわ、たるみのもとになり、見た目の老化をもたらします。

一つひとつの細胞の酸化が、全身を衰えさせていくのです。

酸化と同時に細胞が傷つく

活性酸素は、通常は体内でつくられる抗酸化酵素によって無害化される。
しかし、何らかの原因で抗酸化酵素が働かないと、活性酸素が細胞の組織や細胞膜を酸化させる。体内でつくられる抗酸化酵素のほかに、食べ物から得る抗酸化物質も、活性酸素を無害化する作用がある。

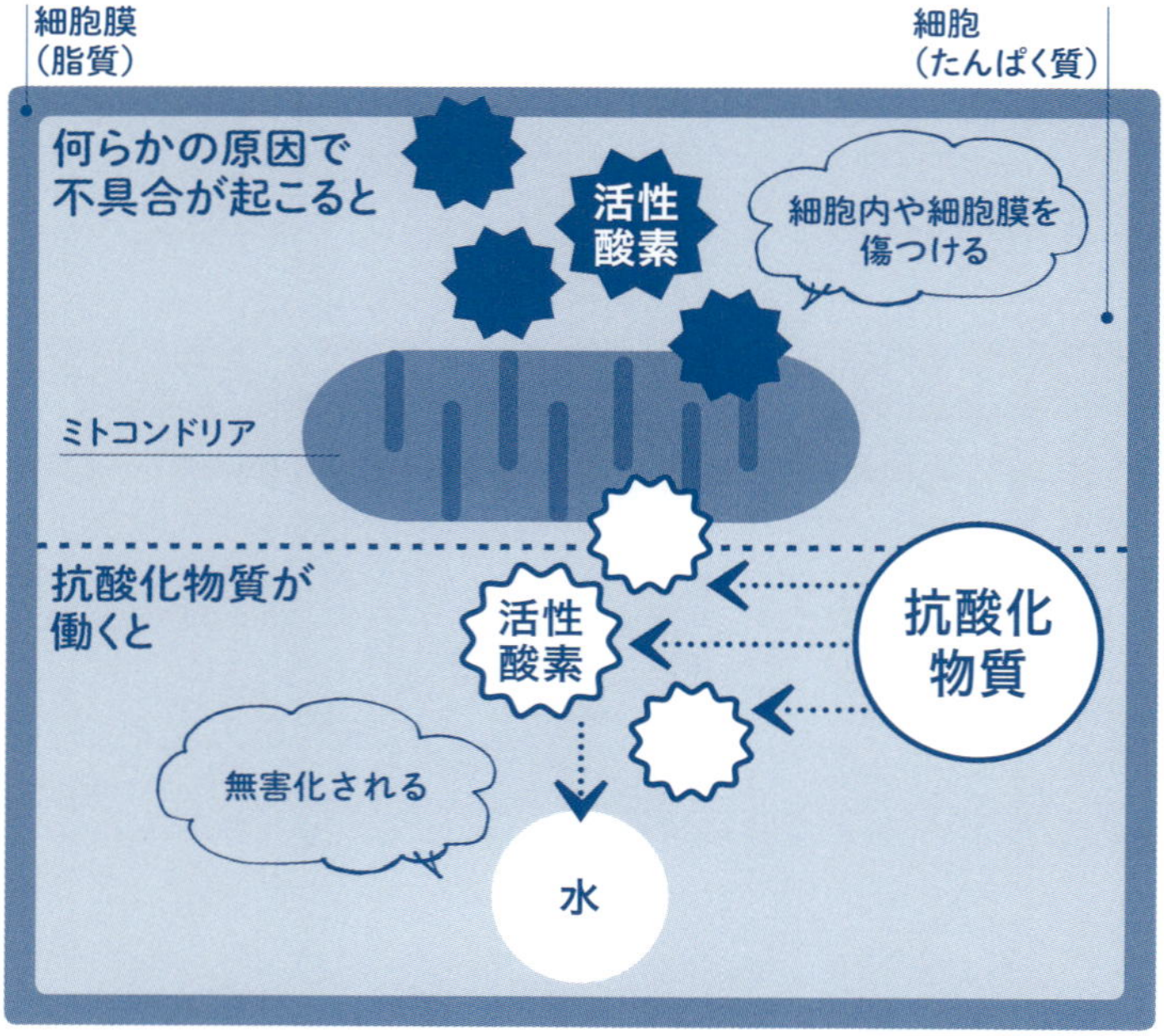

怖いのは、血管の細胞が酸化すること

血管で酸化が起こると……

動脈硬化を引き起こす。脳卒中や心臓病のリスクが上がる

動脈硬化とは、血管の内側に酸化したコレステロールがたまり、血管壁にこぶができて分厚くなり、硬くもろい状態になること。血液が流れにくくなるため、高血圧になったり、血管が詰まりやすくなったりする。

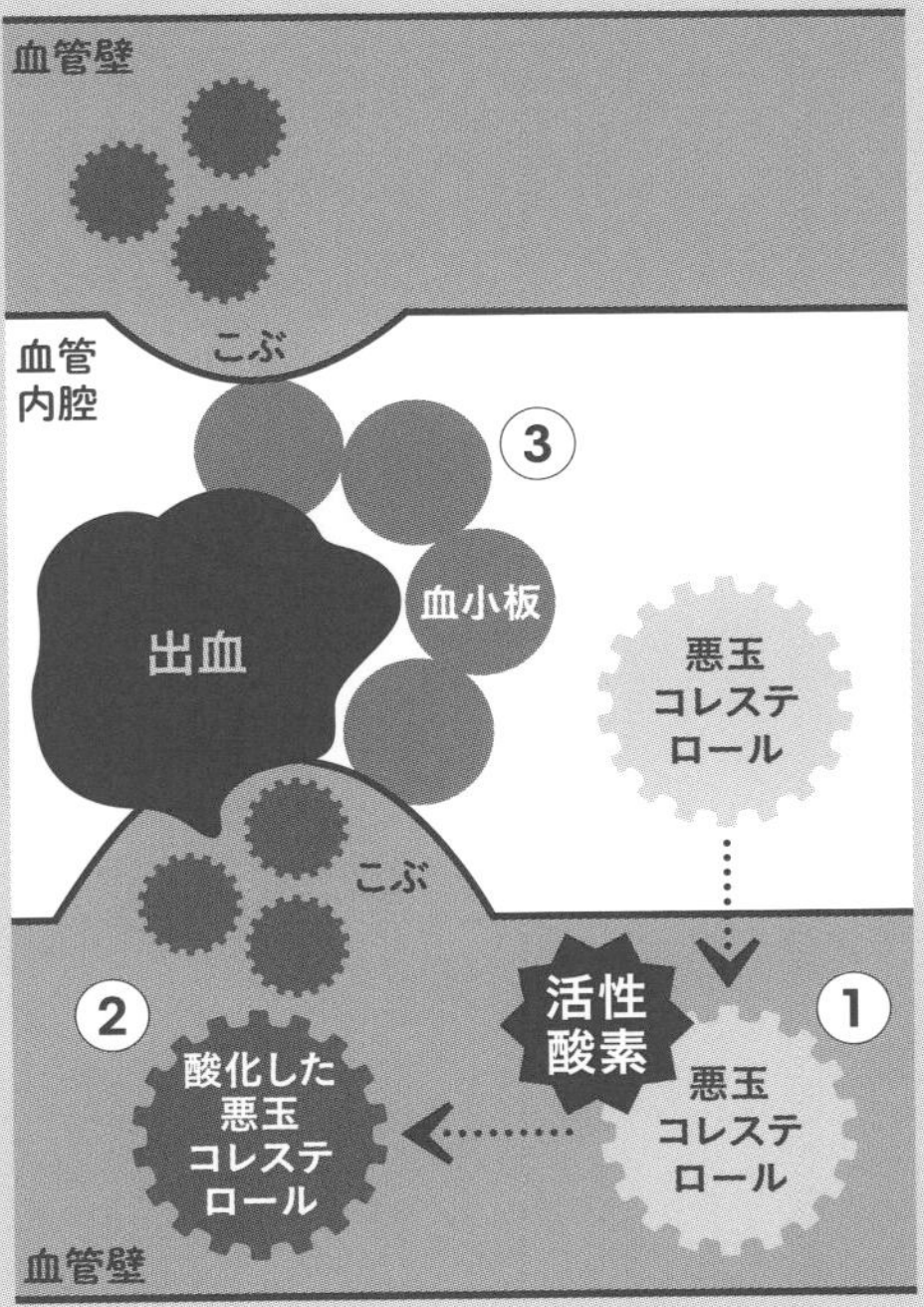

血管には、水分や栄養分、赤血球、血小板などのほか、余分な悪玉コレステロールが浮遊している。

1. 悪玉コレステロールは、血管壁の小さなすき間から中に入り込み、活性酸素の影響で酸化する。
2. 酸化した悪玉コレステロールは、やがて血管壁の中にたまり、こぶをつくる。
3. こぶが大きくなって破裂すると、出血が起こる。血小板が集まってきて止血しようとし、血栓ができて血管を詰まらせてしまう。

心臓で起こると

心筋梗塞

脳で起こると

脳梗塞

肌で酸化が起こると……

しみやしわ、たるみの原因に

肌の細胞には、約28日周期で新陳代謝を促す働きがある。細胞が酸化すると、新陳代謝が行われなくなり、肌細胞がどんどん老化する。

さまざまな細胞で酸化が起こると……

がんにつながる恐れがある

細胞が活性酸素の作用によって突然変異を起こし、がん化してしまう。がん化した細胞は、増殖をくり返し、病状が進行したり、転移したりする。

スーパーフードに豊富に含まれる抗酸化物質が酸化を防ぐ

ビタミンやポリフェノールが活性酸素を無害化する

体には活性酸素を無害化するしくみがあります。

活性酸素を無害にすることを、抗酸化といいます。細胞のミトコンドリアで発生した活性酸素は、体内で作られる抗酸化物質や抗酸化酵素、食べ物から摂取した抗酸化物質の働きによって分解され、無害になります。このしくみが十分に機能していれば、酸化の悪影響を抑えられます。

体内で作られる抗酸化物質や抗酸化酵素は、年齢とともに量が減ります。そのため、食べ物から抗酸化物質をとる必要があります。

食べ物に含まれる抗酸化物質には、

代表的な抗酸化物質としくみ

ビタミンC

主に細胞が酸化するのを防ぐ

ビタミンCは、活性酸素を無害な水に分解する働きがある。細胞内のミトコンドリアで生み出された活性酸素が、細胞を酸化させる前に、ビタミンCがそれを防いでくれる。

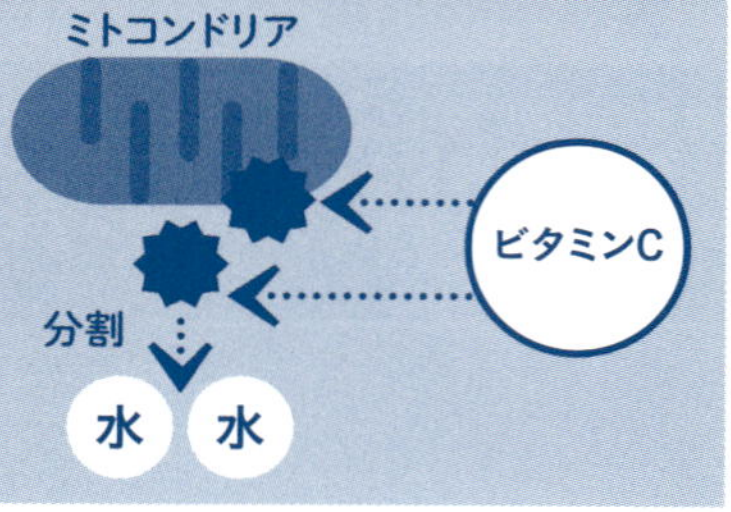

ビタミンE

主に脂質の活性酸素をとり除く

脂質が酸化されたものを過酸化脂質という。ビタミンEは、過酸化脂質に働きかけて活性酸素を除去し、無害にする。脂質でできた細胞膜を正常な状態に保つことにつながる。

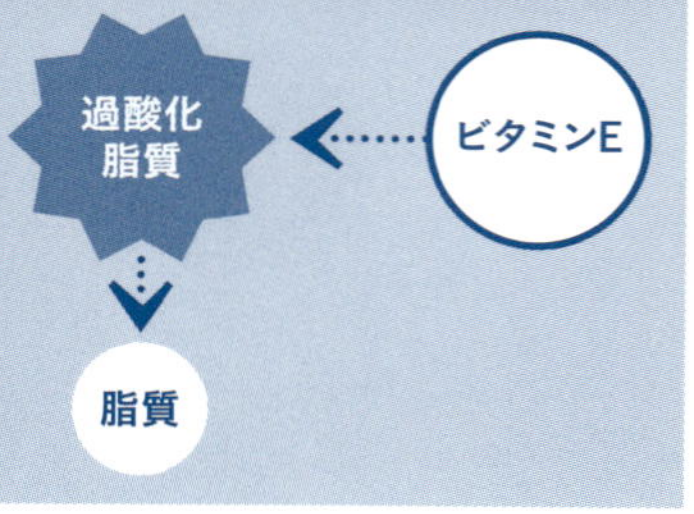

カロテノイド（ビタミンA）

紫外線によって生じる活性酸素を除去する

カロテノイドは食物の色素成分で、代表的なものにβ-カロテンやリコピンなどがある。体内でビタミンAとなる。紫外線のダメージによる活性酸素を除去する働きが強い。

ビタミンB_2

活性酸素を除去し、脂質の代謝を助ける

活性酸素を除去する作用がある酵素の働きが落ちるのを防ぐ。間接的に、酸化を防ぐのに欠かせない。脂質をエネルギーにかえる、細胞や粘膜を再生するなどの働きもある。

ポリフェノール

抗酸化・免疫アップなどの働きがある

ポリフェノールは植物の色素成分。いくつかのグループに分かれていて、代表的なグループはフラボノイドと呼ばれるもの。それぞれ抗酸化作用があり、体内の活性酸素をとり除く。

主なポリフェノール

フラボノイド	イソフラボン	大豆など
フラボノイド	アントシアニン	ブルーベリーなど
フラボノイド	カテキン	緑茶など
フラボノイド	ケルセチン	たまねぎなど
	リグナン	ごま、アマニなど
	クルクミン	ウコンなど
	タンニン	緑茶など

ビタミンCやビタミンE、ポリフェノールなどがあります。スーパーフードには、これらの栄養素が豊富に含まれるため、アンチエイジングや病気予防につながるのです。

COLUMN

酸化すると悪さをするコレステロールはとり過ぎないようにする

コレステロールは脂質の一種です。細胞膜やホルモン、胆汁の材料になったり、神経細胞を保護する役割があり、体に欠かせないものです。

コレステロールには「HDL」と「LDL」という２種類があります。LDLが体内に増え過ぎると酸化して体に悪さをするため、悪玉コレステロールとも呼ばれます。

LDLを増やす代表的なものは肉の脂。コレステロールの酸化による影響を防ぐために、食べ過ぎに注意しましょう。一方、魚の油はLDLを減らす働きがあります。積極的にとることをおすすめします。

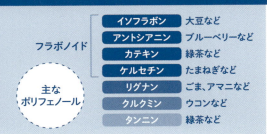

糖化で変質したたんぱく質が体の本来の機能を奪う

体内に余った血糖がAGEsをつくり出す

酸化とともに、病気や老化の原因とされているのが、糖化です。

糖化とは、体内の余分な血糖とたんぱく質が結びつき、酸化などの化学変化を起こして「AGEs」という物質になることです。

食材を加熱すると、きつね色の焦げ目ができます。これは食材の中の糖質とたんぱく質が結びつき、加熱によって酸化するため起こります。同じことが、体の中で起こるのです。

AGEsは、体内のたんぱく質、つまり細胞を酸化させる働きがあります。こうして、酸化と同じように、糖化は病気や老化の原因になります。

体の中でたんぱく質が焦げつく

糖質をとり過ぎると、体内に血糖が多い状態になる。血糖が細胞にとり込まれ、たんぱく質と結びついて化学変化を起こして変質すると、最終的にAGEsができる。

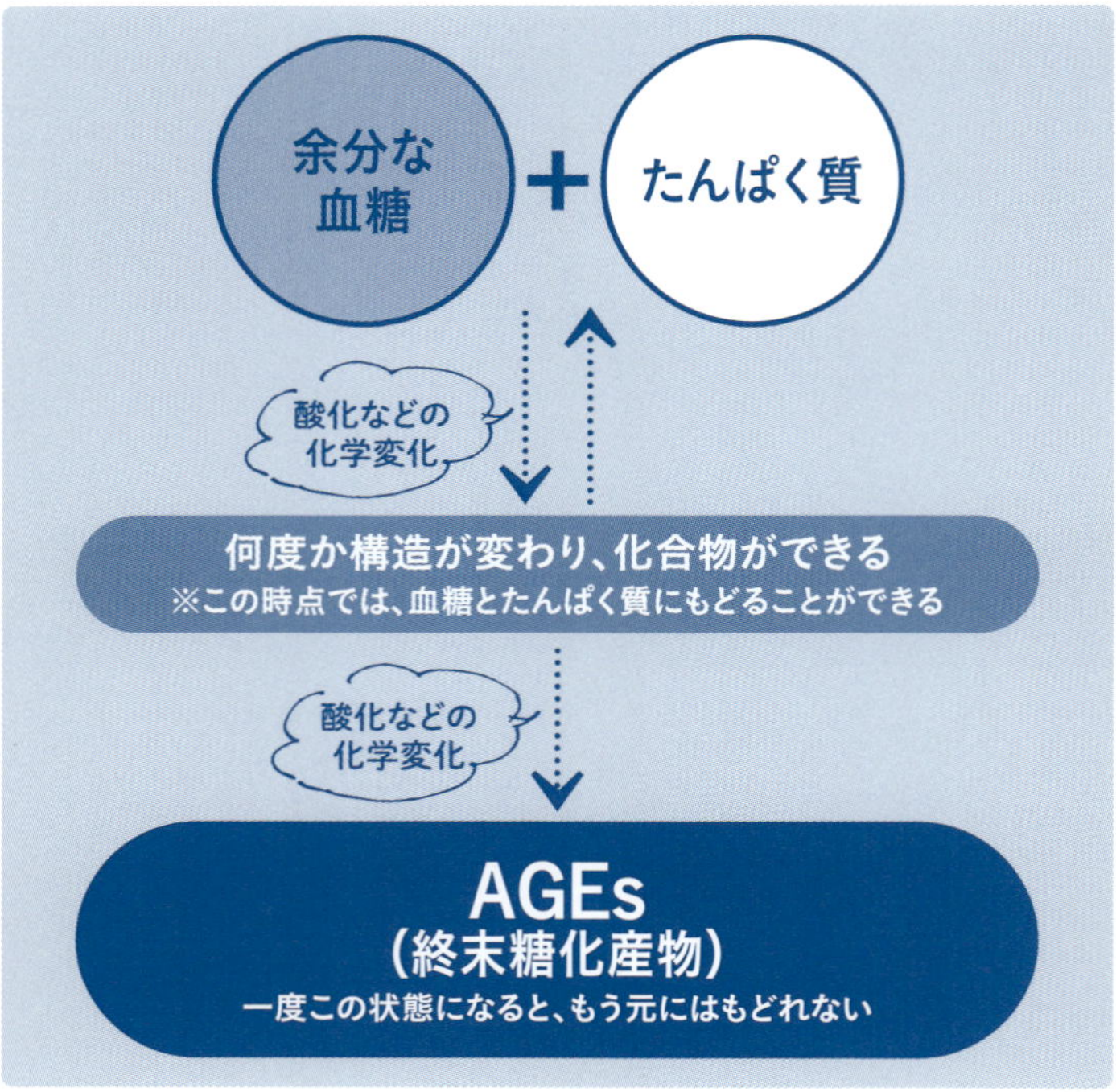

皮膚などを衰えさせ、老けて見える原因に

皮膚の組織にAGEsがたまると……

肌の弾力が失われ、しわやたるみができる

肌にはコラーゲン線維がある。コラーゲン線維は3本の繊維質でできていて、架橋というものでつながっている。この構造が弾力やハリを保っている。AGEsがコラーゲン線維に沈着し、不要な架橋を増やしてしまうと、肌の弾力やハリがなくなり、しわができやすくなる。

〈皮膚のコラーゲン線維〉

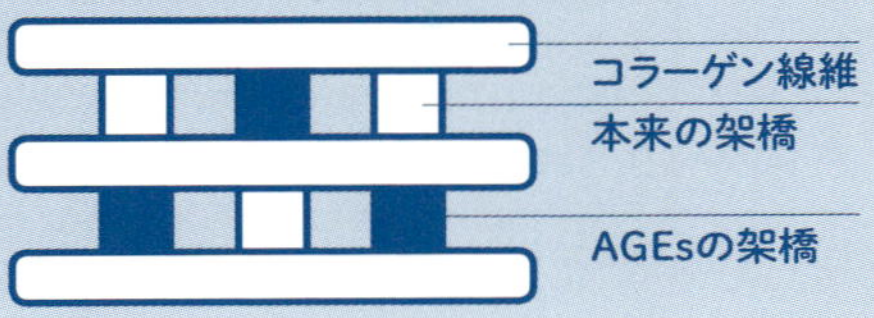

骨にAGEsがたまると……

骨粗しょう症を引き起こす

骨にもコラーゲン（たんぱく質）がある。骨のコラーゲンにAGEsがたまると、鉄がさびたような状態になり、もろく折れやすくなる。また、AGEsが骨をつくる細胞の働きを妨げ、骨密度が下がる。

腎臓にAGEsがたまると……

腎機能が低下する

腎臓には糸球体という、毛細血管が集まった組織がある。腎臓の毛細血管の働きを助ける細胞が糖化してAGEsになると、毛細血管が詰まって腎臓が機能しなくなることがある。

血管にAGEsがたまると……

動脈硬化を引き起こす

AGEsが血管にたまると、血管の弾力が失われて血流が悪くなる。また、AGEsは血管の内側を傷つけ、血管壁の中に酸化したコレステロールがたまりやすくなり、動脈硬化を引き起こす（P119）。

目で糖化が起こると……

白内障になる

目の水晶体はたんぱく質でできている。ここに糖が結びついて糖化が起こると、水晶体がAGEsとなって白く濁る。濁った水晶体はレンズの役割を果たしきれず、視力が低下する。

AGEsは全身をじわじわ傷つける

体のすべての細胞の表面には、「RAGE」というAGEsをとり込む受容体があります。AGEsが発生し、RAGEと結びつくと、細胞に酸化や炎症を引き起こすように指令を出します。このように全身のさまざまな細胞の機能が少しずつ落ち、老化につながっていくのです。

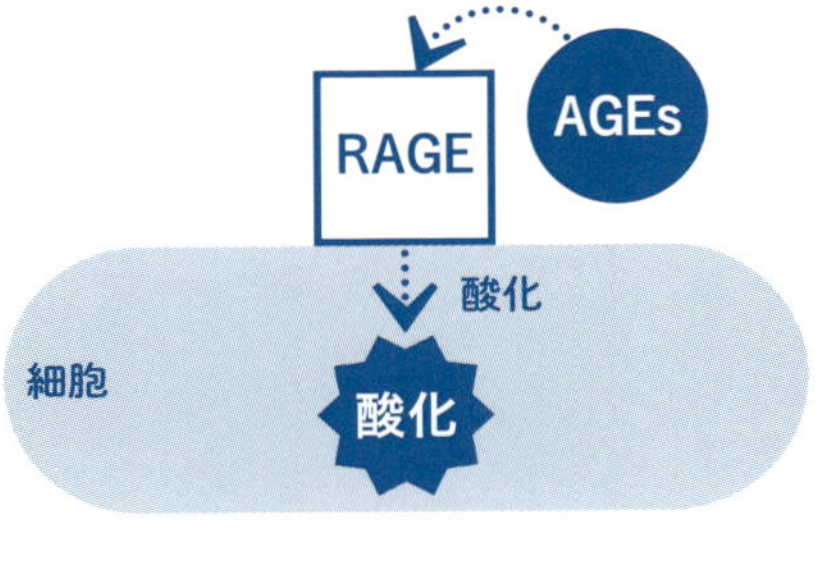

スーパーフードの食物繊維やビタミンが糖化による害を防ぐ

AGEsをとらない、増やさない

AGEsには、食べ物の焦げ目に含まれるものと体内でつくられるものがあります。AGEsの悪影響を抑えるには、焦げた食べ物を控えることと、体内でAGEsが発生しやすい状況をつくらないことが大切です。

体内に血糖が多いと、たんぱく質と結びつきやすくなるため、AGEsが発生しやすくなります。

そのため、糖質が少ない食べ物、血糖値が上がりにくい食べ物をとりましょう。糖化の途中段階である酸化を防ぐ、ビタミンやポリフェノールなどの抗酸化物質をとることも、糖化予防につながります。

焦げ目、糖質の過剰な摂取は避ける

焦げ過ぎた部分は食べない

食べ物を高温で加熱したり、油で揚げたりすると焦げ目ができる。この焦げ目にはAGEsが含まれている。焦げ目を避けて食べるか、調理方法を工夫して焦げ目をつくらないようにする。

こんな工夫をする

- 焼き肉よりしゃぶしゃぶを選ぶ
- 焼き魚より刺身を選ぶ
- 釜飯やビビンパのお焦げはあまり食べない
- ファストフードは控える

糖質のとり過ぎを避ける

体内に糖質が多い高血糖の状態が長く続くと、AGEsができやすくなる。そのため、摂取する糖質の量を減らして、AGEsの材料を体にためないようにする。

こんな工夫をする

- 定食のごはんは小盛りに
- ポテトサラダよりグリーンサラダを選ぶ
- カレー、ラーメンはときどきにする
- コーヒーや紅茶は砂糖を入れずに飲む

スーパーフードで食物繊維とビタミンをとる

食物繊維

糖質の吸収
スピードを下げる

食物繊維は糖の吸収のスピードを抑える。食物繊維が多いスーパーフードや、野菜や海藻などを摂取する。水溶性食物繊維と不溶性食物繊維があるので、偏りなくとる。

主な食物繊維

- 水溶性食物繊維：β-グルカン、グルコマンナン、イヌリン
- 不溶性食物繊維：セルロース
- レジスタントスターチ

低GI食品

吸収されにくく、
血糖値が上がりにくい

白米や白砂糖など、精製された食品に含まれる糖分は体に吸収されやすく、血糖値が上がりやすいといわれる。一方、玄米やきび砂糖など、精製度合いが低いものは食物繊維が豊富で血糖値が上がりにくいとされる。

GIとは

グリセミック・インデックス（Glycemic Index）のこと。血糖値の上がり方を示す指標で、数値が低いほど、糖質が体に吸収されにくく血糖値が上がりにくいことを表す。

ビタミンB_1

代謝を助け
AGEsを減らす

ビタミンB_1は糖質や脂質をエネルギーに換えるのを助ける働きがある。糖質をエネルギーとして消費するため、体の中にたまってAGEsになるのを防ぐ。

ビタミンC

酸化を防いで、
AGEsが生まれるのを防ぐ

糖質とたんぱく質が結びついて酸化するとAGEsができる。酸化を防ぐ働きのあるビタミンCをとると、AGEsの発生が抑えられる。

ビタミンA、E

脂質に作用し
糖化・酸化の害から守る

油に溶けやすい性質をもち、細胞膜の脂質が酸化するのを防ぐ。細胞膜で酸化・糖化が起こるのを防ぐ。

ポリフェノール

酸化を防ぎ、糖化が
起こらないようにする

ビタミンCと同様に抗酸化作用があり、たんぱく質と糖質が酸化してAGEsが発生するのを防ぐ。

スーパーフードの形態別 INDEX（50音順）

1 パウダータイプ

2 フレッシュタイプ

3 穀物タイプ

4 ドライタイプ

5 果汁・ピューレタイプ

6 シードタイプ

7 オイルタイプ

その他

【取材・撮影協力】

メーカー　　※50音順・敬称略（提供食材・ページ）	問い合わせ先
アピ株式会社（ビーポーレン・P68）	http://www.api3838.co.jp/
アマゾンカムカム株式会社（カムカム・P46）	http://amazoncamucamu.com/　☎06-6852-2210
伊豆大島 しまのだいち 事務局　株式会社大吉（ゴツコラ・P86）	http://shimanodaichi.info/　☎050-3825-3682
エースマーク株式会社（ヘンプシード・P60）	http://www.ace-mark.biz/　☎03-5818-7757（代表）
オリザ油化株式会社（玄米油・P73）	http://www.oryza.co.jp/　☎0586-86-5141
株式会社アリエルトレーディング（マルベリー・P88）	http://arieltrading.co.jp/　☎0120-201-790
株式会社アルコイリスカンパニー（サチャインチ・P65）	http://www.arcoiris.jp/　☎047-711-5041
株式会社光健（マカ・P90）	http://koken-maca.com/　☎042-346-5154
株式会社GNS（アマランサス・P57、エゴマ油・P73）	http://global-n-s.co.jp/
株式会社鈴商（ワイルドライス・P50）	http://suzusho.co.jp/
株式会社種商（テフ・P83）	http://www.tanesho.co.jp/
株式会社波里（タイガーナッツ・P32、ブラックシード・P66、アマニ油・P73、ウコン・P86）	http://www.namisato.co.jp/　☎0283-23-7331
株式会社はくばく（キヌア・P34、フリーカ・P36、ホワイトソルガム・P38、大麦・P84、バーリーマックス・P85）	http://www.hakubaku.co.jp/　☎0120-089890
株式会社八仙（ゴジベリー・P44）	http://baxian.co.jp/　☎03-6808-9502
株式会社ブラウンシュガーファースト（ココナッツオイル・P30）	http://bs1stonline.com/　☎0120-911-909
株式会社フルッタフルッタ（アサイー・P42）	http://www.frutafruta.com/　☎03-6272-9081
株式会社村上農園（ブロッコリー スーパースプラウト・P78）	http://www.murakamifarm.com/　☎0120-883-862
株式会社ラティーナ（チアシード・P28、マカ・P90、マキベリー・P92）	http://hola.co.jp/　☎0120-105-750
暮らしっく村株式会社（モリンガ・P39）	http://www.tane33.com/
スーパーフーズトレーディング株式会社（ルクマ・P48、カカオ・P70、ゴールデンベリー・P80）	http://www.super-foods-trading.jp/
ダイキチ食品株式会社（シークニン・P88）	http://www5.synapse.ne.jp/yamasikunin/syouhin/01.html ☎0997-84-1009
DICライフテック株式会社（スピルリナ・P58）	http://www.dlt-spl.co.jp/　☎0120-32-8172
TOMIZ〈富澤商店〉（クランベリー・P52、カシス・P93）	https://tomiz.com/　☎042-776-6488

【Staff】

装幀　石川直美（カメガイ デザイン オフィス）
撮影　鈴木信吾（カバー、本文）、庄司直人（P66）、エミッシュ（Part2レシピ写真）
スタイリング　佐藤絵理（エミッシュ）
デザイン　上城由佳（近江デザイン事務所）
校正　ペーパーハウス
編集協力　オフィス201（小川ましろ、鳥海紗緒梨）
編集　鈴木恵美（幻冬舎）

本書Part2～3に掲載の
料理のレシピは、
下記サイトでも見ることができます。
Nadia　柴田真希　検索
https://oceans-nadia.com/user/28

【参考文献】

『スーパーフード　地球が生み落としたナチュラルな未来の食品』（デイヴィッド・ウォルフ著、高城剛監訳、医道の日本社）
『全米で大反響!　スーパーフード便利帳』（いとうゆき著、二見書房）
『病気が長引く人、回復がはやい人　胃腸が美しい人は長生きできる』（江田証著、幻冬舎）
『酸化ストレスから身体をまもる――活性酸素から読み解く病気予防』（嵯峨井勝著、岩波書店）
『老けたくないなら「AGE」を減らしなさい　カラダが糖化しない賢い生活術』（牧田善二著、ソフトバンク新書）
『老けたくなければファーストフードを食べるな　老化物質AGEの正体』（山岸昌一著、PHP新書）

著者

管理栄養士　柴田真希（しばた・まき）

1981年東京都生まれ。女子栄養大学短期大学部卒業。株式会社エミッシュ代表取締役。一般社団法人日本スーパーフード協会 アドバイザー。

給食管理、栄養カウンセリング、食品の企画・開発・営業などの職を経て、独立。27年間悩み続けた便秘を3日で治した「雑穀」や「米食の素晴らしさ」を広めるべく、雑穀のブランド「美穀小町」を立ち上げる。現在はお料理コーナーの番組出演をはじめ、各種出版・WEB媒体にレシピ・コラムを掲載するほか、食品メーカーや飲食店のメニュー開発・プロデュースなどを手がける。著書に、『女子栄養大学の雑穀レシピ』（PHP研究所）、『私は「炭水化物」を食べてキレイにやせました。』『ココナッツオイル使いこなし事典』（ともに世界文化社）、『はじめての酵素玄米』（キラジェンヌ）などがある。

医学監修（PART5）

医学博士　江田証（えだ・あかし）

1971年栃木県生まれ。自治医科大学大学院医学研究科修了。医療法人社団 信証会 江田クリニック院長。日本消化器病学会奨励賞受賞。日本消化器病学会専門医。日本消化器内視鏡学会専門医。日本ヘリコバクター学会認定ピロリ菌感染症認定医。米国消化器病学会国際会員。日本抗加齢医学会専門医。

毎日国内外から来院する200人近くの診療と多数の胃カメラ（胃内視鏡）検査および大腸カメラ（大腸内視鏡）検査を行っている。著書に、海外でも翻訳された『医者が患者に教えない病気の真実』『病気が長引く人、回復がはやい人　胃腸が美しい人は長生きできる』（ともに幻冬舎）、『なぜ、胃が健康だと人生はうまくいくのか』（学研パブリッシング）がある。

知識ゼロからのスーパーフード入門

2017年11月25日　第1刷発行

著　者　柴田真希　　医学監修　江田 証
発行人　見城　徹
編集人　福島広司

発行所　株式会社　幻冬舎
〒151-0051　東京都渋谷区千駄ヶ谷4-9-7
電話　03-5411-6211（編集）　03-5411-6222（営業）
振替　00120-8-767643
印刷・製本所　近代美術株式会社

検印廃止

ISBN978-4-344-90327-2 C2077
Printed in Japan
幻冬舎ホームページアドレス　http://www.gentosha.co.jp/
この本に関するご意見・ご感想をメールでお寄せいただく場合は、comment@gentosha.co.jpまで。